常见肛肠疾病中医临床诊治策略

主　编　马青原　贺潇月

副主编　刘　峰　周文作　杨晓芳　金绍兰

编　委　许　刚　计美雪　柳静平　刘祥昆

　　　　刘明星　陶　恒

科学技术文献出版社

SCIENTIFIC AND TECHNICAL DOCUMENTATION PRESS

·北京·

图书在版编目（CIP）数据

常见肛肠疾病中医临床诊治策略 / 马青原，贺潇月主编. —北京：科学技术文献出版社，2021.8

ISBN 978-7-5189-7918-9

Ⅰ.①常… Ⅱ.①马… ②贺… Ⅲ.①肛门疾病—中医治疗法 ②直肠疾病—中医治疗法 Ⅳ.① R266

中国版本图书馆 CIP 数据核字（2021）第 099221 号

常见肛肠疾病中医临床诊治策略

策划编辑：薛士滨　责任编辑：钟志霞　周可欣　责任校对：文　浩　责任出版：张志平

出　版　者	科学技术文献出版社
地　　　址	北京市复兴路15号　邮编 100038
编　务　部	(010) 58882938，58882087（传真）
发　行　部	(010) 58882868，58882870（传真）
邮　购　部	(010) 58882873
官 方 网 址	www.stdp.com.cn
发　行　者	科学技术文献出版社发行　全国各地新华书店经销
印　刷　者	北京虎彩文化传播有限公司
版　　　次	2021 年 8 月第 1 版　2021 年 8 月第 1 次印刷
开　　　本	787×1092　1/16
字　　　数	317千
印　　　张	13.75
书　　　号	ISBN 978-7-5189-7918-9
定　　　价	68.00元

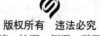

前　言

肛肠疾病是指发生于肛门直肠及部分结肠部位的疾病。包括痔疮、肛裂、肛周脓肿、肛瘘、直肠脱垂、直肠息肉、肛管直肠癌、结肠炎等。中医学对这类疾病的认识和治疗有悠久的历史。《黄帝内经》对肛肠的解剖、生理、病理等有详细论述。《五十二病方》最早记载了有关痔的分类和证候，并记录了诸如结扎术、切开术等多种肛肠病的治疗方法。历代中医外科医家积累了对肛肠疾病的临证经验，形成一套完整独特的理论体系，指导临床实践。随着时代进步，国内外中西医对肛肠疾病的重视，肛肠专科得到进一步发展，研究手段不断提高，出现了紧密结合中医理论的新概念、新技术、新疗法。

本书主要分为两部分：第一部分包括肛门结直肠的解剖、生理功能；肛肠病中医辨证论治；中医肛肠经典与方药；肛肠病围手术期处理；肛肠病中医药临床研究的内容，全面阐述中西医相关的肛肠疾病内容，使大家对肛肠疾病有整体的认知。第二部分选取了肛肠专科常见的痔病、肛痈、肛漏、肛裂、脱肛、锁肛痔等十一个疾病，从流行病学、病因病机、诊断、中医辨证论治和西医治疗及部分中医药临床研究等方面进行介绍，突出中医的特色，中西医结合水平。

本书适用于肛肠专科青年医生、研究生、规培生，以及对肛肠专科知识有需求的临床医生。编者希望通过阅读本书的内容能给读者提供实用的临床参考，有利于提高肛肠专科疾病的诊治水平。

目　　录

第一章 概 论

第一节 肛肠胚胎学

胚胎发育的过程中，分为胚期（1~8周末）和胎期（9~38周末）。在第2周形成上、下二个胚层的二胚层胚盘，下胚层形成卵黄囊的顶。3周初，部分上胚层细胞增殖较快，在正中线的一侧形成一条增厚区，称为原条。原条出现的一端为胚盘的尾端，若原条细胞残留，在未来人体骶尾部可增殖分化，形成由多种组织构成的畸胎瘤。同时，上下胚层中间形成一个夹层，为胚内中胚层。第3周末，三胚层胚盘形成，三个胚层均来源于上胚层。接下来的4~8周，三个胚层逐渐分化成各种器官的原基。胚胎第3周时内胚层被卷入胚体，形成原始消化管，原始肠管起源于卵黄囊顶部内胚层。第3~5周，神经沟封闭时，若将部分皮肤组织带入，则会发生皮样囊肿。分为前肠、中肠、后肠，前肠在头褶里，后肠在尾褶里，中间是中肠，中肠侧腹开口于卵黄囊。继续分裂，前肠：胆总管开口以上的消化管；中肠：胆总管以下的小肠、盲肠、阑尾、升结肠、右2/3横结肠；后肠：左1/3横结肠、降结肠、乙状结肠、直肠、肛管上段。盲肠从右肝叶降至右髂窝，升结肠形成，盲肠突近侧份膨大形成盲肠，远侧份缩小形成阑尾，降结肠尾端移向中线，形成乙状结肠，卵黄管退化闭锁，肠和卵黄囊分离。发育第5周之前，肠道、泌尿生殖道与泄殖腔的联合中断。在第6周，尿直肠隔向尾侧迁移，这两个管道分开。泄殖腔是后肠末端膨大部分，第6~7周，尿直肠隔纵分泄殖腔。肛管上2/3的上皮由后肠的内胚层分化而来，肛管下段上皮由表面外胚层分化而来。第8周，肛膜破裂，肠腔与外界相通。齿状线代表内胚层和外胚层的融合，即后肠末端或泄殖腔与向内生长的肛道融合。泄殖腔起源于耻骨尾骨线以下的直肠部分，而后肠起源于耻骨尾骨线之上。肛管的泄殖腔部分具有内脏层和外胚层两种成分，在肛膜破裂后形成肛门移行区。第10周，肛门结节（一对围绕肛道的外胚层隆起）的背侧融合形成马蹄状结构，前面形成会阴体。泄殖腔括约肌被会阴体分为尿生殖部和肛门部（肛门外括约肌）。肛门内括约肌的形成较晚（第6~12周），来自直肠环肌层增大的纤维。括约肌在它发育过程中明显迁移，外括约肌向头侧迁移而内括约肌向尾侧移动。同时，纵行肌下降进入括约肌间平面。

肠襻转位异常：肠襻退回腹腔时，未转位、转位不足或顺时针方向旋转，可引起肠管解剖位置的各种异常。先天性巨结肠：某段结肠壁内的肌间神经丛发育不良，缺少副交感神经节细胞，肠壁的肌肉失去收缩力，肠内容物潴留，肠腔扩大。直肠瘘：泄殖腔分隔不全及直肠下端与肛门不发育而产生瘘管，如直肠阴道瘘和直肠尿道瘘，伴肛门畸形。基因突变可导致结肠多发性息肉。

第二节　肛肠相关组织学、病理学

一、上皮组织

（一）上皮组织的组成

上皮组织由排列密集的上皮细胞和少量的细胞间质组成。上皮细胞具有明显的极性，朝向身体表面和肠腔的一面为游离面，朝向结缔组织的一面为基底面，上皮内有丰富的神经末梢，但一般没有血管和淋巴组织分布，营养物质透过所依附的结缔组织基膜渗透到上皮细胞间隙中。肠腔和皮肤表面的被覆上皮为单层柱状上皮，由一层棱柱状细胞组成，从表面观察细胞呈六角形或多角形，垂直切面呈柱状，其中夹杂具有分泌黏液功能的杯状细胞，具有保护、吸收、分泌和排泄功能。肛管区为复层柱状上皮移行为未角化的复层扁平上皮，肛周的皮肤被覆上皮为角化的复层扁平上皮。肛门直肠周围的肛腺导管被覆上皮为复层立方上皮。

（二）上皮细胞的更新

由上皮细胞内未分化细胞增殖补充脱落细胞。上皮组织有很强的再生能力，如果受到炎症或创伤等因素造成损伤，由周围未损伤的上皮细胞增生修复形成病理性再生。鳞状上皮的修复由损伤边缘或基底细胞增生并逐渐向缺损中心区迁移，开始为单层上皮，逐渐增生分化为复层鳞状上皮并角化。

二、肛肠疾病相关的病理学

（一）痔

痔组织的血管以厚壁血管为主，薄壁窦状血管较少见。痔组织内的静脉血管：静脉壁完好，管腔通畅，黏膜下部分静脉扩张，程度并不严重且不常见。痔组织中窦状血管中，约不到1/3可见内（或外）弹力板，常见断裂或不连续或者结构模糊呈碎片状；另外2/3虽未见弹力板，但存在多层平滑肌。痔组的内、外弹力板多呈伸展状态，痔组织的弹性纤维含量明显减少，密度也比较低。组织内存在明显的出血，范围弥漫，固有层、黏膜肌下层、Trietz肌间、窦状血管周围均有大量红细胞，特别是管壁不连续的窦状血管附近。痔组织中血栓形成也比较多见，或新鲜或陈旧，多呈机化后再通状态。在这些血栓周围可以看到一些组织缺血缺氧的表现。

（二）肛瘘

瘘管由反应性致密纤维组织包绕，近管腔处为炎性肉芽组织，后期管腔内上皮化。

（三）囊肿

1. 表皮样囊肿：真皮内囊肿形成，囊壁由数层鳞状上皮组成，上皮层面向囊腔，角化细胞不断脱落形成囊内容物，使肿瘤不断增大，囊内充满角质，当增大到一定程度可发生破裂。表皮囊肿内容物具有组织毒性，如果囊壁破裂，可以出现局部化脓、肉芽肿性炎症反应，可见异位巨噬细胞、淋巴细胞及组织细胞的浸润。

2. 皮样囊肿：皮样囊肿一般呈球形或分叶状，表面光滑，囊壁较厚，边界清楚，与组织有牢固的粘连。少数有钙化，囊内含有油脂样物质，呈淡黄色或灰黄色，黏稠半固体状态，其中可有毛发，牙齿罕见。囊壁外层为少量的纤维组织，不仅有表皮而且有真皮及其毛囊、皮脂腺和汗腺等皮肤附件，瘤壁中偶可见到软骨和骨组织。

（四）瘤

1. 肛乳头瘤：表面被光滑的乳白色或淡红色皮肤覆盖，反复脱出者，成分叶状，表面皮肤发生角化。组织内有炎症和水肿。

2. 皮下脂肪瘤：淡黄色结节状、分叶状肿物，包膜完整，切面淡黄色，细腻。

3. 纤维瘤：为一个境界清楚、包膜完整的肿物。呈结节状。切面灰白色编织状结构，质地较硬韧。无出血、坏死，有裂隙（腺体扩张）。

4. 纤维肉瘤：肿瘤呈结节状，包膜不完整，切面部分区域呈灰红色、质地细腻、鱼肉状，部分区域可见丝网状，有出血、坏死（黑色）。

5. 多发脂囊瘤：一般位于真皮中下部，囊壁由复层鳞状细胞组成，厚薄不一，常有折叠，无颗粒层，壁内面有一薄层致密的角质层，并向腔内有小突起。囊壁及邻近有皮脂腺小叶。囊内容物有不同类型，角质物、成簇的毛或者皮脂腺样物质。上皮内瘤变：病理特点上皮结构和细胞极性丧失，细胞核不规则，深染、核质比例增高、分裂活动性增加。分为高级别（重度异形增生）和低级别（轻中度异形增生）。

（五）息肉

1. 管状腺瘤：管状腺瘤在光镜下主要表现为腺体增生，由许多排列紧密的腺体组成。分化好的腺瘤由有分泌功能的单层高柱状上皮组成，上皮细胞的大小、形态，核的位置和染色深浅，杯状细胞的多少与正常上皮相比均无明显异常。腺体之间有少量纤维组织和血管组织，腺上皮增生明显时，可向管腔内突出或呈假复层排列，但腺体的基膜保持完整。严重者腺上皮细胞的形态及染色也可呈不典型的增生性改变。核分裂增多；若进一步发展、腺体细胞可出现显著的多形性，并有间质浸润，为重度不典型增生表现；再进一步发展则出现癌变。

2. 绒毛状腺瘤：又称为乳头状腺瘤，瘤体呈绒毛状突出于黏膜表面，其范围占总腺瘤体积的 4/5 以上，绒毛的中心为血管结缔组织。每个乳头上有能分泌黏液的单层柱状上皮，或单层或复层的异型上皮，核大，染色变深，核仁分裂增多。癌变倾向极大，约为 40%，被认为是一种癌前病变。

3. 混合性腺瘤：又称为管状绒毛状腺瘤，是上述管状腺瘤和绒毛状腺瘤的混合表现。在管状腺瘤中，绒毛状在 20%~80%，＜20% 为管状腺瘤，＞80% 为绒毛状腺瘤。

4. 错构瘤：又称儿童型息肉，好发于 10 岁以下儿童，多为单发、有蒂息肉。一般不会转化为癌，且青春期后有自行脱落或退化的趋向。镜下见其黏膜表层多与正常杯状细胞的形态和排列相同，核较小，位于基底部，细胞质内充满黏液。腺管排列比正常黏膜疏松，腺管间为炎性的疏松结缔组织，上皮细胞变短，黏膜固有层疏松，有炎性细胞浸润。

5. 增生性息肉：黏膜增生、肥厚，但基本结构正常，腺管可延长，开口处轻度扩张。上皮细胞呈柱状，杯状细胞减少，上皮更新周期不平衡，高低平，腺腔内缘呈齿状，横切面呈星芒状，但细胞分化完全。

6. 炎性息肉：又称假性息肉，光镜下见息肉间质中有炎性细胞浸润或肉芽组织形成，息肉表面可以是正常的上皮或再生的上皮，但细胞分化好，无不典型增生。

（六）癌

1. 黏液癌：结肠黏膜面肿物，切面可见半透明胶冻样区域（黏液癌特点），肿瘤可侵及结肠周围脂肪。

2. 腺癌：癌巢呈腺管样结构，管腔大小轮廓与排列都不规则；癌细胞排列层次紊乱，腺上皮呈单层或多层，细胞核大而深染，形态异型，核分裂象易见，未见杯状细胞；癌组织突破黏膜肌层，向下浸润到黏膜下层，甚至肌层，癌组织浸润处的原有组织尽被破坏。

3. 鳞状细胞癌：一侧黏膜破坏消失，癌组织向黏膜下层及肌层浸润性生长；癌巢大小、形状不一，癌巢中央为角化珠（癌珠）；间质中有淋巴细胞及浆细胞等炎性细胞浸润。

（七）上皮内瘤变

病理特点上皮结构和细胞极性丧失，细胞核不规则，深染、核质比例增高、分裂活动性增加。分为高级别（重度异形增生）和低级别（轻中度异形增生）。

（八）直肠子宫内膜异位

以子宫直肠凹多见，镜检异位内膜组织在显微镜下可见到4种成分，即子宫内膜腺体、子宫内膜间质、纤维素和红细胞及含铁血黄素。传统上，病理学家要求腺体和间质都存在并伴有月经周期的证据（存在组织出血或富含含铁血黄素的巨噬细胞）才能确定诊断。有时仅可在囊壁内层找到少许立方上皮，间质部分或全部被含铁血黄素巨噬细胞代替；甚至镜下看不到内膜上皮及间质，仅见到含铁血黄素细胞，此时仍应考虑为内膜异位囊肿。

三、结缔组织

结缔组织由多种细胞和大量细胞外基质组成。结直肠的黏膜下层为疏松结缔组织，疏松结缔组织的纤维主要是胶原纤维、弹性纤维和网状纤维。其中胶原纤维成束状，且呈波浪状排列交织成网。弹性纤维为单股状，从各种方向横贯其间。疏松结缔组织的细胞种类较多，包括成纤维细胞、巨噬细胞、浆细胞、肥大细胞、未分化间充质细胞白细胞。基质主要成分是蛋白多糖、纤维粘连蛋白，另外还含有大量的组织液。肛门直肠周围间隙中的结缔组织为大量的脂肪组织，被输送结缔组织分隔成许多脂肪小叶，具有支持、缓冲保护和维持体温的作用。筋膜根据所在位置分为深筋膜和浅筋膜，是纤维、胶质和水蛋白组成的，机体所有器官，包括肌组织都被筋膜包绕，调节人体生物力学的平衡，为各个脏器提供支持和营养。

第三节 结直肠局部解剖

一、结肠局部解剖

（一）结肠肠壁的组织结构

在结肠袋之间横沟处的结肠壁内面有半月形皱襞。结肠肠壁由内向依次为黏膜层、黏膜肌层、黏膜下层、肌层和浆膜层。

1. 黏膜层：结肠黏膜向肠腔内形成较高的半环形皱襞，因不形成绒毛，故黏膜层表面较光滑。黏膜层分为上皮层和固有层。上皮为单层柱状上皮，内含大量的柱状细胞和杯状细胞，数量明显多于小肠；固有层含多而长的肠腺和较多淋巴组织，肠腺开口在黏膜表面，为直管状，内还含有少量未分化细胞和内分泌细胞，无潘氏细胞；固有层内淋巴组织发达，常可伸入黏膜下层。

2. 黏膜肌层：为内环外纵两层平滑肌。

3. 黏膜下层：为疏松结缔组织，内含大量的血管、神经、淋巴管及成群脂肪细胞，无肠腺。

4. 肌层：为内环、外纵排列的两层平滑肌，其厚度不一致，内层肌较厚，外纵肌局部增厚集中形成三条结肠带，带之间的纵行肌较薄。结肠之间的环行肌可独立收缩。结肠袋形成的主要因素是由于纵行肌和结肠长度发育速度不相称和分布不均形成。

5. 浆膜层：为结肠外面，大部分以间皮覆盖，间皮下面含有大量脂肪细胞，形成肠脂垂。

（二）盲肠

位于右侧髂窝，是大肠的起始部，也是最粗、最短、通路最多的一段长 6～8 cm；其下端膨大的是盲端，左侧（内侧）有回肠末端突入盲肠，开口处黏膜形成上、下两襞称为回盲瓣，可防止小肠内容物过快流入大肠，以便食物在小肠内充分吸收，亦可防止盲肠内容物返流到回肠。在回盲瓣下方 2～3 cm 处有阑尾的开口。盲肠为腹膜内位器官，但没有系膜，故有一定的活动度，高位时可达肝右叶下方，低位时可伸入小骨盆内；小儿盲肠位置较成人高。

（三）结肠

由近心端开始，按其行程和部位分为盲肠、升结肠、横结肠、降结肠和乙状结肠，长约130 cm。盲肠在升结肠起始部，最粗，向远侧逐渐变小。结直肠结构特征：有半月形皱襞、无绒毛、杯状细胞多、肠腺多且直而长、无潘氏细胞、有结肠带和肠脂垂。结肠形态特点有三个：①结肠带：为肠壁纵肌纤维形成的 3 条狭窄的纵行带。结肠带在盲肠、升结肠及横结

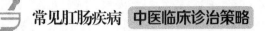

肠较为清楚，从降结肠至乙状结肠逐渐不明显。②结肠袋：由于结肠带比附着的结肠短1/6，因而结肠壁缩成了许多囊状袋，称结肠袋。③肠脂垂：由肠壁黏膜下的脂肪组织集聚而成。在结肠壁上，尤其是在结肠带附近有多数肠脂垂，在乙状结肠较多并有蒂。

1. 升结肠：是盲肠向上的延续，位于腹腔右侧，起自右髂窝，经腰方肌和右肾前方至肝右叶下方弯向左行，叫作结肠右曲，移行于横结肠，全长 12 ~ 20 cm。升结肠后面以结缔组织连于腹后壁，活动性小，属腹膜间位器官。升结肠较降结肠稍接近躯干正中线。下端平右髂嵴。上端在右第 10 肋处横过腋中线。其在背部的投影，约相当于腰椎的横突附近。结肠右曲（肝曲）在右侧第 9 和第 10 肋软骨的深部，其后面与右肾下外侧部相邻；上面与前外侧与肝右叶的下面接触；内侧前方紧靠胆囊底，胆石有时可穿破胆囊到结肠内。内侧后方有十二指肠降部，在行右半结肠切除术时，应注意防止十二指肠的损伤，尤其在粘连时更应注意。

2. 横结肠：自结肠右曲至脾的下方转向下（结肠左曲）移行于降结肠，长 40 ~ 50 cm。全长均借横结肠系膜系于腹后壁。其两端较固定，中部系膜较长活动度大，呈弧形下垂。一般在脐平面以上。女性横结肠位置较低。横结肠上方有胃结肠韧带连于胃大弯，下方续连大网膜。横结肠系膜根部与十二指肠下部、十二指肠空肠曲和胰腺关系密切。横结肠的体表投影一般相当于右第 10 肋软骨前端和左第 9 肋软骨前端相连的弓状线上。

3. 降结肠：自结肠左曲起始，经左肾外侧缘和腰方肌前方下降，至髂嵴处移行于乙状结肠，长 25 ~ 30 cm，亦属于腹膜间位器官。自结肠脾曲开始，向下并稍向内至左髂嵴平面移行于乙状结肠。降结肠较升结肠距正中线稍远，管径较升结肠为小，位置也较深。腹膜覆盖其前面及两侧，偶见有降结肠系膜。降结肠的后面有股神经、精索或卵巢血管以及左肾等，内侧有左输尿管，前方有小肠。

4. 乙状结肠：是位于降结肠和直肠之间的一段大肠，位于左髂窝，长 40 ~ 45 cm，属腹膜内位器官，活动度大。乙状结肠通常有两个弯曲；由起端向下至盆腔上口附近，于腰大肌的内侧缘，便转向内上方，形成一个弯曲。此弯曲的位置极不固定，一般大多在盆腔内。肠管向内上方越过髂总动脉分叉处，又转而向下，形成第二个弯曲。该弯曲的位置也不固定，多数可位于正中线的左侧。从第二个弯曲下降至第 3 骶椎的高度时便延续为直肠。

二、直肠局部解剖

（一）直肠

位于盆腔后部，为大肠的末段，长 15 ~ 16 cm，位于小骨盆内。上端平第 3 骶椎处接续乙状结肠，沿骶骨和尾骨的前面下行，穿过盆膈，下端以肛门而终。直肠后方为骶骨、尾骨和梨状肌。

肠壁分为 4 层，最内一层称为黏膜层，其次为黏膜下层，黏膜下层为疏松结缔组织，所以直肠黏膜容易松弛脱垂，直肠壁最外一层称为浆膜层或外膜层，黏膜下层和浆膜层之间为直肠肌层。直肠肌层又分为内环肌和外纵肌。肠管上 1/3 前面与两侧为腹膜所遮盖，中 1/3 前面腹膜向前反折成为直肠膀胱或直肠子宫陷凹，直肠下 1/3 完全在腹腔之外。直肠无真正系膜，但上至第 3 骶椎前方下达盆膈，包裹中下段直肠后方及两侧的 1.5 ~ 2.0 cm 厚的结缔组织，内含动脉、静脉、淋巴组织及大量脂肪组织，故称为直肠系膜。

直肠上部与结肠直径相似，下部扩大成直肠壶腹，该处直肠黏膜较厚，有 2 ~ 3 个半月形的皱襞，是环肌纤维半环形增厚所致，称为直肠瓣，直肠瓣数目可有变异，最多可达 5 个，一般有三条：上直肠横襞位于乙状结肠与直肠交界附近的左侧壁，距肛门约 12 cm；中直肠瓣较恒定，位置平腹膜反折平面，居直肠右前壁，相当于腹膜返折线的高度，距肛门约 9 cm，此横襞具有定位意义，在通过乙状肠镜检查确定直肠肿瘤与腹膜腔的位置关系时，常以此横襞作为标志；下直肠横襞多位于左侧壁，距肛门 6 cm。在进行肠腔内器械检查时，也要注意这些横襞，以免伤及直肠血管、淋巴及神经。直肠瓣有阻止粪便过快下行、支撑直肠和协助直肠逆向蠕动的作用，中直肠瓣过于肥厚可造成便秘。

直肠下端因肛管直肠环的影响，黏膜形成 8 ~ 10 条纵行的黏膜皱襞，称为肛柱或直肠柱，直肠扩张时消失。相邻两条肛柱的基底之间又有半月形的皱襞叫肛瓣，是内外胚层融合的残留。直肠与肛管交界处称齿线。肛瓣撕裂，可致肛裂、肛窦炎及肛乳头炎等。肛瓣与肛柱下端围成隐窝状，称为肛隐窝或肛窦，是肛腺的开口，肛腺穿过周围的肌组织，末梢至肛门直肠周围的各个间隙中，容易感染形成肛周感染性疾病。肛柱与肛管的相连处有三角形的肛乳头，肛隐窝感染往往伴随着肛乳头的感染。直肠上部与骶骨曲度一致形成骶曲，同时由于直肠腔大小在上端与乙状结肠同，下端则扩大为直肠壶腹，而壶腹前壁向前膨出，与肛管几成直角形成会阴曲。

（二）肛垫

位于直肠、肛管结合处，亦称痔区，为一宽约 1.5 cm 环状海绵组织带，内富含血管、结缔组织、弹性组织及纤维肌性组织（Treitze 肌），肛垫以 "Y" 形裂沟分为右前、右后和左外 3 块。Treitze 肌呈网状结构缠绕直肠静脉丛，将肛垫固定于内括约肌上。协助括约肌封闭肛门，并感受肛门精细感觉。肛垫是不可缺少的协助内、外括约肌保证肛管正常闭合、维持肛门自制的结构，使肛门避免失禁。肛垫内血管在充盈状态下，可构成 15% ~ 20% 的肛管静息压，说明肛垫在肛门节制中的重要作用。

（三）直肠周围组织结构

直肠与小骨盆腔脏器的毗邻关系男女不同，男性直肠的前面有直肠膀胱凹、精囊、输精管壶腹、前列腺、输尿管盆部；女性则有子宫和阴道、阴道后穹、直肠子宫凹、子宫阴道隔。直肠的后面借疏松结缔组织与骶、尾骨和梨状肌邻接，在疏松结缔组织内除骶正中血管、骶外侧血管、骶静脉丛外，还有出骶前孔的骶、尾神经前支，骶交感干及奇神经节等。直肠前面的毗邻有明显的性别差异，在男性，直肠上部隔直肠膀胱陷凹与膀胱底上部和精囊相邻，直肠下部（即腹膜返折以下）借直肠膀胱隔与膀胱底下部、前列腺、精囊、输精管壶腹及输尿管盆部相邻。在女性，直肠上部隔直肠子宫陷凹与子宫及阴道穹后部相邻。直肠下部借直肠阴道隔与阴道后壁相邻。直肠两侧的上部为腹膜形成的直肠旁窝，两侧的下部（在腹膜以下）与盆丛，直肠上动、静脉的分支，直肠侧韧带及肛提肌等相邻。

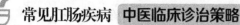

肛管、直肠周围间隙，因其间含脂肪结缔组织，极易感染，形成脓肿。在肛提肌以下的有：①肛门周围间隙，位于坐骨肛管横膈及周围皮肤之间，左右两侧可在肛管后相通（此处也称为浅部肛管后间隙）。②坐骨直肠间隙（也称坐骨肛管间隙），在肛管两侧，位于肛提肌之下，坐骨肛管横膈之上，左右各一。在肛提肌以上的有：①骨盆直肠间隙，在直肠两侧，左右各一，位于肛提肌之上，盆腔腹膜之下。②直肠后间隙，在直肠与骶骨间也在肛提肌之上，与两侧骨盆直肠间隙相通。

（四）直肠动脉血管

由直肠上动脉、直肠下动脉及骶正中动脉分布，彼此间有吻合。直肠上动脉为肠系膜上动脉的直接延续；行于乙状结肠系膜根内，经骶骨岬左前方下降至第 3 骶椎高度分为左、右两支，由直肠后面绕至两侧下行，分支前与乙状结肠动脉之间有吻合，分布于直肠。直肠下动脉多起自髂内动脉前干，经直肠侧韧带进入直肠下部，主要分布于直肠。直肠的淋巴多伴随相应的血管回流，直肠的淋巴回流主要有四种情况：①腹膜反折以上直肠，其淋巴回流主要向上沿直肠上动脉周围淋巴管回流。②腹膜反折以下的直肠，其主要向上回流，部分向侧方经闭孔淋巴结、髂内和髂总淋巴结向上回流。③肿瘤位于腹膜反折下、近或侵及齿状线肛管，此时淋巴回流向三个方向：向上，向侧方同上，向下经肛管、会阴至浅腹股沟淋巴结。④肛管肿瘤，未侵犯肛管者，主要向会阴、腹股沟回流；侵犯肛管以上者，与第三种情况相同。直肠与肛管的淋巴管通过吻合支彼此相通，淋巴道转移是直肠癌主要的扩散途径，手术要求彻底清除。直肠的神经为内脏神经分布，交感神经发自肠系膜下丛和盆丛；副交感神经发自盆内脏神经，经盆丛、直肠下丛沿直肠侧韧带分布于直肠。与排便反射有关的传入纤维，也由盆内脏神经传入。

三、肛门局部解剖

肛门是人体消化道末端开口，介于会阴体与尾骨之间。平时肛门紧闭，男性呈椭圆形纵裂状，女性呈圆形星芒状；排便时扩张，直径为 2～3 cm。肛门周围皮肤为复层扁平上皮，皮肤较厚而松弛，常因肌肉收缩，形成许多放射形的皱襞。有硬毛。肛门部的皮肤呈深褐色，皮内有丰富的毛囊、汗腺及皮脂腺。汗腺可分为两种，一种为普通型（局部分泌型），一种为大汗腺（顶泌汗腺）或肛周腺（顶质分泌型）。

（一）肛管

肛管是直肠壶腹下端至肛门之间的狭窄部，长 3～4 cm，前壁较后壁稍短。肛管壁由 5 层组成，由内向外依次是：黏膜、黏膜下层、内括约肌、联合纵肌、外括约肌。在活体，由于括约肌经常处于收缩状态，故管腔呈前后纵裂状。肛管的界线有 2 种说法：一种是上自齿线，下至肛缘，称为解剖学肛管，另一种将肛管上界扩展至齿线以上 1.5 cm，即肛管直肠环平面，称外科学肛管。肛管内层在头侧是移行上皮，尾侧是鳞状上皮，表面光滑色白。在男性，借会阴体与尿道膜部、尿道球部和尿生殖隔后缘相邻；在女性，借会阴体与阴道后穹、阴道下 1/3 部相邻。

（二）齿线

齿线为直肠与肛管的交界线，由肛瓣及肛柱下端组成，该线呈锯齿状，故称齿线（或称梳状线），为重要的解剖标志。齿线距肛缘约 2.5 cm，位于内括约肌中部或稍低，男性平前列腺尖端，女性与会阴体齐高。齿线以上是直肠，以下是肛管。胚胎时期齿线是内、外胚层的交界处，故齿线上下组织结构、神经、血管分布、淋巴液的回流等截然不同。齿线以上主要由直肠上、下动脉供应，齿线以下为肛门动脉供应。齿线以上静脉丛属痔内静脉丛，回流至门静脉，若曲张则形成内痔。齿线以下静脉丛属痔外静脉丛，回流至下腔静脉，曲张则形成外痔。齿线以上黏膜受自主神经支配，没有明显痛觉，故手术时是无痛区；齿线以下肛管受脊神经（肛门神经）支配，疼痛反应很敏锐，故外痔、肛裂非常痛，手术时是有痛区。齿线以上的淋巴主要回流至腹主动脉周围的淋巴结，齿线以下的淋巴主要回流至腹股沟淋巴结。故齿线上方直肠癌多向腹腔内淋巴结转移，齿线下方肛管癌多向腹股沟淋巴结转移。

（三）肛门白线

括约肌间沟亦称肛门白线，位于齿线和肛缘之间，距肛缘上方约 1 cm 处，直肠指诊时可摸到一沟，为内括约肌下缘和外括约肌皮下部的交界处，又称为内、外括约肌间沟。沟宽度 0.6～1.2 cm。有来自联合纵肌的纤维在此呈放射状附着于括约肌间沟附近的皮肤，故该处皮肤较固定，有支持肛管的作用。

（四）栉膜带

膜是指齿线与括约肌间沟之间的肛管上皮而言。宽 0.5～1.5 cm，近齿线处，直肠的单层柱状上皮已转变为复层立方上皮；齿线已为连续的不角化或轻度角化的复层扁平上皮，上皮细胞排列紧密 15～20 层。在临床上栉膜的含义不仅包括此区的上皮，还包括上皮下的结缔组织。栉膜区皮肤借致密的结缔组织纤维与内括约肌紧密附着。此外，还包括来自联合纵肌纤维参与组成的黏膜下肌、肛腺及其导管以及丰富的淋巴、静脉丛和神经末梢；因此，栉膜区不论在解剖学上或临床上都具有重要意义，它不仅与肛周感染的发生和发展关系十分密切，而且是肛管的最狭窄地带，先天或后天造成的肛管狭窄症、肛管纤维样变、肛门梳硬结和肛裂等均好发于此；低位肛瘘的内口也常在此区出现。在肛裂治疗中，有人指出，手术切开内括约肌的同时也切开了增厚的结缔组织环（栉膜带），要想单独切开内括约肌或单独切开栉膜带都是困难的。

（五）肛隐窝和肛腺

约半数的肛隐窝内存在肛腺，正常肛管内有 4～8 个肛腺，一个肛隐窝内有时只有一个肛腺开口，有时有多个肛腺开口，多集中在肛管后壁，每个肛腺开口于肛窦处。肛腺在黏膜下有一管状部分，称肛腺管，2/3 肛腺向下向外伸展到内括约肌层，少数可穿过该肌到联合纵肌层，极少数可进入外括约肌，甚至到坐骨直肠间隙。肛腺是分支众多的管状结构，终末细支呈蔓状组织，根据肛腺的形状和开口情况，可分两类：一类位于深层（黏膜下层或肌内），为复分支管腺或复管泡腺，开口于肛隐窝。一类位于浅层（固有层），为单管腺或单分支管腺，开口于肛管直肠黏膜表面。腺管长 2 ~ 8 mm，由肛隐窝底开口处向下延伸 1 ~ 2 mm，即沿各个方向呈葡萄状分支。一个腺体的分支分布面积约 1 cm^2；肛腺导管的直径很小，仅 30 ~ 40 μm，其开口处或终末端有时呈囊状膨大，囊的直径为 0.5 ~ 1 mm，粪屑杂质可以进入。

人体解剖学上，凡属眼裂、口、鼻、尿道、肛门等开口部位的附近，脂腺组织均分布较多，它们与性激素关系密切。肛腺的发育和功能主要受人体性激素调节。随着年龄的变化，性激素的盛衰，直接影响肛腺的增生和萎缩，因肛腺感染而发生的肛瘘，其发病率也随之升高和降低。由于性激素的水平升高，肛腺急剧增长和分泌旺盛，此时由于某种原因所致的肛腺液排泄不畅或淤积，则常引起肛腺炎，这就是成年人的肛瘘发病急剧上升的主要原因。人到老年，与其他脂腺普遍萎缩的同时，肛腺也随之萎缩，所以临床上老年人肛瘘极为少见。肛腺在肛门直肠感染中的作用，一直为人们所关注，它在外科上的重要性在于它是感染侵入肛周组织的门户。肛隐窝内容易积存感染物质，炎症刺激使肛腺开口扩张、松弛，失去收缩力，外界病菌即可乘虚进入肛腺管，肛腺多是感染的入口，95% 的肛瘘均起源于肛腺感染。

四、肛门括约肌系统及盆底基本结构

（一）肛门括约肌系统

肛门括约肌分为外括约肌与内括约肌。一为随意肌，位于肛管之外，即肛管外括约肌与肛提肌；另一为不随意肌，在肛管壁内，即肛管内括约肌；中间肌层为联合纵肌，既有随意肌又有不随意肌纤维，但以后者较多。以上肌肉能保持肛管闭合及开放。

1. 肛管内括约肌：为肛管壁内环形肌层增厚形成，直肠肌层亦分为外层纵肌和内层环肌。环肌在直肠下端增厚形成肛管内括约肌。未排便时，机械型闭合肛门的作用，内括约肌呈持续性不自主的收缩状态，闭合肛管。排便时，将粪块挤出，使肛管排空，主动闭合肛管。

2. 肛管外括约肌：为环绕肛门内括约肌周围的横纹肌，按其纤维所在位置，又可分为皮下部、浅部和深部三部分。皮下部是环形肌束，位于肛管下端皮下层内，内括约肌的下方。皮下部是环状肌束，不附着于尾骨，围绕肛管下端，位于内括约肌的外下方，两括约肌之间有一沟，称为括约肌间沟，恰与肛门白线相当。皮下部外括约肌常在手术时被切断，不会引起大便失禁。浅部是椭圆形肌束，位于皮下层的外上方，起于尾骨，向前围绕肛管再合而为一止于会阴，与尾骨相连部分形成坚强韧带，称为肛尾韧带。深部是环状肌束，位于浅部上方，不附着于尾骨，与耻骨直肠肌纤维合并。但外括约肌三层之间，分界线并不十分明确。一般在皮下部与浅部之间常可识别，而浅部与深部、深部与耻骨直肠肌之间的分界线就很不明显。肛管外括约肌的功能是平时闭合肛管，排便时舒张，帮助排便；排便后又立即使肛管闭合。

3. 联合纵肌：由三层组成，内层是直肠纵肌的延长，中层是肛提肌悬带，外层是外括约肌顶环的延长。三层在内括约肌下方形成中心腱，由腱分出很多纤维隔。其功能：①固定

肛管：联合纵肌层属肛管各部的中轴，似肛管的骨架，借其丰富的放射状的纤维，将肛管各部包括内、外括约肌联系在一起，形成一个功能整体。这些纵肌纤维，不仅固定括约肌，还通过肛周脂肪，附着于骨盆壁和皮肤；还穿过内括约肌上于齿线附近的黏膜，因而对防止直肠黏膜脱垂和内痔脱出起一定作用。②协助括约功能：联合纵肌在括约肌内部呈网状，与肌纤维相黏着。肛管括约肌的功能，是联合纵肌形成的弹性网与括约肌一起活动的结果。当括约肌放松时，借弹性网的弹力作用，使肛门张开，粪便下降。但联合纵肌层组织疏松，又为肛周感染的蔓延提供了有利条件。

4. 肛提肌：肛提肌是直肠周围形成盆底的一层肌肉，由耻骨直肠肌、耻骨尾骨肌及髂骨尾骨肌三部分组成，起自骨盆两侧壁，斜行向下止于直肠壁下部两侧，呈漏斗形，对于承托盆腔内脏、帮助排便，括约肛管有重要作用。特别是耻骨直肠肌，在收缩时能将肠管向耻骨联合处牵拉，增加肛管直肠交接处的角度（直肠向下向前、肛管向下向后）形成"肛直角"，有重要的括约作用。

5. 肛管直肠环：围绕肛管的上 2/3，外括约肌深、浅两部围绕直肠纵肌及肛门内括约肌，并联合肛提肌的耻骨直肠肌，环绕肛管直肠连接处，组成的肌环。由耻骨直肠肌、外括约肌深部、内括约肌和联合纵肌纤维组成一个肌环。此环有重要括约功能，此环如手术时被切断，即可引起肛门失禁。

（二）盆底基本结构

解剖学上，盆底即为盆膈。但从临床观点来看，盆底系指封闭骨盆下口的全部软组织而言，即自盆腔腹膜以下至会阴皮肤的全部肌肉筋膜层；由上而下，该层包括：①腹膜。②盆内筋膜形成的韧带组织。③盆膈。④尿生殖膈。⑤肛门外括约肌和尿生殖肌浅层。

1. 盆膈：盆膈是由盆底的一对肛提肌、一对尾骨肌、盆膈上筋膜和盆膈下筋膜构成的肌筋膜膈。此膈将上面的盆腔和下面的会阴分开。盆壁可分为前、后及外侧壁。前壁较短，为耻骨联合内面及邻近的耻骨部分；后壁为骶、尾骨及梨状肌组成；盆侧壁后部为髂骨和坐骨，前部为耻骨及闭孔膜内侧的闭孔内肌和筋膜。盆膈前部有盆膈裂孔，由会阴部的尿生殖膈将其封闭加固。尿生殖膈由尿生殖三角肌（包括会阴深横肌和尿道膜部括约肌）及其筋膜构成。通过盆膈和尿生殖膈自盆内至会阴开口于外界的结构有直肠、尿道、在女性还有阴道。盆膈和尿生殖膈封闭整个骨盆下口，是支持盆腔脏器，使之保持正常位置的重要支柱。人类由于直立姿势，腹前壁的承托作用则属次要，而盆膈和尿生殖膈就具有重要意义。如果盆底结构或功能异常时，可引起直肠和乙状结肠功能性障碍，如盆膈松弛，可出现不完全性的阻塞性便秘，假性异常排便感，直肠脱垂和直肠瘀滞等，这些直肠症候群通常伴有直肠膨出、膀胱疝以及子宫和附件位置异常等。

2. 肛提肌：为一对宽薄的四边形肌肉。它起自耻骨、坐骨棘及肛提肌腱弓，肌纤维向后下内行走，止于直肠壁及会阴中心腱至尾骨尖的中线上，左右会合成漏斗状。该肌主要由两部分组成：耻骨尾骨肌、髂骨尾骨肌。

左右耻骨尾骨肌在直肠后面联合形成"U"形祥，此部分称耻骨直肠肌，它绕过肛管直肠交界处，此肌收缩使直肠后壁接近前壁，维持直肠会阴曲。当排便时，耻骨直肠肌松弛，会阴曲消失，利于排便。

尾骨肌为一对退化的肌肉，覆于骶棘韧带上面。

3. 盆筋膜：盆筋膜是腹内筋膜的延续。小骨盆壁和盆内脏器均被盆筋膜所覆盖，分别称为盆筋膜的壁层和脏层。盆筋膜可分为盆壁筋膜、盆脏筋膜和盆膈筋膜。

①盆壁筋膜：盆壁筋膜随其被覆的部位不同而给以不同的名称。如被覆在闭孔内肌表面的部分，称为闭孔内肌筋膜；它在耻骨后面与坐骨棘之间增厚而成肛提肌腱弓；覆盖在梨状肌表面的为梨状肌筋膜；在盆底覆盖肛提肌及尾骨肌的称盆膈上筋膜；被盖在骶骨前方及骶前静脉丛表面的，称为骶前筋膜。

②盆脏筋膜：盆脏筋膜包绕脏器成为与其脏器形状相同的囊或鞘。在盆腔脏器穿过盆膈或尿生殖器膈是由盆筋膜向上反折，呈鞘状包裹脏器形成。耻骨前列腺韧带或耻骨膀胱韧带就是由增厚的筋膜脏层移行于壁层所构成。筋膜在相邻两脏器间还形成筋膜隔，在男性直肠与前列腺、精囊腺及输精管壶腹之间的额状结缔组织隔，称为直肠膀胱隔；女性在阴道前壁与尿道间的结缔组织隔，称为尿道阴道隔。盆筋膜在血管和神经通过处，不但构成一些能通过的开口，而且与之相结合，形成脏器侧韧带或血管神经鞘，这点对盆腔脓液的蔓延有很大的临床意义。

③盆膈筋膜：盆膈上筋膜覆盖提肛肌和尾骨肌的上表面，前方和两侧附着于提肛肌腱弓，后方与梨状肌筋膜和骶前筋膜相延续。

4. 盆筋膜间隙：盆筋膜间隙可分为耻骨后隙、骨盆直肠隙和直肠后隙。

①耻骨后隙（膀胱前隙）：前界耻骨联合、耻骨上支及闭孔内肌筋膜，后界为膀胱。两侧和下界是盆膈和耻骨前列腺韧带（女性为耻骨膀胱韧带），上界为壁腹膜至膀胱上面反折部。间隙内充以脂肪及疏松结缔组织，并与腹前壁的腹膜外组织间隙相通。当耻骨骨折时，此间隙内可发生血肿；如膀胱前壁或尿道前列腺部损伤，尿液可渗入此间隙。

②骨盆直肠隙（直肠旁隙）：上界为腹膜，下界是盆膈，后界为直肠及直肠侧韧带。前界在男性为膀胱、前列腺和膀胱侧韧带；女性为子宫阔韧带、子宫颈和阴道上部。间隙内充满结缔组织，容积很大。如有脓肿，若不及时引流，可以穿入直肠、膀胱或阴道，也可穿破肛提肌，进入坐骨直肠窝。

③直肠后隙（骶前间隙）：前界为直肠筋膜鞘，后界为骶前筋膜，两侧借直肠侧韧带与直肠旁间隙分开，上界为盆腹膜在骶骨前面的反折部，下届为盆膈上筋膜。直肠后隙的炎症或积脓，向上可沿腹膜后间隙蔓延。

5. 盆部的动脉：盆部的动脉主干是髂内动脉。一般是髂内动脉梨状肌上缘先分成前、后两干。前干除壁支外，还有供给盆内脏器及外生殖器的脏支，后干分支全是壁支。

髂内动脉前干：在骶丛及梨状肌前方向梨状肌下缘发出以下各支：①脐动脉及由其发出的膀胱上动脉。②闭孔动脉。③膀胱下动脉。④直肠下动脉。⑤子宫动脉。⑥阴部内动脉。⑦臀下动脉。盆部的动脉除髂内动脉各分支外，尚有来自腹主动脉末端的骶中动脉；肠系膜下动脉的终末支——直肠上动脉；以及来自腹主动脉、经腹后壁下降、走在卵巢悬韧带（骨盆漏斗韧带）内入盆的卵巢动脉（男性为睾丸动脉）。后干分支有髂腰动脉、骶外侧动脉和臀上动脉。

6. 盆部的静脉：盆部的静脉均与同名动脉伴行，多数注入髂内静脉。髂内静脉始于坐骨大孔上部，在髂内动脉后内方上行，收集同名动脉供应区的静脉血，在骶髂关节前方上部与髂外静脉形成髂总静脉。

①髂内静脉：髂内静脉的属支分壁支和脏支两种。壁支：收集同名动脉分布区的静脉血；脏支：在盆腔脏器周围构成静脉丛。主要有直肠下静脉、阴部内静脉和子宫静脉，它们分别起自直肠丛、阴部丛和子宫阴道丛，注入髂内静脉。各静脉丛均位于脏器周围。直肠上部的血液经直肠上静脉注入肠系膜下静脉；直肠下部血液经直肠下静脉注入髂内静脉；肛管的血液经肛静脉、阴部内静脉入髂内静脉。

②髂外静脉：在腹股沟韧带深面续于股静脉，向上与髂内静脉汇合为髂总静脉。髂外静脉收集下肢浅、深静脉，并接受腹壁下静脉。

7. 盆部的淋巴：盆部淋巴的淋巴结群可分为壁淋巴结和脏淋巴结。壁淋巴结有髂外淋巴结、髂内淋巴结和髂总淋巴结。

①髂外淋巴结：沿髂外动脉排列，收集腹股沟深、浅淋巴结的输出管，盆壁和部分盆腔脏器如膀胱、前列腺或子宫颈和阴道上段的淋巴管。

②髂内淋巴结：沿髂内动脉排列，收集所有盆腔脏器、会阴和臀部等回流的淋巴。

③髂总淋巴结：沿髂总动脉排列，除收纳髂内、外淋巴结的输出管外，还收纳沿骶中动脉排列的骶淋巴结的输出管，后者收集直肠、前列腺、骨盆后壁的部分淋巴。脏淋巴结位于器官周围，沿髂内动脉的脏支排列，如直肠旁淋巴结、膀胱旁淋巴结、子宫旁淋巴结等。

8. 盆部的神经：骶丛是人体最大的神经丛，位于梨状前方，由腰骶干和所有骶神经、尾神经的前支组成。骶丛略呈三角形，其尖向坐骨大孔下部，前方有髂内动脉的主干及其分支。骶丛分支主要有臀上神经、臀下神经、阴部神经、股后皮神经、坐骨神经等。

五、肛管、直肠的血管、淋巴、神经

（一）血管

（1）动脉：肛管直肠动脉的供应来自直肠上、下动脉，肛门动脉和骶中动脉4支：①直肠上动脉是肠系膜下动脉的末支。肠系膜下动脉的起点在十二指肠第三段下方的腹主动脉前壁，在进入乙状结肠系膜根部时，与左侧输尿管靠近。②直肠下动脉由髂内动脉前干或阴部内动脉分出，左右各一，通过直肠侧韧带进入直肠，与直肠上动脉在齿线上下相吻合。③肛门动脉由两侧阴部内动脉分出，在肛管分为数小支，通过坐骨直肠间隙，供应肛管和括约肌，并与直肠上、下动脉相吻合。④骶中动脉是腹主动脉的连接分支，一般很小，与直肠上动脉、直肠下动脉吻合，供应直肠下端的后壁。

（2）静脉：静脉的排列与动脉相似，有两个静脉丛：①痔内静脉丛位于齿线上方的黏膜下层，汇集成数支小静脉，穿过直肠肌层成为直肠上静脉，直肠上静脉丛向上，经直肠上静脉、肠系膜下静脉，纳入脾静脉、门静脉。因为静脉内无瓣膜易扩张成痔。由痔内静脉丛发生的痔，称为内痔。②痔外静脉丛位于齿线下方，汇集肛管及其周围的静脉，经肛管直肠外方形成肛门静脉和直肠下静脉，它们分别通过阴部内静脉和髂内静脉回流到下腔静脉。由

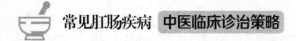

痔外静脉丛发生的痔，称为外痔。

（二）淋巴

肛管直肠的淋巴引流以齿线为界，分上、下两组。齿线以上注入内脏淋巴结，齿线以下的淋巴注入腹股沟淋巴结。上组在齿线以上，引流途径向上、向两侧和向下。向上沿直肠上血管到肠系膜下血管根部淋巴结，这是直肠最主要的淋巴引流途径；向两侧者先到直肠侧韧带的直肠下血管淋巴结，再到盆腔侧壁的髂内淋巴结；向下穿透肛提肌至坐骨直肠间隙，伴随肛管血管到达髂内淋巴结。下组在齿线以下向外经会阴部到达腹股沟淋巴结，然后到髂外淋巴结，也可经坐骨直肠间隙到髂内淋巴结。上、下两组淋巴网有时有吻合支互相交通，因此，直肠癌有时也可转移到腹股沟淋巴结。消化道黏膜中的弥散淋巴组织、淋巴小结和集合淋巴小结，统称为肠相关淋巴组织。M 细胞（微皱褶细胞，microfold cell）①结构：游离面——微皱褶、短小微绒毛；基底面——质膜内陷，形似钟罩，内有淋巴细胞、巨噬细胞；侧面——紧密连接、桥粒和嵌合连接。胞质内——大量吞饮小泡、线粒体。②功能：选择性摄取肠腔内的抗原物质，转运给凹陷内的淋巴细胞→B 细胞→浆细胞→Ig A2 Ig A + 分泌片（糖蛋白，上皮分泌）→SIg A。

（三）神经

肛管周围主要由阴部神经的分支痔下神经和前括约肌神经，以及肛尾神经和第 4 骶神经会阴支所支配。直肠由交感神经和副交感神经支配。交感神经主要来自骶前（腹下）神经丛，该丛位于主动脉分叉下方，在直肠深筋膜之外分成左右两支，各向下与骶部副交感神经会合，在直肠侧韧带两旁组成骨盆神经丛。齿线以上为自主神经所支配，无痛觉。齿线以下由脊神经（肛门神经）支配，疼痛反应很敏锐。

第四节　大肠的生理功能

一、结肠的生理功能

结肠具有消化、吸收、储存、分泌和排泄功能。结肠的消化功能是通过结肠内大量细菌的发酵作用来完成。结肠的吸收功能，主要表现在结肠能吸收一些水分、电解质、葡萄糖、尿素和胆汁酸，成人每天有 800 ~ 1000 mL 液体进入大肠，其中仅有约 150 mL 作为粪便排出体外。如果结肠的吸收功能完全丧失后，末端回肠可代偿性地起到有限的吸收功能。同时结肠黏膜能分泌一些碱性黏液，起到保护结肠黏膜，润滑大便，促进排便能力的作用。结肠还有储存和排出粪便的功能。结肠运动将结肠储存的大便向远端推进，排出大便。回盲瓣的功能十分重要，如果手术切除后（如实施升结肠的右半结肠切除术），每天大便的次数可能会增加 4 倍，但是如果是左半结肠切除术后，大便次数仅稍有增加。

二、肠道屏障功能

是指肠道上皮具有分隔肠腔内物质，防止致病性抗原侵入的功能。包括机械、化学、免疫和生物四个部分，结构和功能完整的肠黏膜上皮及细胞间的紧密连接构成机械屏障；肠黏膜上皮细胞分泌的黏液、消化液和肠道寄生菌产生的抑菌物质为化学屏障；肠黏膜上皮细胞分泌的 S2IgA、IgM 等抗体及黏膜下淋巴组织组成黏膜屏障；肠道内正常共生菌对致病菌的定植抵抗作用及其菌间聚集构成了生物屏障。以上任何一部分受损，均可导致肠道屏障功能损害。肠道黏膜上皮细胞间的紧密连接代表膜的微结构区域，在肠腔内物质旁细胞转运中起着十分重要的作用。正常情况下，紧密连接通过调控作用，选择性地转运相应物质，而有效地阻止肠腔内细菌、毒素及炎性介质等物质的旁细胞转运，维持肠黏膜上皮屏障功能的完整。

三、排便自制

排便自制是指随意延缓排便的能力、鉴别直肠内容物性质的能力及保持睡眠状态下控制粪便的能力。这是一个复杂的生理机制。与此有关的因素很多，如下面 4 种因素。

（一）贮袋功能

乙状结肠的弯曲和直肠瓣阻止粪便下行的机械性作用，使粪便暂时贮存于乙状结肠，当粪便的体积和压力的增加超过某一极点时，激起肠蠕动，推动粪便进入直肠排便。直肠亦能贮存相当的粪便量，而且能使排便动作推迟，称为直肠的顺应性，直肠内粪便大量增加时，直肠内压下降或略微上升，使排便前直肠内能贮存范围为 280 ~ 540 mL 的粪便，正常人最大平均耐受量 406 mL，维持肛门自制，为直肠的顺应性，正常值为 1.53 mL/kPa ± 0.67 mL/kPa。若顺应性过低，则便次增多；顺应性过高则造成便秘。

（二）排便感受器

直肠感觉能发觉粪便由结肠到达直肠；肛管感觉能辨别粪便的物理性质。而排便感受器的位置，目前许多学者推测不在直肠壁内，而存在于耻骨直肠肌或肛提肌内。分壁内感受器和壁外感受器。壁内感受器分布于齿线以上 1 ~ 1.5 cm，下至肛门皮肤，上皮内存在大量有精细辨别能力的感觉神经末梢，包括游离神经末梢（痛觉），触觉、冷觉、压觉、张力觉、摩擦觉小体等，当直肠内容物接触了感觉区，肛管能感觉粪便的物理性质（试样反应）。壁外感受器位于耻骨直肠肌及附近的结缔组织中。当压力达到 2.8 kPa 时，便意能持续 1 分钟。排便感觉的缺乏是一部分人大便失禁的原因。

（三）肛管括约肌

肛管内括约肌的基础张力可对抗直肠内压并阻止肛管开放；耻骨直肠肌持续性收缩而形成的肛直肠角对稠便起着最重要的自制作用，同时具有辨别和控制气体或流体粪便的能力，"翼状阀门"和"拍击阀门"学说均不能排除耻骨直肠肌的作用；肛管外括约肌的三肌袢系统的每一肌袢均有应急性、随意性控制固态大便的作用。

（四）反射

直肠充胀可反射性引起内括约肌暂时宽息和外括约肌暂时收缩，从而使肛管壁内异常敏锐的感受器接触到直肠下达的内容物，辨别其性质是固体、流体或气体，并可在睡时无意识状态下排气而不排便；外括约肌的随意性收缩，尚可通过内括约肌的逆向反射作用，使直肠扩张、粪便停滞，达到自制的目的，此即"随意性抑制作用"；正常膨大的直肠海绵体可密闭肛管，提供最精细的肛门自制，其过大（痔核）或被切除，出现的肛门失禁现象，可能与更精细的神经反射麻痹或被阻断有关；咳嗽、讲话或改变体位等，均会使盆底肌整体反射性收缩从而维持排便自制。

近年来，人们已能够使用各种检测仪器和实验手段，客观记录肛门自制力。如三囊探管测量法、整合肌电图、实心球括约试验、盐水灌肠试验、排粪造影、直肠充胀感试验等，可测出正常或异常的内、外括约肌，耻骨直肠肌的肌力和直肠充胀感阈值，从而指导肛门失禁、肛管狭窄、便秘等许多肛管直肠疾病的治疗（图1-1）。

排便机制是一个复杂的生理机制，与此有关的因素很多。其中肛门自制是指随意延缓排便的能力、鉴别直肠内容物性质的能力及保持睡眠状态下控制粪便的能力。

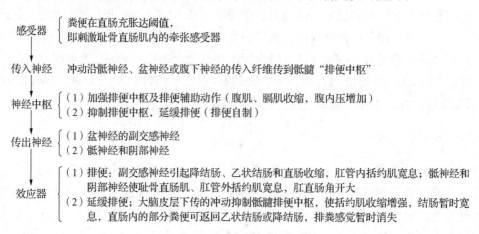

图1-1 排便机制

第五节 肛门直肠病检查

肛肠病的检查对于初诊的患者是极其重要的，一般的肛肠病患者首次到门诊就医，详细地询问病史、专科检查就可以得到初步的诊断。

一、询问病史

详细询问病史对诊断疾病是非常重要的，从症状的发生、发展的过程以及病程长短可以对疾病做出初步的判断。询问病史也是有技巧的，刚刚进入临床的学生或医生，常常对门诊患者的问诊没有条理，对疾病的下一步检查思路不清晰，遗漏需要鉴别诊断的检查，增加了患者的就诊时间，直接影响到诊疗效果。主动询问引导患者叙述本次就诊的首要症状，肛肠病门诊典型症状依次为便血、肛门肿物、疼痛、便秘、腹泻。肛肠科常见症状问诊方法如下。

（一）主诉

主诉是患者本次就诊最主要的症状和发作时间及发作特点。例如，便血 1 个月，便血是主要症状，1 个月是时间；发作特点是继续询问患者后的补充。例如，上述诊断改为：间歇性便血 1 个月或者反复大便伴鲜血 1 个月，这里"间歇性""反复""伴""鲜血"就是症状的发作特点。如果同一个疾病，本次发作与以往症状不同，可以把既往发作的症状写入既往史中。例如，混合痔既往有肛门肿物突出的病史，写入既往有混合痔病史若干时间，或者将上述主诉写为肛门肿物突出多少年，伴间歇性便血 1 个月。

（二）现病史

现病史是对主诉的补充，对疾病诊断和鉴别诊断提供依据，能够体现接诊者的诊断思路。首先对主诉的症状补充问诊，产生主观性疾病诊断；其次按照所掌握的该疾病的鉴别诊断进行问诊和记录；还要问诊是否有进一步检查的禁忌证，如有先兆流产史的早期妊娠女性。既往病史、生育史、手术史及药物过敏史等对诊断均有参考价值。问诊也要体现中医的整体观，一定要考虑到中医证型的鉴别诊断的问诊要点。

1. 便血：可以按照病历书写的顺序和习惯，先从诱因问起，有没有饮食、气候、情绪等诱因。问便血是否与排便相关，与排便密切相关的便血，有内痔、混合痔、肛裂、肛周湿疹，不排便时有出血或者排出物中少量粪便甚至没有粪便，考虑直肠肿瘤、炎症、下消化道出血。问便血的颜色，如果颜色鲜红，考虑内痔、混合痔、肛裂、直肠息肉、肛门慢性湿疹等；如果是暗红色，考虑结肠息肉、下消化道出血、内痔、混合痔；如果是淡红色血，考虑直肠息肉、直肠炎症，或者失血性贫血；如果伴有黏液，考虑结直肠溃疡、结直肠肿瘤、炎症等。接着根据初步主观性诊断进行鉴别问诊，如无痛性便鲜血是内痔、混合痔、直肠息肉等疾病共有的症状。便鲜血且伴有肛门剧烈疼痛多为肛裂；较大量出血，伴有血块，下消化道出血可能性较大。腹泻便腥臭黏液血便，应该考虑大肠癌的可能。黏液脓血便伴有腹痛和长期腹泻，可能是慢性溃疡性结肠炎。便血伴有肛门坠胀或腹痛，有腹部肿瘤放疗病史的可能是放射性结直肠炎。女性便血伴腹痛与经期同步，可考虑子宫内膜异位症。

2. 脱出：因为肛门部位患者个人观察不便，有时将肛门肿物排便时增大当作肛门内肿物脱出，所以要在详细询问或者观察后才能确定有无脱出症状。二、三、四期内痔、混合痔、直肠脱垂、低位直肠息肉、肛乳头增生可以出现肛门脱出物，对脱出症状的患者要询问是否可以自行回纳，严重的内痔和混合痔可嵌顿于肛门外，可伴肿痛甚至发生糜烂、坏死。

3. 疼痛：由于肛门部位对疼痛敏感，这类患者就医时会表现得很明显。疼痛的问诊，先问疼痛的时间，腹痛的患者要首先排除急腹症。再问疼痛的性质，伴随症状，肛裂和肛隐窝炎的疼痛与排便相关，肛裂可伴有便血；持续性进行性疼痛，可能是肛周化脓性疾病。

4. 肛门坠胀：肛门坠胀感多见于直肠脓肿、肛隐窝炎、内痔、混合痔、直肠脱垂、盆底疾病、直肠梗阻性便秘。此外，内痔、混合痔注射结扎术后，亦可引起此症状。

5. 便秘：便秘的患者，首先问诊是否有便意，是对结肠型便秘和直肠型便秘的初判，有便意而且排便费力考虑直肠原因的便秘。其次，对近期便秘加重的患者询问排气的情况，排除肠道完全或不完全梗阻；询问便秘的时间，按照罗马Ⅳ诊断标准，回忆近 6 个月来，是否有四分之一出现便秘。结合患者性别年龄，侧重问诊要点，老年患者可能会每天都排便，但数量少，如果造成直肠粪便梗阻，反而有粪水流出的情况，主诉有可能是大便失禁。更年期女性的便秘也可能和雌激素下降有关，甲状腺疾病的患者也会有便秘，儿童、少年便秘多和饮食结构、经常忍便不排有关，当然也有先天性巨结肠或巨直肠的可能。还要询问患者的服药史，是否长期服用泻药或者清热解毒的中药。

6. 腹泻：问腹泻的时间，鉴别是急性还是慢性腹泻。问粪便性状，稀便、水样便、黏液便、脓血便或血便，可伴有恶心、呕吐、腹痛、发热、食欲不振及全身不适。病情严重者，常并发脱水、酸中毒、电解质紊乱、休克等。

7. 分泌物：肛周脓性分泌物是肛瘘的主要症状。肛门周围潮湿多为肛周湿疹。

二、肛管直肠视诊、指诊和镜检

（一）肛肠外科常用的体位

1. 侧卧位：通常采用左侧卧位，有时因患者身体的原因或诊治的需要，亦可采用右侧卧位。正确的侧卧位姿势是臀部靠近床边，髋膝各屈曲 90°，或者上侧的髋膝各屈曲 90°，下侧髋膝屈曲成 45°。此体位适用肛门直肠常规检查或肛门部手术以及乙状结肠镜检查。

2. 膝胸位：患者双膝屈起，跪伏床上，肘关节紧贴床铺，胸部尽可能下压，臀部抬高。这种检查体位，不能持久，常用于乙状结肠镜检查，病重或老年体弱者不宜采用。

3. 蹲位：患者下蹲做深呼吸，用力增加腹压，作排便状，适用检查直肠脱垂、直肠息肉、痔脱出和直肠肿瘤位置稍高的患者。

4. 膀胱截石位：患者仰卧在操作台上，髋关节弯曲，将双腿放置在脚架上，臀部则靠近床边，这样能最大限度地暴露肛门部位，常用于手术操作。此体位以钟表划分，为肛肠检查、手术的位置标记：会阴处为 12 点位、骶尾部为 6 点位，从会阴部到骶尾部顺时针分别 1、2、3、4、5 点位，再从骶尾部到会阴部顺时针分别为 7、8、9、10、11 点位。

（二）视诊

观察肛门周围的皮肤，正常的应该有浅褐色的色素沉着，皮肤纹理细小清晰。肛门湿疹的患者常见肛周皮肤潮红或者苔藓样改变，伴皮纹加深加粗，可伴有表皮的皲裂。肛周带状疱疹多为皮肤单侧成簇状小水疱，水疱基底周围皮肤发红。发于 3、7、11 点位的结缔组织性外痔和静脉曲张性外痔，常伴发内痔，也是混合痔的好发部位，结缔组织性外痔和静脉曲张性外痔视诊区别在于有无皮色的改变，前者多见正常皮色，后者多见颜色暗红；单发于 12 点位和 6 点位的结缔组织外痔，常伴发肛裂。膀胱截石位 3 至 9 点位画一横线，为肛门横线，横线以上见肛漏外口，内口多在相应的肛隐窝位置，但接近 12 点位的外口，内口可能在 12 点位；横线以下的肛瘘外口，其内口大多在 6 点位。

（三）指诊

肛管直肠指诊是肛肠疾病检查中最简便而又重要的检查方法，被称为"指眼"，适用于凡有肛肠病史及症状的患者，但是对初期肛裂患者应暂缓进行指诊检查。肛门直肠指诊时可触及的病变：

1. 内痔：可触及节结状黏膜隆起，黏膜表面光滑，有弹性。如有血栓形成或做过硬化剂注射治疗，则可触及光滑的硬结。

2. 外痔或混合痔的外痔部分：结缔组织外痔柔软有弹性；静脉曲张性外痔有囊性感，按压缩小后可回弹，血栓性外痔质地比较坚韧、光滑，与皮肤间有滑动感；炎性外痔质地坚韧，皮温稍高触痛明显。

3. 肛瘘：在肛门外可触及皮肤条索状物并与外口相连，可触及肛隐窝处凹陷的内口，按压内口时疼痛或坠胀感加重。

4. 直肠息肉：可触及质软、光滑、脆弱、可以移动的圆形肿物，常有蒂，长蒂的可以脱出肛门外。

5. 肛乳头增生：齿线处质地坚韧、三角形或圆形的赘生物，表面光滑覆盖移行上皮。可脱出肛外。

6. 肛门直肠周围脓肿：见于直肠后间隙脓肿及骨盆直肠间隙脓肿，在直肠壁可触及压痛性隆起。

7. 直肠脱垂：指诊常有肛门括约肌的松弛，直肠黏膜堆积松弛。

8. 直肠癌：在直肠壁上可触及高低不平的硬性肿物，其表面可有溃疡，有的活动不良。晚期的直肠癌形成狭窄的肠腔，肿物活动差，指套上常有脓血和黏液。

9. 直肠类癌：典型表现为单个、可滑动的黏膜下硬结，黏膜光滑完整。

10. 直肠后壁肿瘤：这类肿瘤虽少见，但种类较多，如畸胎瘤、骨瘤、神经瘤等，指诊直肠后肿块时，可将直肠壁推向前方或两侧，直肠黏膜光滑。

11. 出口阻塞性便秘：直肠壶腹可触及直肠黏膜松弛堆积形成的环形皱襞，女性直肠前壁光滑后倾的子宫或者直肠前突大于 3 cm，肛管直肠环长度大于 5 cm，或者肛管直肠环上缘边缘收缩，以上检查在患者做排便动作时加重，直肠壶腹内存留颗粒粪便。

（四）镜检

1. 肛门镜检查：若进镜时患者痛苦较大，应立即停止，查找原因，若为括约肌痉挛，可换用小号肛门镜或局部麻醉后检查。观察时光线要充足。在退镜观察时如需再进镜，应先放入镜栓，再推镜向上，或全退出后重新进镜，以免损伤组织。使用分叶肛门镜当叶片在直肠内已张开时，不得完全闭合，以免夹伤组织。首先应观察取出的镜栓顶部有无脓液、血液、黏液等附着物，然后再退镜观察肠腔情况，包括直肠黏膜、齿线区的肛窦、肛瓣、肛乳头、齿线下肛管皮肤有无异常。直肠黏膜的异常包括充血、水肿、糜烂、溃疡、出血、脓血、肿物、脱出等，还应注意其位置、颜色、形状、范围等。肛门瓣的异常有充血、水肿

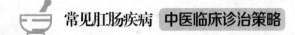
等，肛窦口的异常如溢脓，肛乳头是否为异常增生。

2. 乙状结肠镜检查：检查前做清洁灌肠或者甘油剂灌肠，乙状结肠镜的镜身长度25 cm、30 cm、35 cm 三种类型，镜管置径一般成人用的为 2 cm。乙状结肠镜的主要构件有肛门镜筒、闭孔器、配有冷光源、照相机及一次性 PVC 塑料质乙状结肠镜镜筒等。由于乙状结肠镜比较肛门镜有冷光源和照相功能，也可用于肛肠门诊常规检查。操作方法：操作的基本原则是循腔进镜。进镜前常规直肠指诊，了解肛管和直肠下段情况，扩张、润滑肛管。将闭孔器套入肛门镜筒，在镜筒表面涂润滑剂。检查者站在患者左后位，右手持镜，食、中指夹住镜筒末端，拇指顶紧闭孔器，嘱患者做排便动作放松肛门。将镜头端对准肛门，先指向脐部方向插入肛门，徐徐推入 4～5 cm 时阻力骤减，即标志进入直肠壶腹部。取出闭孔器，将乙状结肠镜镜的前端朝向脐的方向插入肛门，进入直肠壶腹部后，朝向骶部进入，直视下循腔进镜。寻腔的方法是上下左右旋转镜筒方向，寻找黏膜皱襞，如不理想可适当注入空气使肠腔轻度扩张，或稍退镜再寻找。进镜时可根据所见直肠瓣的位置估计镜头端所在位置，当越过上直肠瓣时即到达直乙交接处。直乙交接处肠腔狭窄，有转折且黏膜皱襞小而多，镜检常在此处受阻，通过困难，这也是造成肠穿孔的好发部位。通过该部位的方法是：将镜端稍向左下方向抵压，同时配合充入少量气体，常可顺利通过。进入乙状结肠后尽量将乙状结肠镜送至最深处，一般可进至 25～30 cm 的深度，此时患者常有左下腹不适或微痛。镜身完全进入后，边缓慢退镜，边上下左右旋转镜端方向以利于观察。观察内容：正常所见乙状结肠黏膜呈粉红色，表面光滑而有光泽。黏膜下血管纹理清晰，黏膜皱襞小而多，呈环形走向。在直肠腔中常可看到上、中、下三个直肠瓣，边缘光滑而清晰。退至肛管直肠环处可见肠腔变窄，即进入肛管，应仔细观察，避免遗漏。轻度炎症时黏膜仅有充血、水肿，黏膜下血管纹理不清晰甚至消失；中度则见黏膜粗糙、轻度糜烂，触之易出血等；重度可见黏膜广泛充血，糜烂重，有溃疡形成，黏膜表面可有伪膜或增生突起的假性息肉，有大量脓血性或黏液性分泌物等。肠道肿物或狭窄：发现肿物应注意观察其位置、形态、颜色、大小、移动度、数目，以及与周围正常黏膜界限是否清晰等，必要时取活体组织行病理检查。若有狭窄，应注意其位置。

禁忌证：①肛管、直肠狭窄，内镜不能插入者。②肛管、直肠急性期感染或有疼痛性病灶，如肛裂、肛周脓肿等，一般不宜内镜检查。若病情需要，可在局麻下完成检查。③有精神病患者或难以合作的儿童。④妇女月经期、孕妇要严格掌握适应证，以免引起生殖系统感染或流产等。⑤全身衰弱、高龄者，或心脑血管疾病的发作期慎作检查。检查前了解病史、病情，进行详细的视诊、指诊。向患者做好解释工作，消除紧张情绪和顾虑，以取得合作。乙状结肠镜检查最理想的体位是膝胸位，年老体弱者可选用左侧卧位。

3. 纤维结肠镜检查：结肠内镜检查大肠正常黏膜呈橘红色、平滑、柔软，富有光泽及弹性。肠腔稍扩张时血管纹理清晰，有时可见肠管收缩时轮廓规则。直肠可见 1～3 个直肠瓣，盲肠可见卵圆形的阑尾窝以及呈乳头状或唇状的回盲瓣，成人回盲角为 90°。正常回肠末端黏膜呈淡红色，天鹅绒状，富有光泽及弹性，蠕动波规则清晰。

息肉的山田分型：山田分型是对大肠息肉的一种分型方法，主要是根据息肉的基底部，隆起的位置与大肠黏膜之间的角度来进行区别的。一般分为四型，Ⅰ型就是扁平型，是没有蒂呈半球形状，息肉隆起与正常黏膜之间的角度大于90°，息肉表面的色泽跟黏膜基本上是相似的。Ⅱ型属于那种亚蒂的半球形息肉，息肉隆起与黏膜之间的角度小于90°，黏膜表面有点红，有时候会有凹陷。Ⅲ型、Ⅳ型就属于有蒂的，其中Ⅳ型的蒂比较长，有时候蒂长短不一样。分型越往上恶变的可能性就偏大。

4. 肛肠病辅助检查

（1）结肠双对比造影：结肠双对比造影（双重气钡造影）是临床上常用的方法。优质的结肠双对比造影片可以显示大肠黏膜的细微结构，黏膜轮廓线像铅笔勾画一般纤细、连续而光整，肠腔扩张良好，影像清晰、透明、富有立体感，可显示单发的 2 ~ 3 mm 大小的病灶。

（2）排粪造影：排粪造影是一种专门用于研究功能性出口梗阻所致便秘的 X 线检查方法。功能性出口梗阻是指只有在排粪过程中才表现出来的直肠、肛管的一系列功能性异常，包括耻骨直肠肌肥厚、粘连、痉挛，肛管内括约肌失弛缓症，直肠黏膜脱垂、直肠内套叠；直肠前膨出（直肠前突）、乙状结肠或小肠疝、前压迫，盆底及会阴下降综合征等。

（3）肛周瘘管、窦道造影：主要是检查分析碘剂所显示瘘口、瘘管的长短、分支、走行方向及距体表的深度。

5. 结肠运输试验：结肠运输试验是结肠传输性运动缓慢疾病的唯一检查方法，此检查方法对结肠传输性运动缓慢所致的便秘和功能性出口梗阻所致便秘在临床诊断上有重要意义。

6. 肛管、直肠及结肠超声检查：肛管、直肠及结肠超声检查主要应用于大肠良性肿瘤和恶性肿瘤的检查，即肠占位病灶。肛管及直肠内超声检查用作对肛管直肠脓肿的脓腔定位，从而指导手术治疗，具有重要意义。多选择高分辨率超声仪，双平面探头（纵断面、横断面）、多平面探头（纵、横与斜断面）、旋转式腔内探头（辐射式横断扫查）及端扫式直肠腔内探头。由于探头不能直接紧贴直肠壁，因此要提高对肠壁的分层结构的显示率必须在清洁灌肠后于直肠内保留足够的水。

7. 肛管、直肠及结肠 CT 检查：肛管、直肠及结肠 CT 检查在大肠肿瘤的诊断和治疗上有独特价值。大肠钡剂造影检查和内镜检查都限于检查肠腔内黏膜、管径和形态，对肠壁内或腔外的病变仅能提供间接征象，CT 则不仅能显示管腔内病变，更重要的是可直接看到肠壁及其附近的组织和器官。对指导手术治疗具有重要意义。CT 检查先天性肛门直肠畸形的结构形态及其发育情况有特异性，这有助于手术方式的选择。

8. 肛管直肠及结肠磁共振成像检查：肛管直肠及结肠磁共振成像检查对大肠恶性肿瘤的早期发现和正确分期，以及术后复发的诊断方面有重要的诊断价值。

9. 肛管直肠压力测定：肛管直肠压力测定对排便不能节制的患者，有一定的诊断意义。对便秘的诊断常有帮助。对先天性巨结肠症和耻骨直肠肌肥厚等疾病的诊断有一定意义。肛门内、外括约肌是构成肛管压力的解剖学基础。在静息状态下，肛管压力的约80%是由内括约肌张力收缩所形成，其余20%是外括约肌张力收缩所构成。在主动收缩肛门括约肌的情况下，肛管压力显著升高，其产生的压力主要由外括约肌收缩所形成。因此，在静息及收缩状态下测定肛管压力，可了解肛门内、外括约肌的功能状态。在测定肛管直肠压力的同

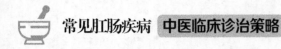

时，还可测定直肠肛管抑制反射、肛管高压区长度（亦称肛管功能长度）、直肠感觉容量及最大容量、直肠顺应性等多项指标。

肛门失禁患者肛管静息压及收缩压显著下降，肛管高压区长度变短或消失；直肠肛管周围有刺激性病变，如肛裂、括约肌间脓肿等，可引起肛管静息压升高；先天性巨结肠前些天患者直肠肛管抑制反射消失，直肠脱垂者该反射可缺乏或迟钝；巨直肠患者直肠感觉容量、最大容量及顺应性显著增加；直肠炎症性疾病、放疗后的组织纤维化均可引起直肠顺应性下降。肛管直肠测压还可以对术前病情及手术前、后肛管直肠括约肌功能评价提供客观指标。如肛裂患者术前行肛管测压检查，对静息压明显升高者行内括约肌切断术，可取得较好疗效，否则效果不佳；对肛门失禁行括约肌修补或成形术患者，于手术前、后作肛管测压检查，可观察术后肛管压力回升及高压区恢复情况，为临床上疗效判断提供客观依据。

10. 盆底肌电图检查：盆底肌电图有助于评价盆底肌肉神经支配情况和分析排便失禁的原因。在肌源性肛肠疾病诊断上有重要意义。

第二章　肛肠病中医辨证论治与治未病

第一节　中医肛肠病发展史

距今 3000 余年前商代甲骨文中，所载一些疾病的名称，如"下痢""疾腹""病蛊"等，推测可能是肛肠疾病。"蛊"可能是指肠道寄生虫。是我国关于肛肠病的最早文献记载。痔、瘘病名的提出首见于公元前 476 年前的《山海经》，《山海经·南山经》有："南流注于海，其中有虎蛟，其状鱼身而蛇尾，其音如鸳鸯，食者不肿，可以已痔。"《山海经·中山经》有："仓文赤尾，食者不痛，可以为瘘。"并为后世医学所采用，沿用至今。《庄子·列御寇》有："秦王有病召医，破痈溃痤者，得车一乘，舐痔者，得车五乘。"最早记载了痔瘘医。

1973 年马王堆汉墓出土的帛书《五十二病方》，最早记载了有关痔的分类和证候。《五十二病方》牡痔条下又提到"多空（孔）者，亨（烹）肥羊，取其汁（渍）美黍米三斗，饮之……"所谓"多孔者"，指瘘管较多的牡痔，亦即现代所说的"复杂性肛瘘"。该书约成书于公元前 476 年前的战国时期，将痔分为牡痔、牝痔、脉痔、血痔、胸养、巢者、人州出等，并记录有多种肛肠病的治法，最早应用结扎术和切开术治疗痔，如治"牡痔……系以小绳，剖以刀"的结扎切除法；治痔"巢塞直者杀狗取其胂，以穿籥入直中吹之引出徐以刀劙去其巢，冶黄芩而屡傅之"的牵引切除法；治"牡痔之有数窍，蛲白徒道出者方：先道（导）以滑夏铤（探针）令血出坐以熏下窍"的肛门探查术及熏治法治"牡痔与地胆虫相半，和，以傅之。燔小隋（椭）石，淬中、以熨"的敷布法和热熨法治疗"痔而未有巢者"，"煮一斗枣、斗膏，以为四斗汁，置般（盘）中而居之"的坐浴法。都是世界上较早记载的肛肠疾病手术疗法及保守疗法。约公元前 476 年的《黄帝内经》对肛肠的解剖、生理、病理等有详细论述。如《灵枢·肠胃》记述了回肠（结肠）、广肠（直肠）的长度、大小、走行。也最早提出了肠道息肉的病名和最早描述了肠道肿瘤。《素问·灵兰秘典论》曰："大肠者，传道之官，变化出焉。"《素问·五脏别论》有："魄门（肛门）亦为五脏使，水谷不得久藏。"对大肠肛门的主要功能已有正确认识。《内经》还对便血、泄泻、肠、肠覃等肛肠疾病作了论述。《五十二病方》已有"蛲白"之名。《灵枢·厥病》又说："肠中有虫及蛟。"蛟音回，与蚘、蛔音义同。《说文解字》曰："腹中长虫也。"这是对肠道寄生虫的最早描述。《难经》："肛门重十二两，十八寸径二寸大半，长八尺八寸。"首载了肛门的解剖。2 世纪《神农本草经》记载了约 15 种肛肠疾病病名，其中"脱肛""肠泄"等病名属最早记载。首次记载肛肠病用药 50 余种，如"槐实味苦寒，主五内邪气热……五痔"等。东汉·张仲景在《伤寒论》中首创了肛门栓剂和灌肠术。他发明的蜜煎导方"以食蜜炼后捻作，令头锐，大如指，长二寸许，冷后变硬，纳谷道（肛门）中"，即是治疗便秘良好的肛门栓剂。他又用土瓜根及大猪胆汁灌谷道中以通便，发明了灌肠术。233—297年陈寿所著《三国志·华佗传》记载华佗应用"麻沸散"的麻醉法进行剖腹手术书中曰："若病结积在内，针药所不能及，当需割者，便饮其麻沸散，须便如醉死，无所知，因破取。病若在肠中，便断肠湔洗。缝腹膏摩，四五日瘥，不痛，人亦不自寤，一月之间，即平复矣。"261—341年，从晋·葛洪《肘后方》"治大便不通，土瓜根捣汁，吹入肛门中，取通"的记载来看，当时已应用"筒"这种灌肠器。《伤寒论》中还对下利、便脓血、便秘（脾约）、便血、肠痈、厥、痔等大肠肛门病确立了辨证论治、立方用药的原则。215—282年晋·皇甫谧《针灸甲乙经》记述了针灸治疗脱肛、痔等肛肠病的方法。首载"凡痔与阴相通者，死"，这是对肛肠病合并阴道、尿道病的最早论述。610年隋·巢元方《诸病源候论》详列痢候四十种，对肠道病进行了较全面的论述，对一些肛肠疾病认识也比较深入，专设"痔病""大便病""大肠病""大便下血"诸候篇。痔病诸候中指出了五痔是牡痔、牝痔、脉痔、肠痔、血痔。另文提出了气痔、酒痔，认为："痔久不瘥，变为瘘也。""脓瘘候，是诸疮久不成瘘。"对于手术治疗肠道损伤有详细的记载，书中记述了"金疮肠断"手术续接的方法，认为"肠两头见者，可速续之"。对有网膜脱出者，先用丝线结扎血管，然后截除。对伤口有污染或异物者，提出必须给予清洗等处理，否则极易导致"疮永不合"或"纵合常令疼痛"。缝合时"当次阴阳，上下顺逆，急缓相望，阴者附阳，阳者附阴……"肠缝合方法与现代所采用的缝合法极为相似。即652年唐·孙思邈《千金要方》中设有肛肠病专篇，记载有大量有关肛肠疾病方面的内容。《千金翼方》首载了用鲤鱼肠、刺猬皮等治痔的脏器疗法，以及以鼻、面、口唇出现的粟疮、斑点诊断肠道疾病及寄生虫的经验。752年王焘的《外台秘要》引许仁则论痔曰："此病有内痔，有外痔，内但便时即有血，外无异"已科学地将痔分为内、外两种论治。该书引《古今录验》治疗大小便不通方："以水三升，煮盐三合使沸，适寒温，以竹灌下部，立通也。"首创了利用竹筒作为灌肠器的盐水灌肠术。982—992年宋《太平圣惠方》中，将痔瘘分章论述，把痔和瘘从概念上进行了区分。其曰"由诸痔毒气结聚肛边，有疮如作鼠乳，或生结核，穿穴之后，疮口不合，特有脓、血、肠头肿痛，经久不差，故名痔瘘也。"这里所说的"痔瘘"，是指肛瘘而非痔疮，其对肛瘘的形成和症状作了明确的描述，且较为详尽。创造了将砒霜溶于黄蜡中，捻为条子纳痔瘘疮窍中的枯痔钉疗法，并发展了痔的结扎术，载有"用蜘蛛丝，缠系痔鼠乳头，不觉自落"的治疗方法。1220年南宋《魏氏家藏方》进一步详载了使用枯痔散的具体方法和过程。1406年明《普济方》记载了宋朝痔科专家临安曹五为宋高宗用取痔千金方治愈痔疾，说明宋代已出现痔瘘专家、专科。在诊断和分类方面，宋代较前也有了更深入的认识，如《太平圣惠方》将痔与痔瘘分列两章论述，指出："夫痔瘘者，由诸痔毒气，结聚肛边，有疮或作鼠乳，或生结核，穿穴之后，疮口不合，时有脓血，肠头肿痛，经久不差，故名痔也。"对肛门瘘管的形成及主症已论述较详。据考证，宋代已有肛肠专著问世，如定斋居士《五痔方》及王伯学的《痔论》，但均铁。

1556年明·徐春甫《古今医统大全》引《永类铃方》肛瘘挂线术，为肛瘘的治疗开了新思路。记述："予患此疾十七年……只用芜根煮线，挂破大肠，七十余日，方获全功病间熟思，天启斯理。后用治数人，不拘数疮，上用草探一孔，引线系肠外，坠铅锤悬，取速效。药线日下，肠肌随长，僻处既补，水逐线流，未穿疮孔，鹅管内消。"挂线之法较好地解决了肛瘘术后引起肛门失禁等后遗症问题，沿用至今。1617 年明·陈实功《外科正宗》较全面总结了前代的外科成就，对肛肠疾病以痔疮、脏毒立篇论述，提出了一套内外兼治、辨证施治的较完整方法，其方药至今仍为临床习用，对后世影响较大。书中发展了枯痔疗法、挂线疗法，提出了许多新的内服外用方药，还专门针对结核性肛瘘、肛门病兼杨梅下疳、砒霜中毒的防治等作了论述。如说："又有虚劳久嗽，痰火结肿肛内如粟者，破必成漏，沥尽气血必亡。"这是对全身结核病并发肛瘘的具体描述。1528 年明·薛己《薛氏医案》提出肛肠病的发生与局部气血运行不足有关。他说："臀，膀胱经部分也，居小腹之后，此阴中之阴。其道远，其位僻，虽太阳多血，气运难及，血亦罕到，中年后尤虚此患（指脏毒、痔、瘘）。"这种见解与近代学者依据动物无痔病和通过解剖学观察，认为痔是人类直立后，局部进化未完成，易产生静脉回流受阻，血流运行阻滞而致生痔的观点颇有相同之处。1569 年明·窦梦麟《疮疡经验全书》提出痔的遗传病因"……亦有父子相传者，母血父精而成。"明《太医院经验奇效良方大全》曰："初生肛门……不破者曰痔，破溃而出脓血，黄水浸淫，淋漓久不止者曰漏也。"明确区分了痔和瘘。《世医得效方·大方脉杂医科》中载有"妇人小便中出大粪，名交肠，服五苓散。如未尽愈，可用旧幞头烧灰，酒服之。"可能是最早提出"交肠"一名，并提出用五苓散和旧幞头烧灰酒服之的文献。对于这种治疗方法，《普济方》提出了质疑，《普济方·卷三百二十八》中云："有一妇人，小便中出大粪，诸方无治法。以意度之，乃用生五苓散渗利水谷而愈。后见夏书云，有此病，名交肠。治以旧幞头烧灰为末，酒服之，更不晓其意。"提出了"交肠"一病"诸方无治法"的认识，这种认识已经比较贴近临床实际了。从"小便中出大粪"等症状来看，"交肠"属于直肠膀胱瘘、直肠尿道瘘或直肠阴道瘘一类，在目前并非"诸方无治法"，绝大部分是可以通过手术治愈的。内服药可以减轻一些膀胱或尿道的炎性刺激症状，但不能治愈本病，服"五苓散"治愈本病显然是不可能的，采用"旧幞头烧灰，酒服之"就更带有一些迷信色彩了。

　　清代在学术方面虽乏创新，但在整理文献、深入观察方面仍做了不少工作。其中以1665 年祁坤的《外科大成》较有贡献，该书记载："锁肛痔，肛门内外如竹节锁紧，形如海蜇，里急后重，便粪细而带扁，时时流臭水，此无治法。"可以认为是对肛门直肠癌的生动描述；又有："钩肠痔，肛门内外有痔。折缝破烂，便如羊粪，粪后出血秽臭大痛。"可以认为是对肛门裂的具体描述。1723 年清《古今图书集成·医部全录》系统整理了历代文献，其所集治痔方法就有内治、外治、枯痔、结扎、熏洗、敷贴、针灸、导引等十余种。所载内服方就有 242 首、单验方 317 首。1834 年高文晋的《外科图说》绘有我国自己创造设计的多种手术器械，其中肛肠科专用器械有弯刀、钩刀、柳叶刀、笔刀、尖头剪、小烙铁、探肛筒、过肛针等，这些器械设计独特，精巧实用，至今仍被沿用。1873 年流传至今的肛肠科专著《马氏痔瘘七十二种》问世。1883 年赵谦的《医门补要》对肛瘘挂线法的探针、打结、紧线、换药诸步骤，以及对异物入肛、先天性无肛门症的手术方法有进一步的改良和发展，反映出我国肛肠外科在清代有新的进展。

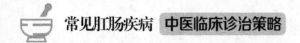

新中国成立之后，中国肛肠学科的发展进入了一个兴盛时期。70余年来，在继承和总结传统疗法的基础上取得了许多突出成就。

第二节　病因病机的研究

一、肛门直肠疾病的致病因素

《内经》中对痔、瘘病因病理有了一定的认识。《诸病源候论·瘘病诸候》曰："但瘘病之生，或因寒暑不调，故血气壅结所作；或由饮食乖节，狼鼠之精，入于府藏，毒流经脉，变化而生，皆能使血脉结聚，寒热相交，久则成脓而溃漏也。"《外证医案汇编》曰："肛漏者皆属肝脾肾三脏气血不足。"《薛氏医按》则曰："痔属肝脾肾三经，故阴精亏损难治，多成漏证。"可见本病的发生，与肛门部的痈疽溃后久不收口，湿热余毒蕴结，气血运行不畅有关；或因脾肺肾三脏亏损及痔久而成。从历代医家的著作中，总结出肛肠疾病的病因不外乎虚实寒热。

（一）虚

隋·巢元方《诸病源候论》脱肛候有："脱肛者，肛门脱出也。多因久痢后大肠虚冷所为。"明《医方考》："盖泻久则伤气，下多则亡阳，是气血皆亏矣，故令广肠虚脱。"

（二）实

《素问生气通天论》曰："因而饱食，筋脉横解、肠澼为痔。"论述了肛肠病变的病因（饱食）、病机（筋脉横解、肠澼）。肠澼，即肠中澼（辟）积，大肠气血积聚、壅滞。隋·巢元方《诸病源候论》谷道生疮候有："谷道，肛门大肠之候也。大肠虚热，其气热结肛门故令生疮。"谷道痒候有："谷道痒者，由胃弱肠虚则虫下浸谷道，重者食于肛门，轻者但痒也。虫状极细微，形如今之蜗虫状也。"《灵·四时气》有："腹中肠鸣，气上冲胸，喘不能卧，邪在大肠。"

（三）寒

《素问·生气通天论》说："开合不得，寒气从之……陷脉为瘘，留连肉腠……营气不从，逆于腠里，乃生痈肿"支出寒气深陷脉中，气血郁积久为疮瘘，营气运行不畅，逆阻于肌肉之间，会发生痈肿。《灵枢·水胀》曰："寒气客于肠外，与卫气相抟，气不得荣，因有所系，癖而内著，恶气乃起，息肉乃生。"

（四）热

《灵枢·刺节真邪》曰："寒与热相抟，久留而内著……有所结，气归之，卫气留之，不得反，津液久留，合而为肠溜，久者数岁乃成，以手按之柔。已有所结。气归之，津液留之。邪气中之，凝结日以易甚，连以聚居，为昔瘤，以手按之坚。"清《伤寒瘟疫条辨·卷二》云："热结旁流，此胃家实，邪热壅闭，续得下利纯臭水，全然无粪"对热结旁流的论述，一方面肠道有实邪阻塞，另一方面燥热逼迫津液从旁而下，故结者自结，下者自下。并认为热结旁流之证，最易伤津，津伤则燥热愈甚。

二、肛门直肠疾病的致病机理

《医宗金鉴·外科心法要诀》中说："痔疮形名亦多般，不外风湿燥热源。"《中医外科学》中归纳为风、湿、燥、热、气虚、血虚、血瘀等。

《血证论》中提出"夫肠居下部，风从何而袭之哉？所以有风者。外则太阳风邪。传入阳明。协热而下血。内则厥阴肝木。虚热生风。风气煽动而血下"。外感风热之邪，传入阳明，内因肝风动血，风性善行而数变，且多夹热，热伤肠络，血不循经，下溢而便血。因风而引起的便血，其色鲜红出血急暴，呈喷射状，多见于内痔实证。《丹溪心法·卷二·痔疮》曰："痔者皆因脏腑本虚，外伤风湿，内蕴热毒。"湿有内湿与外湿之分。外湿多因久居雾露潮湿之处所致；内湿多由饮食不节伤脾胃，脾失运化，湿自内生。湿性重浊；常先伤于下，故肛肠病中因湿邪致病者较多。湿与热结，致肛门部气血纵横、筋脉交错而发内痔；湿热蕴阻肛门，经络阻隔，气血凝滞，热盛肉腐而成脓，易致肛痈；湿热下注大肠，肠道气机不利，经络阻滞，瘀血凝聚，可发为息肉痔；复因脾肾两亏，结而为肿，发为锁肛痔。热为阳邪，易伤津动血，热积肠道，耗伤津液而致热结肠燥，大便秘结不通；便秘日久，可导致局部气血不畅，瘀滞不散，结而为痔；热盛迫血妄行，血不循经，则发生便血；热与湿结，蕴阻肛门，腐蚀血肉，而发肛痈。《医宗金鉴·外科心法要诀·痔疮》曰："肛门围绕，折纹破裂，便结者，火燥也。"燥也有内燥、外燥之分。常因饮食不节，恣饮醇酒，过食辛辣厚味，以致燥热内结，耗伤津液，无以下润大肠，则大便干结；或素有血虚，血虚津乏，肠道失于濡润而致大便干燥；临厕努责，常使肛门裂伤或擦伤痔核而致便血等。《医学心悟》"而虚火内烁庚金，则为痔漏、为悬痈、为脏毒"。

《疮疡经验全书·卷三·痔漏》："又有妇人产育过多，力尽血枯，气虚下陷及小儿久痢，皆能使肛门突出。"说明气虚也是肛门直肠疾病的发病因素之一。以脾胃失运、中气不足为主，妇人生育过多，小儿久泻久痢，老年气血不足、机能衰退，以及某些慢性疾病等，都能导致中气不足，气虚下陷，无以摄纳而引起直肠脱垂不收、内痔脱出不纳；气虚则正不胜邪，不能托毒外出，故肛门、直肠周围发生脓肿时，难消难溃，溃后脓水稀薄或难以愈合。气虚推动无力，是结肠慢传输性便秘的主要原因。因失血过多或脾虚生血乏源所致。在肛门直肠疾病中，常因长期便血致血虚，血虚则气虚，气虚则无以摄血而致下血，更导致血虚，如此往复，形成恶性循环。血虚生燥，无以润滑肠道，则便秘。创口的愈合需赖血的濡养、气的温煦，故血虚可致创口难以愈合。血液瘀滞肛门不散；或血络损伤，血离经脉，溢于肛门皮下，瘀血凝聚成块，形成血栓外痔等。

上述致病因素可以单独致病，也可多种因素同时存在，虚实夹杂。所以在审证求因时要进行全面分析。

第三节　辨证论治

一、辨血

《灵枢·百病始生》称谓："后血"；《伤寒论》称"圊血"；《金匮要略》称："下血"。《证治要诀·卷八·肠风脏毒》曰："血清而色鲜者，为肠风。"《见闻录》"纯下清血者，风也。""色如烟尘者，湿也。"风性善行，走窜不滞，出血的特征为血色鲜红，临床常兼见舌红苔薄黄或少苔而脉数；湿性重浊黏滞，可致下血颜色较晦暗，临床常兼见苔腻脉滑。陈红风主编的《中医外科学》中推荐风邪致便血的用凉血地黄汤或槐角丸，伴便秘的加麻仁丸；便血有湿者，脏连丸或槐角地榆丸。

《金匮要略·惊悸吐衄下血胸满瘀血病脉证治》13 条曰："下血，先便后血，此远血也，黄土汤主之。"14 条曰："下血，先血后便，此近血也，赤小豆当归散主之。"提出了"远血"和"近血"的名称及含义。张景岳指出："血在便后来者其来远，远者或在小肠，或在肾。血在便前来者其来近，近者或在广肠，或在肛门"。清·吴鞠通《医医病书·便血论》中曰："《金匮》明分远血、近血。先血后粪曰近血，乃大肠湿热，治以当归散；先粪后血曰远血，乃小肠寒湿，治以黄土汤。黄土汤中用附子峻温之。更有粪之先后俱见血者，当从远血例治。"进一步将近血辨为大肠湿热，远血辨为寒湿。在高等中医药院校第 5 版至第 7 版教材《金匮要略·惊悸吐衄下血胸满瘀血病脉证治·卷十六》中的解释为：下血，大便在先，便后出血，血来自直肠以上的部位，称为远血。下血，先血后便，是为近血。辨别"远血"还是"近血"的根据不应是出血是在便前还是便后。以血出在大便之前还是大便之后来鉴别远血和近血不符合临床实际。辨别远血和近血的主要依据是血色。

《外科大成·痔疮》"钩肠痔……便如羊粪，粪后出血"，肛裂出血也属于近血。血色新鲜应为肛门直肠下段的出血，为近血；柏油样便，多为上消化道出血，为远血；血色紫红或如果酱，多为直肠远端和结肠部位的出血，为远血；直肠癌或直肠息肉的出血，虽颜色紫暗亦为近血。血液是否与大便相混，主要还是看大便的性状，大便稀，血液容易与大便混杂，大便干则不易；另外还与括约肌的张力有关，括约肌张力高，导致近肛门处的所有出血没有完全排出，至下次排便时排出形成暗红色血液甚至形成血块。清·赵濂《医门补要》中提出："血痔者，湿毒留于脏腑。注于大肠。既有病根。复遇劳思饮酒，后即下血。由内热而妄行也。宜四物汤，加芩、柏、槐花治之。如年高气弱，或误用攻下，血来不止者，四君子主之。"

《证治要诀》曰："血清色鲜红者为肠风，浊而黯者为脏毒。"综上，有便血症状的常见肛肠疾病有内痔、混合痔、肛裂、息肉、结直肠肿瘤、结直肠炎、结直肠溃疡等。便血量多而颜色鲜红为风热之邪，伤及肠络所致；便血量多而颜色晦暗为湿热下注；血色淡红为气血亏虚；量多而色但多为脾不统血；脓血夹杂为湿毒蕴结。

二、辨脱

在《大肠府·肛门论》中提出"热则通之寒则补之"的治疗原则如"脏伤热"则大行

不通"而便秘，或肛门"肿缩入生疮"，治疗以清泄通润为主；"脏伤寒"则"大行洞泄，肛门凸出"，治疗以温补固托为主。《疡科心得集》："老人气血已衰，小儿气血未旺，皆易脱肛。"小儿先天不足，气血未旺，老年人气血衰退，中气不足所致。朱丹溪认为"脱肛属气热、气虚、血虚、血热"。晋·皇甫谧《针灸甲乙经》提出了针灸治疗直肠脱垂的方法，即"脱肛下，刺气街主之"。

三、辨后重

《灵枢·胀论》有："大肠胀，肠鸣而痛濯濯。"提出"治胀之良法，急宜放下，可一鼓而下。"古籍对包括"后重""大肠胀""肛坠"的病因病机，分为以下内容。

1. 气虚和湿热下注：《河间六书》云："风热不散，谷气流溢，传于下部，故令肛门肿满。"清·张聿青《张聿青医案·卷十三》痔中有"左每至大便，辄痔随便出，甚则带红必睡卧良久，方得渐收。湿热压坠大肠。宜清府理湿，以望轻减"。"肛坠有二，一则气虚，一则湿坠，气虚不痛，此则作痛，故曰湿热也"。《续名医类案·卷三十三》中有"素患痔疾，兼后重之症，似痢非痢，登圊窘迫，行步如跨马状，坐亦作楚，六脉偏盛，稍觉无神，知为气血虚而挟湿热"。清叶桂《临证指南医案》"翁（六五）湿热皆主伤气。气下陷坠肛而痛。""王（六二）阳气下陷，肾真不摄，肛坠气泄如风"。清·王士维《回春录》"此平昔善饮，湿热内蕴，奔走过劳，邪乃下注，想由其强忍肛坠之势，以致膀胱气阻，溲涩不通，既非真火无权，亦拒清阳下陷"。明·王肯堂《证治准绳·女科》"小腹重坠，似欲去后。余谓此脾气虚而下陷"。清·吴谦《医宗金鉴》中有"下利清谷，属于热者，消渴下利，下重便脓血也。此热利下重，乃火郁湿蒸，秽气奔逼广肠，魄门重滞而难出"。

2. 阳虚寒凝：清·魏之琇《续名医类案·卷二十四》"腹重坠下，元气虚也"。清·赵濂《医门补要》："但内肠得暖，可收，遇冷则坠也。须月余方撤消。"

3. 金创瘀毒：肛门部手术后患者常出现后重的症状，多与术后金创致肛门瘀毒有关。

医家对肛门坠胀的病因病机认识各有不同，其病理因素包括湿、热、瘀、滞、虚，大致可分为气虚下陷型、气滞血瘀型、湿热下注型、肝气郁结型。年老体弱，脾胃虚弱，气血生化乏源，无以充养脏腑，使脏气衰弱，升举无力，中气下陷，故有便意频繁，肛门坠胀不适。或由于内伤七情、外感六淫、房劳过度、饮食不节等因素，致使风、燥、湿、热之邪侵袭人体，留滞于肛门大肠，导致局部气血、经络阻滞，湿热、瘀血等结聚不散而成坠胀。湿为黏滞之阴邪，容易阻遏气机，进而气机失于升降，经瘀络阻。湿性重浊，常趋于伤下，因此肛门病中，因受湿邪而引起的较多。湿郁日久化热，湿热互结，下注肛门出现坠胀不适。妇女肛门坠胀的病因为气血阴阳虚损、气虚则固摄无力、血虚则脏器失养，阴阳虚衰则脏器功能受损。年轻妇女或为先天，或为后天怀孕、分娩后失于调护导致。年老妇女则是由于人过七七之年，任脉虚，太冲脉衰少，天癸衰竭而导致。近年来，肛门手术治疗增多，术后坠胀感常有发生，亦有医者认为金刃所伤是导致肛门坠胀的一个重要原因。痔术后肛门坠胀的原因是湿热蕴藉肛门，导致大肠气机不畅，加之术后金刃创伤，脉络受损，气机不畅，瘀血阻滞，从而导致后重感。现代医家对肛门坠胀的病因病机认识各有不同，其病理因素包括湿、热、瘀、滞、虚，大致可分为气虚下陷型、气滞血瘀型、湿热下注型、肝气郁结型。通

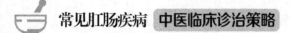

过对肛门坠胀相关中医古籍文献进行汇总研究，发现肛门坠胀并非单一脏腑病变，常常与肺、脾、肾、肝等脏腑密切相关，所以肛门坠胀者要从整体出发，审证求因。

四、辨秘结

《医学心悟·大便不通》云："北方黑色，入通于肾，开窍于二阴。是知肾主二便，肾经津液干枯，则大便闭结矣。然有实闭、虚闭、热闭、冷闭之不同。如阳明胃实，燥渴、谵语，不大便者，实闭也，小承气汤下之。若老弱人精血不足，新产妇人气血干枯，以致肠胃不润，此虚闭也，四物汤加松子仁、柏子仁、肉苁蓉、枸杞、人乳之类以润之，或以蜜煎导而通之；若气血两虚，则用八珍汤。热闭者，口燥、唇焦，舌苔黄，小便赤，喜冷、恶热，此名阳结，宜用清热攻下之法，三黄枳术丸主之。冷闭者，唇淡、口和，舌苔白，小便清，喜热、恶寒，此名阴结宜用温药而兼润燥之法，理中汤加归、芍主之。凡虚人不大便，未可勉强通之。大便虽闭腹无所苦，但与润剂，积久自行，不比伤寒邪热，消烁津液，有不容刻缓之势也。予尝治老人虚闭，数至圊而不能便者，用四物汤及滋润药加升麻，屡试屡验，此亦救急之良法也。干枯，大肠结燥，便溺俱自前出，此非交肠，乃血液枯涸之征，气血衰败之候也。多服大剂八珍汤，或可稍延岁月耳。"

在没有"热结"的情况下，如肛肠术后畏惧排便时疼痛数日不解大便，或老年体弱、卧床无力排便等，均可致干硬粪块嵌塞直肠出现"热结旁流"的症状。"热结旁流"证的实质是粪嵌塞导致的直肠黏膜水肿、糜烂和分泌物增多；从"小便中出大粪"等症状来看，"交肠"属于直肠膀胱瘘、直肠尿道瘘或直肠阴道瘘一类，在目前并非"诸方无治法"，绝大部分是可以通过手术治愈的；阴吹不是肛瘘或直肠阴道瘘，多是胃气下泄所致，可以勿药而愈。

对"热结旁流"病症的描述最早见于《伤寒论》，其中 373 条云："下利，谵语者，有燥屎也，宜小承气汤。"而下利为热结旁流之证。对热结旁流，一方面肠道有实邪阻塞，另一方面燥热逼迫津液从旁而下，故"结者自结，下者自下"。并认为"热结旁流之证，最易伤津，津伤则燥热愈甚，故乘其下利谵语，病势尚未大甚之时，投小承气汤攻下之，乃通因通用之法"。

因粪块长时间在直肠嵌塞，粪块中的水分逐渐被直肠黏膜吸收，致使粪块越来越干硬，嵌塞在肛管和直肠下段难以排出，影响肛门的自制功能；同时嵌塞的粪块压迫和刺激直肠黏膜，导致直肠黏膜水肿、糜烂，黏液和分泌物增多，在肛门自制功能受影响、肛门闭合不严的情况下，粪水、黏液和分泌物就会从嵌塞的粪块两侧流出肛外；加之，患者在数天不排便或排不出便时，多会主动或被动服用通便药或泻药，导致肠蠕动加快，肠道通过时间变短，后面的粪质较稀，从干硬的嵌塞粪块的两旁流出，出现所谓的"热结旁流"证。《伤寒论》中并未言"热结旁流"之证。"热结旁流"之病名的提出是在清代。如清《伤寒瘟疫条辨·卷二》云："热结旁流，此胃家实，邪热壅闭，续得下利纯臭水，全然无粪，日三五度，或十数度，急以加味六一顺气汤下之，得结粪而利自止。服药后不得结粪，仍稀水旁流，以及所进汤药，因大肠邪胜，失其传送之职，知邪犹在也，病必不减，仍以前汤更下之，或用解毒承气汤。如虚并加入参。无参，以熟地一两，归身七钱，山药五钱煎汤，入前药煎服，累效。盖血不亡，气亦不散耳。"对本病症的描述更为详尽。故"乘其下利谵语，病势尚未大甚之时，投小承气汤攻下之，乃通因通用之法。"

又有杂症中，大便不通，其用药之法可相参者。如老人、久病患者、新产妇人，每多大便闭结之症，丹溪用四物汤，东垣用通幽汤，予尝合而酌之，而加以苁蓉、枸杞、柏子仁、芝麻、松子仁、人乳、梨汁、蜂蜜之类，随手取效。又尝于四物加升麻，及前滋润药，治老人血枯，数至圊而不能便者，往往有验，此皆委曲疏通之法。因此"热结旁流"证的实质是粪嵌塞，并多伴有直肠黏膜水肿、糜烂，黏液和分泌物增多。本病症既可为燥热津伤热结所致，也可为非"热结"的原因如阳虚便结、气虚便结或其他导致粪块在直肠嵌塞的因素所致。不能简单地认为"热结旁流"都是由"热结"所致。

五、辨泻下

《医学心悟》云："至于内伤劳倦，内伤饮食，气虚血虚，痈肿瘀血诸证，皆令寒热往来，似疟非疟，均非柴胡汤所能去者，若不辨明证候，切实用药，而借此平稳之法，巧为藏拙，误人非浅。所谓不当和而和者此也。"

第四节　中医的体质学说与治未病

中医学中关于体质的理论起源于《黄帝内经》。《素问·异法方宜论》《素问·血气形志》《灵枢·阴阳二十五人》等，比较系统地论述了有关体质的内容，从而奠定了中医体质学说的理论基础。《灵枢·阴阳二十五》："先立五形金木水火土，别其五色，异其五形之人，而二十五人具矣。"在五行学说的基础上，将人分为金、木、水、火、土5种基本类型。《灵枢·五变》云："肉不坚，腠理疏，则善病风；五脏皆柔弱者，善病消瘅；粗理而肉不坚者，善病痹。"说明了体质不同决定着发病倾向的不同。体质在先天遗传和后天调养的基础上表现出的形态结构、生理机能和心理状态相对稳定的特质。这种特质反映在生命过程中，表现为对自然和社会环境的适应能力和疾病的抵抗能力，发病过程中对某些致病因素的易罹性和疾病发展的倾向性。体质与证既有本质差别，又有密切联系。体质在许多况下决定机体对某些疾病的易罹性和病变过程中的倾向性。疾病的不同发展阶段可以表现为不同的证候。"证"或多或少体现了个体体质特点。体质的差异导致病证的多变性。体质决定着人体对致病因子的易感性证型的倾向性，对疾病的发生、发展、转归、预后起主导作用。

20世纪70年代末，王琦等提出中医体质学说，并于20世纪80年代初期发表了第一部中医体质学专著——《中医体质学说》，奠定了中医体质学研究的理论与实践基础，标志着中医体质学说的确立。近20年来，众多的学者从文献整理、理论探讨、临床观察等方面进行深入研究，使中医体质理论有了新发展。现代中医学对体质的分型研究，一般是从临床角度根据疾病群体中的体质变化、表现特征及与疾病的关系等方面对体质做出分类。将人的体质分为平和质、阴虚质、阳虚质、痰湿质、湿热质、气虚质、血瘀质7种类型，后来在原有分类法的基础上，结合临床观察以及古代和现代体质分类的有关认识，对原有7分法进行了增补，增加了气郁质、特禀质2种类型，更为合理、全面地反映了体质类型。

平和质（A型）：总体特征：阴阳气血调和，以体态适中、面色红润、精力充沛等为主要特征。形体特征：体形匀称健壮。常见表现：面色、肤色润泽，头发稠密有光泽，目光有神，鼻色明润，嗅觉通利，唇色红润，不易疲劳，精力充沛，耐受寒热，睡眠良好，胃纳佳，二便正常，舌色淡红，苔薄白，脉和缓有力。心理特征：性格随和开朗。发病倾向：平素患病较少。对外界环境适应能力：对自然环境和社会环境适应能力较强。

气虚质（B型）：总体特征：元气不足，以疲乏、气短、自汗等气虚表现为主要特征。形体特征：肌肉松软不实。常见表现：平素语音低弱，气短懒言，容易疲乏，精神不振，易出汗，舌淡红，舌边有齿痕，脉弱。心理特征：性格内向，不喜冒险。发病倾向：易患感冒、内脏下垂等病；病后康复缓慢。对外界环境适应能力：不耐受风、寒、暑、湿邪。

阳虚质（C型）：总体特征：阳气不足，以畏寒怕冷、手足不温等虚寒表现为主要特征。形体特征：肌肉松软不实。常见表现：平素畏冷，手足不温，喜热饮食，精神不振，舌淡胖嫩，脉沉迟。心理特征：性格多沉静、内向。发病倾向：易患痰饮、肿胀、泄泻等病；感邪易从寒化。对外界环境适应能力：耐夏不耐冬；易感风、寒、湿邪。

阴虚质（D型）：总体特征：阴液亏少，以口燥咽干、手足心热等虚热表现为主要特征。形体特征：体形偏瘦。常见表现：手足心热，口燥咽干，鼻微干，喜冷饮，大便干燥，舌红少津，脉细数。心理特征：性情急躁，外向好动，活泼。发病倾向：易患虚劳、失精、不寐等病；感邪易从热化。对外界环境适应能力：耐冬不耐夏；不耐受暑、热、燥邪。

痰湿质（E型）：总体特征：痰湿凝聚，以形体肥胖、腹部肥满、口黏苔腻等痰湿表现为主要特征。形体特征：体形肥胖，腹部肥满松软。常见表现：面部皮肤油脂较多，多汗且黏，胸闷，痰多，口黏腻或甜，喜食肥甘甜黏，苔腻，脉滑。心理特征：性格偏温和、稳重，多善于忍耐。发病倾向：易患消渴、中风、胸痹等病。对外界环境适应能力：对梅雨季节及湿重环境适应能力差。

湿热质（F型）：总体特征：湿热内蕴，以面垢油光、口苦、苔黄腻等湿热表现为主要特征。形体特征：形体中等或偏瘦。常见表现：面垢油光，易生痤疮，口苦口干，身重困倦，大便黏滞不畅或燥结，小便短黄，男性易阴囊潮湿，女性易带下增多，舌质偏红，苔黄腻，脉滑数。心理特征：容易心烦急躁。发病倾向：易患疮疖、黄疸、热淋等病。对外界环境适应能力：对夏末秋初湿热气候，湿重或气温偏高环境较难适应。

血瘀质（G型）：总体特征：血行不畅，以肤色晦暗、舌质紫黯等血瘀表现为主要特征。形体特征：胖瘦均见。常见表现：肤色晦暗，色素沉着，容易出现瘀斑，口唇黯淡，舌黯或有瘀点，舌下络脉紫黯或增粗，脉涩。心理特征：易烦，健忘。发病倾向：易患症瘕及痛证、血证等。对外界环境适应能力：不耐受寒邪。

气郁质（H型）：总体特征：气机郁滞，以神情抑郁、忧虑脆弱等气郁表现为主要特征。形体特征：形体瘦者为多。常见表现：神情抑郁，情感脆弱，烦闷不乐，舌淡红，苔薄白，脉弦。心理特征：性格内向不稳定、敏感多虑。发病倾向：易患脏躁、梅核气、百合病及郁证等。对外界环境适应能力：对精神刺激适应能力较差；不适应阴雨天气。

特禀质（I型）：总体特征：先天失常，以生理缺陷、过敏反应等为主要特征。形体特征：过敏体质者一般无特殊；先天禀赋异常者或有畸形，或有生理缺陷。常见表现：过敏体质者常见哮喘、风团、咽痒、鼻塞、喷嚏等；患遗传性疾病者有垂直遗传、先天性、家族性特征；患胎传性疾病者具有母体影响胎儿个体生长发育及相关疾病特征。心理特征：随禀质不同情况各异。发病倾向：过敏体质者易患哮喘、荨麻疹、花粉症及药物过敏等；遗传性疾病如血友病、先天愚型等；胎传性疾病如五迟（立迟、行迟、发迟、齿迟和语迟）、五软（头软、项软、手足软、肌肉软、口软）、解颅、胎惊等。对外界环境适应能力：适应能力差，如过敏体质者对易致过敏季节适应能力差，易引发宿疾。

　　隋·巢元方《诸病源候论》在防治肛肠病方面，最早记载了导引术："一足踏地，一足屈膝，两手抱犊鼻下，急挽向身极势，左右换易四七，去痔、五劳、三里气不下。""治未病"一词最早出现于春秋战国时期《黄帝内经》的《素问·四气调神大论》。"圣人不治已病治未病，不治已乱治未乱。此之谓也。夫病已成而后药之，乱已成而后治之，譬犹渴而穿井，斗而铸锥，不亦晚乎"，之后历代医家不断对其有所扬，丰富了对"未病"的认识。朱震亨在《丹溪心法·不治已病治未病》中指出："今以顺四时，调养神志，而为治未病者，是何意邪？盖保身长全者，所以为圣人之道"。张介宾则指出："祸始于微，危因于易，能预此者，谓之治未病，不能预此者，谓之治已病。知命者，其谨于微而已矣"。而明代袁班在《证治心传·证治总纲》中说得更透彻、更贴切："欲求最上之道，莫妙于治其未病。历代医家亦均以"治未病"为医术高明的象征。唐代孙思邈曾形象地描述道："古之善为医者……上医医未病之病，中医医欲病之病，下医医已病之病。"中医药"治未病"理论，主要体现在未病先防、有病早治、治病防变、已变救急防危等四个方面，而注重培扶正气以防病祛邪是各个环节中治未病的根本。"治未病"是中医药理论的重要组成部分，有其重要的科学价值和实践意义，与现代医学提倡预防为主的理念极其吻合。

　　在肛肠疾病中，痔的治疗存在着"治未病"的争论。痔是人类特有的常见病多发病，大多数学者认为，只需要治疗有症状的痔，治疗无症状的痔是过度医疗的表现。基于中医体质学说，结合现代医学研究，缩小痔核，是预防痔发作的前提。有研究表明：痔病患者以体质类型分布排序，从高到低为：阳虚质、湿热质、阴虚质、气虚质、痰湿质、血瘀质、平和质、气郁质、特禀质，分别占34.8%、16.2%、15.9%、15.2%、7.3%、6.7%、2.1%、1.2%、0.6%；以中医证型分布排序，从高到低为：湿热下注型、脾虚气陷型、风伤肠络型、气滞血瘀型，分别占80.8%、8.5%、6.4%和4.3%。《丹溪医论选》指出："人之生也，体质各有所偏，偏于阳虚，脏腑寒湿，易感湿症。"湿热质和气虚质是痔病的好发体质。阳虚体质常为先天不足，或平素偏嗜寒凉损伤阳气，或久病阳亏，或年老阳衰，导致脾肾阳气虚弱，脾失健运，肾气化失司，水湿停滞，邪随湿化，或易感湿邪，湿滞生痰，痰蕴生热，湿热内蕴，下注大肠肛门，蕴积不散成痔。湿热下注型是痔病最常见的证型，为痔病发作时最主要的证型。所以饮食应选择健脾利湿、清热泻浊的食物，如薏苡仁、莲子、茯苓、山药、赤小豆、扁豆、海带、绿豆、冬瓜，忌食煎炒、油炸、炽烤等助热之品，以及肥甘厚味、酸辣腌制、寒凉生冷等生痰助湿之品。而肛痈和肛瘘的患者以湿热质和痰湿质居多，肛裂的患者以阴虚质居多。结直肠癌患者以阳虚质为主，结直肠息肉患者以湿热质为主，炎症性肠病患者以痰湿质为主。

第三章　中医肛肠经典与方药

第一节　中医四大经典理论与肛肠病

一、《内经》

（一）解剖

《灵枢·经水》曰："若夫八尺之士，皮肉在此，外可度量切循而得之，其死可解剖而视之，其脏之坚脆，腑之大小，谷之多少，脉之长短，血之清浊，气之多少，十二经之多血少气，与其少血多气；与其皆多血气，与其皆少血气，皆有大数"。从而可知，当时已对人体结构积累了很多资料。《内经·灵枢·肠胃》载："黄帝问于伯高曰：余愿闻六腑传谷者，胃肠之大小、长短、受谷之多少，奈何？伯高曰：请尽言之，谷所从出入、浅深、远近、长短之度；唇至齿长九分，口广二寸半，……咽门重十两，广一寸半，至胃长一尺六寸。……胃纡曲屈，伸之，长二尺六寸，大一尺五寸，径五寸，大容三斗五升。……小肠后附脊，左环回周迭积，其注于回肠者，外附于脐，上回运环十六曲，大二寸半，径八分分之少半，长三丈二尺"。"回肠当脐，左环回周叶积而下，回运环反十六曲，大四寸，径一寸寸之少半，长二丈一尺。……广肠傅脊，以受回肠，左环叶脊，上下辟，大八寸，径二寸之大半，长二尺八寸。肠胃所入至所出，长六丈四寸四分，回曲环反，三十二曲也。"《难经·四十二难》曰："回肠大四寸，径一寸半，长二丈一尺，受谷一斗，水七升半。广肠大八寸，径二寸半，长二尺八寸，受谷九升三合八分合之一。……大肠重二斤十二两，长二丈一尺，广四寸，径一寸，当齐（脐）迭积十六曲，盛谷一斗，水七升半。……肛门重十二两，大八寸，径二寸大半，长二尺八寸，受谷九升三合八分合之一。……大肠小肠会为阑门，下极为魄门。"我国古代医学家对肛门直肠的长度、大小和走向均有所研究，并将肛门直肠包括大肠之中。《灵枢》所称之回肠又名大肠，即今回肠和结肠的大部分，所称之广肠即今乙状结肠、直肠和肛门。

（二）大肠肛门的生理特性

《内经·素问·五脏别论》云："夫胃、大肠、小肠、三焦、膀胱，此五者，天气之所生也，其气象天，故泻而不藏。此受五脏浊气，名曰传化之腑，此不能久留，输泻者也。"传导排泄糟粕，这一功能活动，主要体现在以通为用，以降为顺这一生理特点上，若大肠传导失常，气机升降不利，腑气不通，浊阴不降，轻则便秘，重则出现痞、满、燥、实之阳明腑实之证。大肠以通为用，以降为顺的这一生理特点，对维持人体饮食物的消化吸收和水液代谢起到了重要作用，若通和降的太过与不及，均属与病态。故《内经·灵枢·平人绝谷》云："平人则不然，胃满则肠虚，肠满则胃虚，更虚更满，故气得上下，五脏安定，血脉和利，精神乃居，故神者，水谷精气也。"

（三）病因病机

《内经》有"因而饱食，筋脉横解，肠澼为痔"的论述。对此段经文，历代注家所释不一，特别是对"肠澼"的注释，莫衷一是。如唐·王冰注："甚饱则肠胃横满，肠胃满则筋脉懈而不属，故肠澼而为痔也。"杨上善《太素·调阴阳》云："澼，音僻，泄脓血也……因饱食，谷气盛迫，筋脉解裂。广肠漏泄脓血，名之为痔也。张介宾《类经·疾病类五》云："病为肠澼，为痔，而下痢脓血也。"吴昆《素问吴注》云："肠中澼沫，壅而为痔也。"马莳《素问注证发微》云："苟因所食太饱，至于肠胃填满，筋脉横懈而不属，其肠日常澼积，渐出肛门而为痔。盖以人之肠胃筋脉有度，故不可多食者如此。"张志聪《素问集注》云："食气留滞，则湿热之气，澼积于阳明大肠而为痔也。"高士宗《素问直解》云："肠澼为痔者，水谷之精，不荣筋脉，大肠积澼，湿热下注而为痔也。"日人·丹波元简《素问识》云："肠澼二字，《素》《灵》中凡十见，多指赤白痢疾而言。唯本篇云：肠澼为痔。盖古肠垢脓血，出从谷道之总称。王下一'而'字，云'肠澼为痔'，吴乃扩其义以释之。固是也。"近代张山雷云："以滞下之病而名肠澼，颇难索解。今按辟有积聚之义，此病实因肠有积聚使然。幸仿宋本在此处尚有一不加水旁之'辟'字，而命名之义昭然。"由此可见，上述历代注家所释"肠澼"之义有二：(1)肠功能紊乱致肠中异常分泌物自肛门而出。①指下痢脓血，如杨上善、张介宾等。②肠中澼沫。肠间水、黏液，如吴昆。按：《集韵·昔部》："澼，肠间水。"《说文·水部》："沫，水。"③肠中垢腻脓血，如丹波元简。(2)肠中澼（辟）积，如马莳、张志聪、高士宗、张山雷等。而现代注家、教科书、医学工具书多释为"痢疾"，如张纲《中医百病名源考·肠澼》云："肠澼，亦作肠辟，痢疾一病之古名也。"山东中医学院、河北医学院校释《黄帝内经素问校释》注："肠澼，病名，痢疾的古称……澼，指垢腻黏滑似涕似脓的液体。因自肠排出澼澼有声，故名。"全国高校规划类教材、王洪图主编《内经选读》注："肠澼，即下痢脓血的痢疾病。"李经纬、邓铁涛主编《中医大辞典》云："肠澼，古病名。①指痢疾。澼，指垢腻黏滑似涕似脓的液体。因自肠排出，故称肠澼。"②指便血。张登本、武长春《内经词典》云："肠澼，病名。澼，脓血瘢积。肠澼，症见下脓血。可见于痔漏。亦可见于痢疾。"但亦有学者认为系"肠中澼积"者，如胡天雄《素问补识》云："因饱食而澼积，因澼积而为痔，理有可通……此处可作澼积解。"按：肠澼，亦作肠辟。《内经》全书"肠澼"共见 14 次，"肠辟" 1 次，"澼" 1 次。因《素问·通评虚实论》有"肠澼便血、下白沫、下脓血"和《素问·大奇论》有"肠澼下血"等文字描述，使"肠澼"有了"便血、下白沫、下脓血和下血"的症状。因痢疾一病，有"腹痛、腹泻、里急后重和黏液脓血便"等症状，所以才有了"肠澼"系现今痢疾之古称。

肠澼，《内经》他处或可作"下痢便脓血"等肠道病变而解，而《素问·生气通天论》

"肠澼为痔"中之"肠澼"，根据经文旨意，不宜作"下痢便脓血"而释，应作"肠中澼积"解。澼，同辟，通襞，音闭（bì）。清·朱骏声《说文通训定声·解部》："辟，假借为襞。"襞，原指衣服上的皱褶，引申为叠积。襞（辟）积连字，系叠韵联绵字，表示一个整体之义，义为重复、郁积、积聚等。如《素问·生气通天论》："辟积于夏，使人煎厥。"《素问直解》注："辟积，重复也。"肠澼，即肠中澼（辟）积，指肠中气血积聚、壅滞。澼，《内经词典》云："通辟，气血积滞。"故马莳、张山雷、《素问补识》等所注为是。与上句"筋脉横解"亦相吻合。

筋脉，《内经》全书共见16次，指筋与血脉、经络，此处单指脉络，即今之静脉血管。《内经》别处亦有类似记载，如《灵枢·水胀》云："鼓胀何如？……色苍黄，腹筋起，此其候也。"筋，《太素·卷二十九·胀论》作"脉"。腹筋（脉），指腹部青筋脉络，即今之腹部表浅的静脉血管，成语有"青筋暴露"可证。青筋，指表浅的静脉血管，因色青而名，即浮络也。《现代汉语词典》："青筋，指皮肤下可以看见的血管。"又《灵枢·九针论》云："形数惊恐，筋脉不通，病生于不仁。"筋脉，《素问·血气形志篇》作"经络"。横解，即横懈，指松弛、弛缓不收，引申为扩张、曲张。筋脉横解，即静脉曲张也。饱食，指暴饮暴食、饮食不节、过量等。饱食后，肠胃横满（饮食自倍，肠胃乃伤）导致肠胃功能紊乱，静脉曲张而失去正常功能（筋脉横解而不属），大肠气血积聚、壅滞（肠澼），下注（渐出）肛门而为痔。如此，始合"因而饱食，筋脉横解，肠澼为痔。"之经旨。此段经文主要论述了痔疮等肛肠病变的病因（饱食）、病机（筋脉横解、肠澼）。

肠澼，即肠中澼（辟）积，指大肠气血积聚、壅滞，非专指下痢便脓血之痢疾病。《黄帝内经》更指出；"又有妇人生育过多，力尽血枯，气虚下陷，及小儿久痢，皆能使肛口脱出。"说明了气虚，无力收敛摄纳也是该病发生的重要原因。《灵枢·决气篇》云："中焦受气取汁，变化而赤，是谓血。"说明脾胃功能差，导致生血功能低下；而血虚不能濡养化口，则会出现涛疮，便血，反之，持疮便血日久，可致血虚加重。《灵枢·痈疽》曰："痈疽发于尻，名曰锐疽，其状亦坚大，急治之，不治则三十日死矣"。初步识到肛痈的危险。《素问·生气通天论》指出了肛周肿的发生与气血的关系，称："营气不从，逆于肉理，乃生痈肿"。《灵枢·痈疽》亦说"寒邪客于经络之中则血泣，血泣则不通，不通则卫气归之，不得复反故痛肿寒气化热，热胜则肉腐，肉腐则为脓"。《素问·至真要大论》云："膏粱之变，足生大丁。"《素问·生气通天论篇》"陷脉为瘘，留连肉腠"。东汉时《神农本草经》中所言"痔瘘瘿瘤"，明确提出"瘘"的病名，《伤寒论》中提到"以食蜜炼后捻作梃，令头锐，大如指，长二寸许，冷后变硬，内谷道"，是用于肛肠疾病栓剂的最早记载。《古今医统》中曰"……脓水流久，内结鹤管珊瑚，壁犹山洞之水，涓涓日久，结为钟乳，鹅管技干蓄生，掩孔散出，形成蜂窝，烂瓜，肤残肉瘤，久成痼疾，此皆外痔所致"用比喻的方式生动形象地描述出高位复杂性肛瘘的发生发展状态。《素问·咳论》记载有"肺咳不已，则大肠受之，大肠咳状，咳而遗矢"，提出肺脏久咳则气虚不能固摄可导致大便失禁，这是古代医家对大便失禁最早的认识。张仲景在《伤寒论》中载曰："溲便遗矢，狂言，日反，直视者，此为肾绝也"，阐述了肾绝则不能约制大便，提出了肾脏与大便失禁的发生关系密切。"脱肛"作为病名，首载于《神农本草经》，同时该书还记载了该病的药物治疗方法。《素问·病机十九条》论述："诸风掉眩，皆属于肝；诸湿肿满，皆属于脾；诸热瞀瘛，皆属于火；诸痛痒疮，皆属于心。"即其临床表现与外感六淫，脏腑病变之间存在着密切关系。《素问·太阴阳明论》说："伤于湿者，下先受之。"故肛门瘙痒多由于湿邪引起。《黄帝内经》中对便秘症状的描述有"大便难""后不利""不得前后""膈肠不便""大便干燥""不得大小便""前后不通""前后痛涩""大小便不利""大便不利""便溲难""不能大便"等。《素问·举痛论篇》中"热气留于小肠、肠中痛、瘅热焦渴，则坚干不得出，故痛而闭不通矣。"指出热邪留于小肠，灼伤津液，而致肠中痛，大便干，排出困难。《素问·至真要大论篇第七十四》曰"太阴司天，湿淫所胜，则沉阴且布，雨变枯槁，胕肿骨痛阴痹，阴痹者按之不得，腰脊头顶痛，时眩，大便难……"说的是湿邪阻于肠道，阻滞气机，导致大便难。《素问·至真要大论》云"大便难……其本在肾"。《灵枢·五邪》曰"邪在肾，则病骨痛阴痹，阴痹者，按之而不得，腹胀腰痛，大便难，肩痛颈项强痛，时眩。取之涌泉、昆仑，视有血者尽取之。"《素问·刺疟篇》论"肾疟者，令人洒洒然，腰脊痛，宛转，大便难，目眴眴然，手足寒"说明了肾脏与便秘的关系。《素问·厥论》云"太阴之厥，则腹满月真胀，后不利，……"此处，太阴指的是脾，脾的功能失常亦能引起便秘。《素问·阴阳应象大论》说"清气在下，则生飧泄，浊气在上，则生月真胀。"这是对脾胃升降失常所致病证的病理概括脾胃不足，湿自内生，湿阻中焦，健润失职，津液输布失常，则大肠失润，气机郁滞，上焦肺气肃降受阻，则大肠传导失职，糟粕内停，气滞湿阻而成便秘。《灵枢·胀论第三十五》曰"六府胀：胃胀者，腹满，胃脘痛，鼻闻焦臭，妨于食，大便难。"说明了胃与便秘的关系。《灵枢·病本》曰"大小便不利，治其标……先小大便不利而后生他病者，治其本也"，明确指出急则治其标，缓则治其本的治疗原则。如《灵枢·杂病第二十六》曰"厥气走喉而不能言，手足清，大便不利，取足少阴""心痛，腹胀，啬啬然，大便不利，取足太阴"等。《难经》中对便秘的论述较少，在"十六难"有提出："曰：脉有三部九候，有阴阳，有轻重，有六十首，一脉变为四时，离圣久远，各自是其法，何以别之？然。是其病有内外证。其病为之奈何？然。假令得肝脉，其外证善洁、面青、善怒。其内证齐左有动气，按之牢若痛。其病四肢满闭、癃溲便难、转筋。有是者肝也，无是者非也。……"解释道，肝之疏泄功能失常，气机郁滞，开合失司，可导致"癃溲便难"。《黄帝内经》详细记载了各种泄泻的称谓，有"窍泄""飧泄""濡泻""泄""后泄""暴注下迫""下泄""溏泄""泄注""洞泄""注泄鹜溏"等。例如，《素问·至真要大论》中："诸厥固泄，皆属于下"；《素问·举痛论》记载到："寒气客于小肠，小肠不得成聚，故后泄腹痛矣"；《素问·厥论》："少阴厥逆，虚满、呕变、下泄清"；《素问·至真要大论》曰："太阴之复，湿变乃举……甚则入肾，窍泻无度"；《素问·气交变大论》有："岁火不及，寒乃大行，……病鹜溏、腹满、食饮不下，寒中肠鸣、泄注腹痛。"《素问》所指："湿盛则濡泄"对泄泻的病因病机做了相关论述。《素问·藏气法时论》曰："脾病者，虚则腹满肠鸣，飧泄，食不化。"可见脾阳虚是久泻重要病机。《难经》提出"五泄"理论："泄凡有五，其名不同：有胃泄，有脾泄，有大肠泄，有小肠泄，有大瘕泄，名曰后重。胃泄者，饮食不化，色黄。脾泄者，腹胀满，泄注，食即呕吐逆。大肠泄者，食已窘迫，大便色白，肠鸣切痛。小肠泄者，溲而便脓血，少腹痛。大瘕泄者，里急后重，数至圊而不能

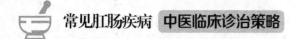

便，茎中痛。此五泄之要法也。"

二、《伤寒论》

张仲景提出了"脾约""阴结""阳结"等论述，并第一个对便秘进行分类，将其分为阴结、阳结两类。如《伤寒论·辨脉法第一》："问脉有阴结阳结者，何以别之？答曰：其脉浮而数，能食不大便者，此为实，名曰阳结也，期十七日当剧；其脉沉而迟，不能食，身体重，大便反硬，名曰阴结，期十四日当剧。"《伤寒论·辨阳明病脉证并治法第八》："太阳病，若发汗，若下，若利小便，此亡津液，胃中干燥，因转属阳明。不更衣，内实，大便难者，此名阳明也"，"阳明病脉迟，虽汗出，不恶寒者，其身必重，短气腹满而喘，有潮热者，此外欲解，可攻里也。手足濈然而汗出者，此大便已硬也，大承气汤主之"。"阳明病，潮热，大便微硬者，可与大承气汤。"并且提出根据痞、满、燥、实的不同而分别选用调胃承气汤、小承气汤及大承气汤攻下实热，荡除燥结。《伤寒论·辨阳明病脉证并治法第八》："问曰：病有太阳阳明，有正阳阳明，有少阳阳明，何谓也？答曰：太阳阳明者，脾约是也。正阳阳明者，胃家实是也。少阳阳明者，发汗，利小便已，胃中燥烦实，大便难是也。"说明了脾约发生机理是脾为胃行津液的功能受到制约，肠道津液不布。《伤寒论·辨阳明病脉证并治法第八》"趺阳脉浮而涩，浮则胃气强，涩则小便数，浮涩相搏，大便则难，其脾为约，麻仁丸主之。"胃有热则逼迫偏渗，而见小便多，脾阴伤，胃强而脾弱，脾输布津液的功能被胃热所约束，使津液不能还入肠道，肠道失润而导致大便硬。治宜润肠滋阴，缓通大便，用麻子仁丸。《伤寒论·辨太阳病脉证并治下第七》："太阳病，重发汗而复下，不大便五六日，舌上燥而渴，日晡所小有潮热，从心下至少腹硬满而痛不可近者，大陷胸汤主之。"指出此处便秘是由于结胸证引起，治宜泻热逐水，峻下破结，方用大陷胸汤。《伤寒论·辨太阳病脉证并治下第七》："伤寒五六日，头汗出，微恶寒，手足冷，心下满，口不欲食，大便硬，脉细者，此为阳微结，必有表，复有里也。脉沉，亦在里也。汗出为阳微，假令纯阴结，不得复有外证，悉入在里，此为半在里半在外也。脉虽沉紧，不得为少阴病，所以然者，阴不得有汗，今头汗出，故知非少阴也，可与小柴胡汤。"《伤寒论·辨阳明病脉证并治法第八》："阳明病，胁下硬满，不大便而呕，舌上白胎者，可与小柴胡汤上焦得通，津液得下，胃气因和，身濈然而汗出解也。"此处，论述了因邪在半表半里，阳邪微结，枢机不利，而导致的"大便硬""不大便"。故用小柴胡汤以和解枢机，宣通内外，既能透达外之表邪，又能清解在里之郁热，调和胃气以通大便。《伤寒论·辨阳明病脉证并治法第八》："病人无表里证，发热七八日，虽脉浮数者，可下之。假令已下，脉数不解，合热则消谷喜饥，至六七日，不大便者，有瘀血，宜抵当汤。"因邪热在阳明血分，血分之热结于胃肠，化燥伤阴，灼液而不大便。此为胃肠瘀血已成，故治宜攻下瘀血，用抵当汤。《伤寒杂病论》里，张仲景没有使用上文论述的病名，而是常用"利"和"下利"来代替。《伤寒论卷第一·辨脉法第一》："腹内痛者，必欲利也。"《金匮要略·呕吐哕下利病脉证并治第十七》："干呕而利者，黄芩加半夏生姜汤主之。"《伤寒论·卷第四·辨太阳病脉证并治下第七》："伤寒服汤药，下利不止，心下痞鞕，服泻心汤已，复以他药下之，利不止。"

三、《金匮要略》

《金匮要略·呕吐哕下利病脉证并治第十七》曰："下利清谷，不可攻其表，汗出必胀满。"

第二节　中医外科经典理论与肛肠病

《疡医大全·内景图说（上）·大肠篇》谓："经曰：大肠者，传导之官，变化出焉。上受胃家之糟粕，下输于广肠，旧谷出而新谷可进，故字从肉从易又畅也，通畅水谷之道也。"这一精辟论述。从六腑的动态观角度，说明了大肠传导变化，与其他五腑有着共同的特点。

《外科正宗·痔疮论》指出："夫痔者，乃素积湿热，过食炙博；或因久坐而血脉不行，又因七情而过伤生冷，以及担轻负重，竭力远行，气血纵横，经络交错；又或酒色过度，肠胃受伤以致浊气瘀血流注肛门，俱能发痔。又说：大抵醉饱人房，经脉横解，或精气一泄，脉络必虚，酒食之毒，乘虚流结；或淫极强固精气，以致败精浊血遂传大肠；又或饮食厚味，燥湿流注俱成斯疾。"较为系统地以简洁的笔触阐述了痔疮发生的病因病机为外感湿热、情志内伤、过食炙哮或生冷酒腻之品或由劳逸过度，房事不节，积久而致脏腑亏损，肠胃受伤。气血不和、经络阻滞，瘀血浊气下注肛门，筋脉横解而发病。系统地阐述了痔疮的成因既内生于湿热、安血。亦外伤于邪气饮食，决血与浊气下注肛门，筋脉横解是总的病机。陈氏还结合痔疮病机的转变提出了相应的治则，从中能够看出他治学的严谨和辨证"初起及已成，渐渐大而便涩作痛者，宜润燥及滋阴；肛门下坠，大便出血。时或疼痛坚硬者，宜清火渗湿；紫色疼痛，大便虚秘兼作痒者，凉血祛风，疏利湿热。"这些观点及经验至今尚被临床借鉴。明代《外科启玄》分为24痔，计有脏痈痔、锁肛痔、莲花痔、内外痔、杨梅痔、核桃痔、石榴痔、鸡心痔等。《外科大成》"锁肛痔"症："肛口内外如竹节锁紧，形如海蜇，里急后重，粪便细而带扁，时流臭水，此无治法。"

《外科议案汇编·肛痈篇》指出了肛周脓肿的发病原因，其中部分描述是："肛痈者，始起则为肛痈，溃后即为肛漏。病名虽异，总不外乎醉饱人房，膏粱厚味，炙煿热毒，负重奔走，劳碌不停，妇人生产努力，以上皆能气陷阻滞，湿热於毒下注，至生肛痈。"《疮疡经验全书·脏毒》云："脏毒者，生于大肠尽处肛门是也。"《外科精要》曰："谷道前后生痈，谓之悬痈。"《外科正宗》称"脏毒"："夫脏毒者，醇酒浓味、勤劳辛苦，蕴毒流注肛门结成肿块。"《外科医案汇编·肛痈》云："负重奔走，劳碌不停，妇人生产用力，以上皆能气陷阻滞，湿热瘀毒。"《外科正宗·脏毒论》曰："又有虚劳久嗽，痰火结肿肛门如粟者，破必成漏。"《外科启玄》说："人有七情，喜怒忧思悲恐惊，有一伤之，脏腑不和，营气不从，逆于肉里，则为痈疽。"

《外科大成》云："淫者，转广有汁，多起于心，经曰，岁火太盛，甚则身热而肌肤浸淫。"《外科正宗·论血风疮》说："乃风热、湿热、血热三者交感而发。"《刘涓子鬼遗方·木占斯方》中记载"病在上者当吐，病在下治下脓血，此为肠痈之属"。陈实功《外科正宗》卷三同样也有类似的记载："肠痈者，皆湿热瘀血流于小肠而成也。由来有三：男子暴急奔走，以致肠胃传送不能舒利，败血浊气壅遏而成者一也；妇人产后，体虚多卧，未经起坐，又或坐草（胎产）艰难，用力太过，育后失逐败瘀，以致败血停积肠胃，结滞而成者二也；饥饱劳伤，担负重物，致伤肠胃，又或醉饱房劳，过伤精力，或生冷并进……气血凝滞而成者三也。"

第三节　其他中医古籍对肛肠病的认识

《山海经·南山经》曰："南流注于海，其中有虎蛟，其化鱼身而蛇尾，其音如鸳鸯，食者不肿，可以已痔"。在《山海经·西山经》中也记载有："西三百五十里曰天帝之山，有鸟焉，其壮如鹑，黑文而赤翁，名曰巧，食之已痔"。这是世界上最早的关于"痔"的文字记载。

马王堆帛书《五十二病方》最早记载了有关痔的分类和证候；它将痔分为 4 种，即牡痔、化痔、脉痔、血痔。《诸病源候论》《千金方》更进一步将痔分为牡痔、化痔、脉痔、麻痔、血痔，简称"五痔"。唐·王焘《外台秘要》则提出"此病有内痔、有外痔；内但便，即有血，外有异。"是最早将痔分为内痔和外痔的记载。在中医古籍文献中，持的定义主要是以形态学为依据，如宋代医家陈言在其《三因极一病证方论》说："如大泽之中有小山突出为痔。在人九窍中，凡有小肉突出者曰痔，不独生于肛门边。"《丹溪也法》云："痔者皆因脏腑本虚，外伤风湿，内蕴热毒，以致气血下坠，结聚肛门，宿滞不散，而冲突为痔也。"《医宗金鉴》亦云："痔疮形名亦多般，不外风湿燥热源。"指出脏腑虚弱是痔病发生的基本因素，感受风湿燥热邪气是痔病发生的重要原因。《诸病源候论》中曾记载："肛之裂于肛缘处。"第一次确切地描述了肛裂的所处的位置。因肛裂的主要症状为大便出血且色泽鲜红，所以"血痔"一词其实质就是指肛裂。《医宗金鉴》论述："肛门围绕，折纹破裂，便结者，火燥也。"认为因过食肥甘厚味，辛辣刺激食物，导致燥热之邪内蕴，肠道中的津液耗损，不能滋润肠道，致使大便干结；郁结日久化热，灼伤营阴，津亏血少，创面愈合迟缓；热结肠道，热邪壅滞使气不行，气不顺畅致血停，淤血阻于肛门皮肤，排便刺痛明显。

还有在清代祁坤所编纂的《外科大成》："钩肠痔，肛门内外有痔，折缝破烂，便如羊屎，粪后出血，秽臭大痛者，服养生丹，外用熏洗，每夜塞龙麝丸于谷道内，一月收功。"体现出对肛裂的一个正确认识并提出了相应的具体治法。清代同治十二年间，《马氏痔瘘科七十二种》作为我国第一部痔瘘的专著，也正式提出了"裂肛痔"这一病名。《五十二病方》中叙述："肛周有数窍"。《医门补要·肛痈篇》指出了肛周胀肿破溃以后可能发展成为肛瘘，如："有数处溃开者，名盘肛痈，甚至大便不通，须早顺下流势者处开门，免使溃大淌粪，不可收拾。"《河医学六书》云："风蒸不散，骨气流溢，传于下部，故令肛门肿满，结如神李核，甚者及变而为瘘也。"《山海经》中有曰"仓文赤尾，食者不痈，可以为瘘"。汉代《五十二病方》中，有关"巢者""木痔""疄痹"等的记载都是关于肛肠疾病的治疗方法，"巢塞直者，杀狗，取其脬，以穿笅象，入直（肛门直肠）中，炊（吹）之，引出，徐以刀去其巢"是对肛瘘术式的最早记录。《诸病源候论》曰："大便失禁者，由大肠与肛门虚弱冷滑故也……既虚弱冷滑，气不能温制，故使大便禁"，首次提出大肠和肛门虚寒致大便失禁的理念。《仁斋直指方》中论曰："按产后中风……其证发热头疼……古语不伦……如摸物之状……或哑或叫……肠滑不禁……"提出了产后中风神志不清时可出现大便失禁。《普济方》曰："夫大肠为传导之官……门为之使，若其脏寒气虚，不能收敛，致糟粕无所制约。故遗屎不时"，进一步阐述了大肠与大便失禁的关系。

《神农本草经》中记载了某些药物有通便的功效，如《卷一上经》榆皮："味甘，平。主大小便不通，利水道，除邪气。"芡实："味甘，寒。主青盲，明目，除邪，利大小便，去寒热。"《卷二·中经》百合："味甘，平。主邪气腹涨，心痛，利大小便，补中益气。"紫参："味苦，辛，寒。主心腹积聚，寒热邪气，通九窍，利大小便。"防己："味，辛，平。主风寒温疟，热气诸痫，除邪，利大小便。"等。《备急千金要方》中提出："治老人小儿大便失禁，灸两脚大趾去甲一寸，三壮。又灸大趾歧间各三壮。"用艾灸治疗大便失禁。宋代《针灸资生经》提出："大便不禁，病亦惬矣，神阙、石门、丹田、屈骨端等皆是穴处，宜速灸之。"

明代对艾灸穴位进一步扩大，《普济方》中记载："治大便失禁，穴大敦，行间，各七壮。"《针灸大成》载："大便不禁：丹田，大肠俞"。《五十二病方》中所记载的"人州出不可入者……"就是指直肠脱出不能自行还纳的直肠脱垂伴嵌顿。书中还记载了当时治疗该病的方法："倒悬其人，以寒水溅其心腹，入矣。"这是日前已知的世界上对直肠脱垂论述及治疗的最早记载。《诸病源论》记载："脱肛者，肛门脱出也……而用气偃，其气下冲，则肛门脱出。因谓脱肛也"。唐·王焘著书《外台秘要》中记载的："病言脱肛者，肛门脱出也"。巢元方《诸病源候论·妇人杂病诸候·脱工候》中记载："肛门，大肠候也。大肠虚冷，其气下冲者，肛门反出，亦有因产用力努偃，气冲其肛，亦令反出也。"《诸病源候论·儿杂病诸候·脱肛候》中又载有："小儿患肛门脱出，多因利久肠虚冷，兼用偃气，故肛门脱出。"宋·窦汉卿撰《窦氏外科全书》中记载："肺与大肠相为表里，故肺胜蕴热则肛闭结，肺脏虚寒则汇脱出，此至当之论。"唐·孙思邈《千金方》载："妇人产育过多，力尽血枯，气虚下陷，及小儿久，皆能使肛门突出。"清·张璐《张氏医通·脱肛》载："难经云，出者为虚。肛门之脱，非虚而何？……虚则脱，须升举而补之，慎不可用坠气之药。产育及久痢用力过多，小儿气血未壮，若人气血衰，故多患此疾。"《诸病源候论》云："湿癣者，亦有匡廓，如虫行，浸淫，赤、湿、痒，搔之多汁成疮"，孙思邈《备急千金要方》中记载："浸淫疮，浅搔之曼延长不止，搔痒者，初如疥，搔之转生汁相连是也。"皆形象地描述了湿疹的临床特点。《诸病源候论·浸淫拖候》中记载："浸淫疮，是心家有风热，发于肌肤"。《诸病源候论》认为湿疹乃"风湿搏于血气所生"。

《医宗金鉴》认为其病机"由也火脾湿受风而成"。《诸病源候论病病诸候》："由脾虚大肠虚弱，风邪乘之，则泄痢虚损不复，遂连滞涉引岁月，则为久痢也。"《诸病源候论》中写道："大便脓血，似赤白下利而实非者，是肠痈也。"《医学入门》卷五曰："自内伤得者曰脏毒，积久乃来，所以色黯，多在粪后，自小肠血分来也。"《古今医鉴》明确指出："夫肠澼者，大便下血也。"马王堆汉墓出土的帛书《阴阳十一脉灸经》中有"水与闭同则死"的记载，提出了"闭"的称谓。《中藏经》中《虚实大要论第八》"病有脏虚脏实，腑虚腑实，上虚上实，下虚下实，状各不同，宜深消息……大小便难，……此脏之实也。大小便难，饮食如故，……尺中脉伏而涩者，下实也。大小便难，饮食进退，……诊其左右尺中脉滑而涩者，下虚也。"此处论脏、腑、上、下之虚实之症，指出大小便难可见于脏实、下虚及下实；《水法有六论第十五》指六腑病，曰"有能食而不便利者，有不能食而便，……皆生六腑也。"《论小肠虚实寒热生死逆顺脉证之法第二十五》论小肠积证"食则窘迫而便难是其候也。"；《论脾脏虚实寒热生死逆顺脉证之法第二十六》曰："脾病，其色黄，饮食不消，心腹胀满，身体重，肢节痛，大便硬，……可治。"《论胃虚实寒热生死逆顺脉证之法第二十七》中胃实"则中胀便难"，胃热"则面赤如醉，……便硬者是也"；《论大肠虚实寒热生死逆顺脉证之法第二十九》中大肠有实热"则胀满，而大便不通"；《论肾脏虚实寒热生死逆顺脉证之法第三十》论述了肾有水则大便难；《论三焦虚实寒热生死逆顺脉证之法第三十二》中曰"下焦实热，则小便不通而大便难，苦重痛也"；《脉病外内证决论第十二》："久患者，脉大，身瘦，食不充肠，言如不病，坐卧困顿者，死。若饮食进退，脉小而有力，言语轻嘶，额无黑气，大便结涩者，生。"说明阳证患者出现大便结涩则为吉，反之为不吉，论述了疾病转归的指征。再如，"生死要论第十三"指出"不病而暴大小便结者，死"。并在《疗诸病药方六十道》中论述道以万应圆治疗便秘，"大小便不通，蜜汤下五丸。"

《脉经》中没有针对便秘的专编论述，但是全书中多处提及有关便秘的内容。如《迟疾短长杂脉法第十三》："脉浮紧且滑直者，外热内冷，不得大小便"，《人迎神门气口前后脉第二》："心实，左手寸口人迎以前脉阴实者，手厥阴经也，病苦闭，大便不利"，"心小肠俱实，左手寸口人迎以前脉阴阳俱实者，手少阴与太阳经俱实也，病苦头痛，身热，大便难""脾胃俱实，右手关上脉阴阳俱实者，足太阴与阳明经俱实也，病苦脾胀腹坚，抢下痛，胃气不转，大便难"，《脾足太阴经病证第五》："胃中有热，不嗜食，食而不化，大便难""脾气弱，病利下白，肠垢，大便坚不能更衣""脾病，其色黄，饮食不消，腹苦胀满，体重节痛，大便不利，其脉微缓而长，此为可治"，《胃足阳明经病证第六》："胃胀者，腹满胃管痛，鼻闻焦臭妨於食，大便难"，《肾足少阴经病证第九》："邪在肾，则骨痛阴痹，阴痹者按之而不得，腹胀，腰痛，大便难"，《病不可发汗证第一》："诸脉数动微弱，并不可发汗，发汗则大便难，腹中干，胃燥而烦，其形相象，根本异源"，《病不可下证第六》："脾脉本缓，今数脉动脾，其数先微，故知脾气不治、大便坚"等。可见《脉经》中主要以脏腑病变论述各种疾病的病因病机，其中对脾胃的论述较多，如脾实、脾气虚、脾胃实、脾胃虚弱均可引起便秘症状。同时论述脏腑病变传变时，指出"病先发于脾，闭塞不通"，进一步说明不论病起于何脏，至脾均可导致"闭塞不通"，足以见其对脾胃之重视。

《诸病源候论·解散大便秘难候》："将适失宜，犯温过度，散势不宣，热气积在肠，故大便秘难也。"《诸病源候论卷之十四·大便病诸候一、大便难候》曰："大便难者，由五脏不调，阴阳偏有虚实，谓三焦不和，则冷热并结故也。""五脏三焦既不调和，冷热壅涩，结在肠胃之间。其肠胃本实，而又为冷热之气所并，结聚不宣，故令大便难也。"提出了冷热邪气壅滞，与肠道中的糟粕相结而致便秘。《诸病源候论卷之十四·大便病诸候·二、大便不通候》中曰："冷热之气不调，热气偏入肠胃，津液竭燥，故令糟粕痞结，壅塞不通也"指出，邪气壅滞肠道化热，灼伤津液，肠道湿润，又与肠中糟粕互结，而形成便秘。此外尚有痈疽、宿食及妇人产后等病因。有关便秘的论述尚有"解散大便秘难候""解散大小便秘难候""伤寒大便不通候""时气大便不通候""热病大便不通候""温病大便不通候""发痈大小便不通候""疽大小便不通候""妇人杂病诸候""妊娠大小便不通候""妊娠大便不通候""妊娠大小便不利候""产后大小便不通候""产后大便不通候""小儿伤寒大小便不通候""小儿杂病诸候"等。治疗方面，巢元方提出了独具特色的养生导引法，《诸病源候论卷之十四·大便病诸候一、大便难候》中曰："僵卧、直两手、捻左右胁。除大便难、腹痛、腹中寒。口纳气，鼻出气，温气咽之数十，病愈"。《诸病源候论卷之十四·大便病诸候·二、大便不通候》中曰"龟行气，伏衣被中，覆口鼻头面，正卧，不息九通，微鼻出气"等。

《备急千金要方·秘涩第六》曰："有人因时疾，瘥后得闭涩不通，遂致夭命，大不可轻之，所以备述，虽非死病，凡人不明药饵者，拱手待毙，深可痛哉，单复诸方以虞仓猝耳。凡大便不通，皆用滑腻之物及冷水以通之也。凡候面黄者，即知大便难。"《外台秘要·卷第二十七·许仁则大便暴闭不通方二首》中提出了风秘及气秘，曰："若缘气秘，自须仍前疗气法，服巴豆等三味丸，及疗水气草芳等诸方取利"，"若是风秘，自依后服大黄等五味丸"，同时提出了暴秘的症状及治法，如"暴秘之状，骨肉强痛，体气烦热，唇口干焦，大便不通，宜依后大黄芒硝二味汤取利方。"书中首次使用了风秘及气秘的名称，并提出了大黄等五味丸、巴豆等三味丸、大黄芒硝二味汤等治疗方法。《中藏经》里有云："寒则精神不守，泄利不止。"西晋王叔和的脉学专著《脉经》有："尺脉细微，溏泄，下冷利。""洞泄，食不化……泄注，脉缓时小结者生，浮大数者死。"文中"下利"一词遵循于《伤寒杂病论》，"洞泄""泄注""溏泄"等称谓取自《黄帝内经》。万全《育婴秘诀·泄泻证治》中："泄有五者，谓风、寒、暑、湿、食积也，皆属湿论。故风湿、寒湿、热湿、中湿，此皆湿之生于外者也。食积，则湿之生于内者也。"《杂病源流犀烛·泄泻源流》说："是泄虽有风、寒、热、虚之不同，要未有不源于湿者也。"《脾胃论》曰："盖胃为水谷之海，饮食入胃，而精气先输脾归肺，上行春夏之令，以滋养周身，乃精气为天者也；升己而下输膀胱，行秋冬之令，为传化糟粕，转味而出，乃沉阴为地也"，脾主升，胃主降，《类证治裁》曰："脾宜升则健，胃宜降则和。"脾升胃降功能失常，清气不能升浮于上，浊气不能下降在下，气机逆乱，再伤脾胃，恶性循环。

第四节　常见肛肠病中药药理

1. 黄柏：功效为清热燥湿，泻火解毒，退热除蒸。现代药理：黄柏主要含生物碱、黄酮类、挥发油、甾醇类、多种元素等成分，其能抗菌、抗溃疡、抗肿瘤、调节免疫、降血压及调节血糖，还有抗痛风、降尿酸、抗过敏、护肝的作用。

2. 黄连：功效为清湿热、泻火毒、安蛔。现代药理：黄连主要含异喹啉类生物碱、有机酸、挥发油、香豆素等成分，其能解热抗炎、抗菌、抗腹泻及溃疡、抗肿瘤、镇静催眠、降血糖、抗凝、抗心律失常的作用。

3. 乌梅：功效为涩肠止泻，安蛔止痛。现代药理：乌梅中可以提取多种化学成分，有生物碱、甾醇、有机酸，还有萜类、氨基酸类、糖类等，有抗菌、消炎、抗疲劳、抑制肿瘤、止痛、抑制乳腺增生等作用。

4. 甘草：功效为缓急止痛，补脾益气。现代药理：其成分主要包括甘草皂苷类、甘草黄酮类、甘草多糖，有提高免疫力、抗细菌病毒、抗炎、保护缺血心肌、抗肿瘤等作用，临床上常用于治疗各种系统疾病，包括身体各部位炎症、免疫力低下、心脑血管疾病、肿瘤等疾病。

5. 吴茱萸：功效为散寒止痛、降逆止呕、助阳止泻。现代药理：具有保护心脏、抗肿瘤、降血压、抗炎抗氧化、镇痛、抗菌作用。

6. 薏苡仁：功效为利水渗湿，健脾，除痹，清热排脓。现代药理：用于小便不利、水肿、脚气及脾虚泄泻等，薏苡仁内酯对小肠有抑制作用。其脂肪油能使血清钙、血糖量下降，并有解热、镇静、镇痛作用。

7. 五味子：功效为收敛固涩，益气生津。现代药理：具有调节免疫、抗氧化、延缓衰老、抗菌、抗溃疡等功效。

8. 连翘：功效为清热解毒，消肿散结，疏散风热。现代药理：连翘酯苷为主要生物活性成分的连翘具有对认知障碍及短暂性脑缺血的神经保护作用、改善学习记忆障碍、舒张血管、抗氧化、抗菌、抗感染、解热、抗 DNA 损伤、防护耳毒性等广泛的药理作用。

9. 苦参：功效为清热燥湿，祛风杀虫。现代药理：苦参根含有苦参碱，它可以提升机体内白细胞与吞噬细菌效果，具有提高机体免疫力、抑制细菌繁殖、抗心律失常、抗肿瘤、止泻痢、降血脂等临床功用。

10. 五倍子：功效为敛肺降火，止咳止汗，涩肠止泻，固精止遗，收敛止血，收湿敛疮。现代药理：五倍子鞣酸在体外具有抑菌作用，对于大肠杆菌及金黄色葡萄球菌均具有较良好的抑制效果，其抑菌作用可能和其收敛作用有关。相关研究还发现五倍子鞣酸还可以与细胞中的蛋白结合形成保护膜从而起到止血、抗菌、减少渗出的效果。

11. 大黄：功效为涤肠泄热，凉血化瘀。现代药理：大黄当中的是 α - 儿茶素及没食子酸在人体的凝血机制当中也能起到一定的作用，通过加快血小板的聚集，增加凝血因子，降低抗凝物质活性，加快凝血速度。大黄还能通过加强受损部位外周毛细血管的收缩及其致密性，缩短出血时间。

12. 冰片：功效为清热解毒、防腐生肌。现代药理：冰片具有抗菌作用，冰片可抑伽或杀灭金黄色葡萄球菌、乙型溶血性链球菌等种常见细菌。对创面有明显的止痛作用，同时能够促进其他药物的透皮吸收。

13. 白及：功效为收敛止血，补肺生肌。现代药理：白及具有止血、抗菌、促进各种生长因子增长、促进创面愈合、促进骨髓造血功能、抗肿瘤、防龋等作用。

14. 防风：功效为解表祛风，止痉之。现代药理：防风在阻止细菌真菌的生长繁殖及其抑制炎症反应等方面有明确效果，对金黄色葡萄球菌及肺炎双球菌等尤其明显。防风丁正醇够通过降低血液黏度起到活血化瘀的功效。除此以外，防风对发热、疼痛、癌症患者的机体免疫力低下等均有治疗作用。

15. 芍药：①赤芍：功效为清热凉血，散瘀止痛。现代药理：赤芍的主要成分是皂苷类，还含有鞣质类、黄酮类、挥发油类等成分，其中皂苷类为其主要药理活性成分；赤芍具有抗菌、抗炎、镇静、抗惊厥、解痉、止痛、抗血栓及扩张冠状动脉、增加冠状动脉血流量等作用。②白芍：养血调经，敛阴止汗，柔肝止痛，平肝抑阳。现代药理：白芍主要含有苷类、黄酮类和挥发油等，其中苷类是其主要药理活性成分；白芍有保护肝肾功能、抗抑郁、改善脑缺血、抗炎、镇静、调节胃肠功能、调节免疫等作用。

16. 当归：功效为补血活血、调经止痛、润燥滑肠、生肌健骨，对气血虚弱之疮疡久溃不敛者疗效尤佳。现代药理：本品可以扩张外周血管，降低血管阻力，增加循环血量、抗血小板凝集、抗血检、促进血红蛋白及红细胞的生成、促进创面愈合、保护神经元。

17. 血竭：功效为活血定痛，化瘀止血，敛疮生肌。现代药理：研究表明龙血竭可改善机体微循环，增加体内凝血因子，特别是其含有的龙血竭阜武和植物防卫素具有很强的抗炎镇痛及祛腐生肌的作用，从而促进肉芽组织及上皮生长，加速伤口愈合。

18. 雷公藤：功效为祛风湿、活血通络、消肿止痛、杀虫解毒。现代药理：雷公藤多苷的药理作用研究多集中在抗炎、抗肿瘤、肾脏保护和免疫抑制方面。

19. 白头翁：功效为清热解毒、凉血止痢。现代药理：白头翁含有大量的三萜皂苷类成分，具有广泛的药理及生物活性，主要表现在抗菌、抗病毒、抗炎、抗疟疾、抗肿瘤、杀虫和增强机体免疫力等方面。

20. 仙鹤草：功效为收敛止血、清热解毒。现代药理：仙鹤草中的化学成分主要有黄酮类、三萜类、酚类、挥发油类、异香豆素类、有机酸类等，具有抗炎、抗肿瘤、抗氧化、驱虫抗菌、改善胰岛素抵抗和抑制乙酰胆碱酯酶等药理活性。

21. 败酱草：功效为清热解毒、消痈排脓、祛瘀止痛，可用于治疗肠痈、肺痈、燥热便秘、痢疾和疔疮肿毒等症。现代药理：败酱草含有多样的化学成分，具有抑菌、抗病毒、抗炎、镇静、保肝利胆，对胃肠道黏膜具有双向调节作用。

22. 升麻：功效为发表透疹，清热解毒，升阳举陷。现代药理：主要含三萜多氧化物及色原酮、酚酸等。具有抑菌，抗炎，镇痛，抗惊厥，兴奋平滑肌的作用。

23. 葛根：功效为解肌退热，透发麻疹，升津止咳，升阳止泻。现代药理：主要含黄酮类化合物。有抗肿瘤，双向调节血压的作用，抗心律失常，β-受体阻断作用，改善外周循环，提高视觉功能，抑制血小板聚集，降血糖降血脂的作用。

24. 苍术：功效为燥湿健脾，祛风湿，发汗，明目。现代药理：含有挥发油，主要成分苍术醇。具有抗溃疡，抗癌，利尿，抗缺氧，抑菌抗菌，改善代谢功能的作用。

第五节　常用肛肠病方剂

1. 仙方活命饮

组方：银花、防风、白芷、归尾、赤芍、乳香、没药、贝母、花粉、陈皮、炙穿山甲、皂角刺、甘草。

功效：清热解毒，消肿排脓，活血止痛。

主治：肛门脓肿、痔、瘘及全身痈疽疔肿初起或成脓期，局部红肿疼痛，伴发热，口渴。

用法：水煎服。

2. 五味消毒饮

组方：金银花、蒲公英、紫花地丁、野菊花、紫背天葵。

功效：清热解毒。

主治：混合痔发炎及疔疮布肿。

用法：水煎服。

3. 黄连解毒汤

组方：黄连、黄柏、黄芩、栀子。

功效：清热解毒。

主治：疮疡阳证，里热患者。

用法：水煎服。

4. 三黄汤

组方：黄连、黄芩、大黄。

功效：清热解毒。

主治：阳证疮疡热毒盛者。

用法：水煎服。

5. 八正散

组方：木通、车前子、滑石、篇蓄、瞿麦、大黄、栀子、炙甘草。

功效：清热利尿。

主治：肛门直肠手术后引起的尿潴留。

用法：水煎服。

6. 内疏黄连汤

组方：黄连、黄芩、大黄、槟榔、木香、栀子、连翘、薄荷、当归、白芍、甘草、桔梗。

功效：清火解毒。

主治：痈疽实热证。

用法：水煎服。

7. 祛毒汤

组方：瓦松、马齿苋、川文蛤、川椒、苍术、防风、葱白、枳壳、侧柏叶、火硝、甘草。

功效：清热解毒，凉血止血，祛风止痒。

主治：各种痔疮、肛瘘、肛周脓肿。

用法：水煎外洗。

8. 白头翁汤

组方：白头翁、秦皮、黄连、黄柏。

功能：清热解毒。

主治：湿热痢之热盛黏液血便者。

用法：水煎服。

9. 芍药汤

组方：白芍、黄芩、黄连、肉桂、当归、木香、槟榔、大黄、甘草。

功能：清热解毒，行血调气。

主治：湿热痢。

用法：水煎服。

10. 如意金黄膏

组方：大黄、黄柏、白芷、天花粉、苍术、厚朴、陈皮、南星、姜黄、甘草。

功能：清热除湿，散瘀活血，消肿止痛。

主治：疮疡阳证。痈疽疔疖、肛瘘、肛周脓肿。

用法：研为细粉，与蜂蜜或香油或银花露或丝瓜叶捣汁调和，外涂患处。

11. 黄连膏

组方：黄连、姜黄、当归、生地。

功能：清热、凉血、解毒。

主治：疮疡属于阳证者。

用法：诸药浸入麻油内，放置1日，用文火熬至枯黄，加入黄蜡，文火制成膏剂，外涂患处。

12. 葛根芩连汤

组方：葛根、黄芩、黄连、甘草。

功能：清热止痢。

主治：实热泄泻。

用法：水煎服。

13. 消风散

组方：当归、生地、苦参、知母、胡麻、牛蒡子、防风、荆芥、蝉蜕、苍术、石膏、黄芩、木通、甘草。

功能：清热解毒，除风止痒。

主治：肛门湿疹、皮肤瘙痒症。

用法：水煎服。

14. 止痛如神汤

组方：秦艽、桃仁、苍术、防风、黄柏、泽泻、槟榔、当归尾、熟大黄、皂角子。

功能：清热祛风利湿。

主治：诸痔发作时，肿胀痒痛。

用法：水煎服。

15. 普济消毒饮

组方：黄芩、黄连、人参、陈皮、玄参、甘草、柴胡、桔梗、连翘、牛蒡子、马勃、板蓝根、升麻、僵蚕。

功能：清热解毒，疏散风邪。

主治：风热疫毒所致的头痛，痈肿，疮疡。

用法：水煎服。

16. 内消散

组方：金银花、天花粉、知母、白及、半夏、穿山甲、皂角刺、乳香。

功能：清热解毒，软坚散结。

主治：肛门脓肿初期。

用法：水煎服。

17. 玉露膏

组方：芙蓉花叶、凡士林。

功能：清热、凉血、消肿。

主治：肛门炎症，痔疮肿痛，脓肿初期。

用法：芙蓉花叶晒干研成细面，加凡士林制成20%软膏，外用。

18. 桃红四物汤

组方：桃仁、红花、当归、白芍、熟地、川芎。

功能：活血化瘀，养血。

主治：血瘀型疮疡，脱疽之证。

用法：水煎服。

19. 大黄䗪虫丸

组方：大黄、地鳖虫、牛膝、桃仁、赤芍、生地、水蛭、虻虫、蛴螬、黄芩、杏仁、甘草。

功能：活血化瘀，消痞通络。

主治：血瘀积块。

用法：制成丸剂，每次服3g，每日1~2次。

20. 活血化坚汤

组方：防风、赤芍、当归尾、天花粉、金银花、贝母、川芎、皂角刺、桔梗、僵蚕、厚朴、五灵脂、陈皮、甘草、乳香、白芷。

功效：活血化坚。

主治：肠道息肉、肿瘤。

用法：水煎汤餐后服。

21. 血府逐瘀汤

组方：桃仁、红花、当归、川芎、赤芍、生地、柴胡、枳壳、甘草、桔梗、牛膝。

功效：活血逐瘀。

主治：瘀血内阻，腹中结块，肠炎。

用法：水煎服。

22. 活血散瘀汤

组方：川芎、当归尾、赤芍、苏木、牡丹皮、枳壳、瓜蒌仁、桃仁、槟榔、炒大黄。

功能：活血散瘀，消肿化结。

主治：肠道积热，肠痈、痢疾。

用法：水煎服。

23. 大承气汤

组方：生大黄、芒硝、枳实、厚朴。

功能：泻热攻下。

主治：疮疡及急腹症里热实证。

用法：水煎服。

24. 六磨汤

组方：沉香、木香、槟榔、乌药、枳实、大黄。

功能：行气通便。

主治：气滞型便秘，腹胀。

用法：水煎服。

25. 防风通圣散

组方：防风、荆芥、连翘、麻黄、薄荷、川芎、当归、白芍、白术、栀子、大黄、芒硝、石膏、黄芩、桔梗、甘草、滑石。

功能：疏风、解表、清热泻下。

主治：表证兼内热之发热、怕冷、头痛、大便秘结、肛门肿痛。

用法：做成丸散或水煎服。

26. 麻子仁丸

组方：大黄、厚朴、枳实、麻子仁、杏仁、白芍。

功能：清热，润肠，通便。

主治：燥热型便秘。

用法：炼蜜为丸，睡前服 1 丸。

27. 调胃承气汤

组方：大黄、芒硝、甘草。

功能：清热通便。

主治：热结便秘。

用法：水煎服。

28. 五仁汤

组方：麻仁、郁李仁、柏子仁、杏仁、瓜蒌仁。

功能：润肠通便。

主治：津亏型便秘。

用法：水煎服。

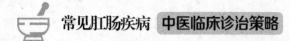

29. 温脾汤

组方：附子、干姜、人参、甘草、大黄、芒硝、当归。

功能：温中通便。

主治：寒实积聚，便秘、腹痛。

用法：水煎服。

30. 四君子汤

组方：党参、白术、茯苓、炙甘草。

功能：补气健脾。

主治：元气亏损，痔核反复脱出或脱肛，短气懒言，食欲缺乏。

用法：水煎服。

31. 八珍汤

组方：党参、白术、茯苓、当归、白芍、熟地、茯苓、炙甘草。

功能：补益气血。

主治：肛肠术后气血两虚，伤口愈合缓慢或反复便血患者。

用法：水煎服。

32. 十全大补汤

组方：党参、黄芪、白术、当归、熟地、白芍、肉桂、陈皮、阿胶、地榆炭、炙甘草。

功能：补气养血。

主治：气血两亏的疮疡、溃疡脓液清稀或肛肠术后气血虚弱者。

用法：水煎服。

33. 补中益气汤

组方：党参、白术、黄芪、陈皮、当归、升麻、柴胡、炙甘草。

功能：补益中气。

主治：脱肛、痔核脱出不易还纳或疮疡中气不足久不敛口者。

用法：水煎服。

34. 归脾汤

组方：党参、黄芪、白术、当归、茯苓、木香、远志、酸枣仁、龙眼肉、炙甘草、生姜、大枣。

功能：益气健脾，补血养心。

主治：肛肠疾患出血过多而贫血或术后气血不足者。

用法：水煎服。

35. 参苓白术散

组方：党参、茯苓、白术、山药、薏苡仁、陈皮、砂仁、扁豆、莲肉、桔梗、炙甘草。

功能：健脾渗湿。

主治：脾虚型湿疹、泄泻及肛肠术后脾气虚弱者。

用法：水煎服。

36. 人参养荣汤

组方：人参、黄芪、白术、茯苓、当归、熟地、白芍、陈皮、五味子、远志、肉桂、炙甘草、生姜、大枣。

功能：补益气血，宁心安神。

主治：肛肠术后或疮疡后期气血不足或贫血者。

用法：水煎服。

37. 三甲复脉汤

组方：炙甘草、生地、白芍、麦冬、牡蛎、龟甲板、阿胶、胡麻仁。

功能：滋阴潜阳。

主治：下焦温病，余热未清。

用法：水煎服。

38. 大补阴丸

组方：知母、黄柏、熟地、龟板。

主治：肛肠术后低热者。

用法：水煎服。

39. 青蒿鳖甲汤

组方：青蒿、鳖甲、知母、生地、丹皮。

功能：养阴清热。

主治：肛肠术后低热或肠结核、结核性肛瘘者。

40. 生肌散

组方：当归、白芷、血竭、白醋、麻油、轻粉、紫草、甘草。

功能：活血镇痛，润肤生肌。

主治：肛肠术后创面肉芽生长缓慢，不易愈合及疮疡溃后脓水将尽的患者。

用法：将药均匀涂纱布上，敷贴患处。

41. 九一丹

组方：熟石膏、红升丹。

功能：活血脱腐生肌。

主治：瘘管流脓未尽和溃疡患者。

用法：撒于创面或制成药捻插入瘘管或疮口。

42. 生肌玉红膏

组方：白芷、甘草、当归、血竭、轻粉、白蜡、紫草、麻油。

功能：活血生肌。

主治：肉芽生长缓慢、创面不易愈合者。

用法：外用。

43. 托里消毒散

组方：人参、川芎、白芍、黄芪、当归、白芷、白术、茯苓、金银花、甘草、皂角刺、桔梗。

功能：补中益气，托里透脓。

主治：痈疽因中虚脓成不溃，服之即溃。

用法：水煎服。

44. 珍珠散

组方：青虹花、珍珠、真轻粉。

功能：生肌长皮。

主治：促进创面皮肤生长。

用法：研细磨外用。

45. 槐角丸

组方：槐角、地榆炭、当归、炒枳壳、黄芩、防风。

功能：清热凉血止血。

主治：大肠湿热，痔瘘肿痛和大便带血者。

用法：内服。

46. 凉血地黄汤

组方：川芎、当归、白芍、甘草、生地、白术、茯苓、黄连、地榆、人参、栀子、天花粉。

功能：凉血止血。

主治：内痔出血，大便干燥。

用法：水煎服。

47. 二妙丸

组方：黄柏、苍术。

功能：清热除湿。

主治：肛周及会阴部湿疹。

用法：丸药内服。

48. 苦参汤

组方：苦参、金银花、野菊花、黄柏、蛇床子、地肤子、白芷、菖蒲。

功能：祛风除湿，止痒杀虫。

主治：瘙痒性皮肤疾病。

用法：水煎熏洗患处。

49. 蛇床子汤

组方：蛇床子、当归尾、威灵仙、苦参。

功能：祛风除湿，止痒杀虫。

主治：肛周瘙痒性皮肤疾病。

用法：水煎熏洗患处。

50. 青黛散

组方：青黛、石膏、滑石、黄柏。

功能：清热解毒，祛湿止痒。

主治：皮肤瘙痒，脓肿痒痛出水者。

用法：研为细末，外用。

51. 二味拔毒散

组方：白矾、明雄黄。

功效：消疹止痒。

主治：热痱、疥疮、风湿痒疮。

用法：药研为细末，清茶调化。

52. 三品一条枪

组方：白砒、明矾、雄黄、乳香。

功能：祛腐拔脓。

主治：痔疮、肛瘘等。

用法：将药条插入患处，外以膏盖护之，因易引起砒霜中毒，现已少用。

53. 白降丹

组方：朱砂、雄黄、水银、硼砂、火硝、白矾、皂刺、食盐。

功能：化腐脱管。

主治：肛瘘术后脱管，肉芽过长。

用法：外用。

第四章　肛肠病围手术期处理

第一节　麻　醉

麻醉要保障手术中患者的安全的情况下，通过镇痛、镇静、肌松和抑制不良反应等为手术创造良好条件。麻醉前准备分为以下几方面：麻醉前访视；麻醉危险性评估；麻醉前一般准备；麻醉前特殊准备；麻醉前用药。

一、麻醉前一般准备

麻醉前需根据病情对患者做好各方面的准备工作，总的目的在于提高患者的麻醉耐受力和安全性，保证手术顺利进行，术后恢复更迅速。对 ASA I 级患者，做好一般准备即可；对 ASA II 级患者，应维护全身情况及重要生命器官功能，在最大限度上增强患者对麻醉的耐受力；对于 III、IV、V 级患者，除需做好一般性准备外，还必须根据个别情况做好特殊准备。

（一）精神状态准备

多数患者在手术前存在种种不同程度的思想顾虑，或恐惧或紧张或焦急等心理波动、情绪激动或彻夜失眠，导致中枢神经系统活动过度，麻醉手术耐受力明显削弱，术中或术后容易发生休克。为此，术前必须设法解除患者的思想顾虑和焦急情绪，从关怀、安慰、解释和鼓励着手，酌情恰当阐明手术目的、麻醉方式、手术体位，以及麻醉或手术中可能出现的不适等情况。

（二）营养状况改善

营养不良导致机体蛋白质和某些维生素不足，可明显降低麻醉和手术耐受力。蛋白质不足常伴有低血容量或贫血，对失血和休克的耐受能力降低。低蛋白血症常伴发组织水肿，降低组织抗感染能力，影响创口愈合。维生素缺乏可致营养代谢异常，术中容易出现循环功能或凝血功能异常，术后抗感染能力低下，易出现肺部感染并发症。对营养不良患者，手术前如果有较充裕的时间，应尽可能经口补充营养；如果时间不充裕，或患者不能或不愿经口饮食，可通过小量多次输血及注射水解蛋白和维生素等进行纠正；白蛋白低下者，最好给浓缩白蛋白注射液。

（三）胃肠道准备

择期手术中，除浅表小手术采用局部浸润麻醉者外，其他不论采用何种麻醉方式，均需常规排空胃，目的在防止术中或术后反流、呕吐，避免误吸、肺部感染或窒息等意外。胃排空时间正常人为 4~6 h。情绪激动、恐惧、焦虑或疼痛不适等可致胃排空显著减慢。为此，成人一般应在麻醉前至少 8 h，最好 12 h 开禁饮、禁食，以保证胃彻底排空；小儿术前也应至少禁饮、禁食 8 h，但乳婴儿术前 4 h 可喂 1 次葡萄糖水。有关禁饮、禁食的重要意义，必须向患儿家属交代清楚，以争取合作。

（四）膀胱准备

患者送入手术室前应嘱其排空膀胱，以防止术中尿床和术后尿潴留。对盆腔或疝手术，排空膀胱有利于手术野显露和预防膀胱损伤。危重患者或复杂大手术，均需于麻醉诱导后留置导尿管，以利观察尿量。

（五）口腔卫生准备

进手术室前应将活动义齿摘下，以防麻醉时脱落，或误吸入气管或嵌顿于食管。

（六）输液输血准备

对中等以上手术，术前应检查患者的血型，准备一定数量全血，做好交叉配合试验。凡有水、电解质或酸碱失衡者，术前均应常规输液，尽可能做补充和纠正。

（七）治疗药物的检查

病情复杂的患者，术前常已接受一系列药物治疗，麻醉前除要求全面检查药物治疗的效果外，还应重点考虑某些药物与麻醉药物之间存在的相互作用，有些容易导致麻醉中的不良反应。为此，对某些药物要确定是否继续用、调整剂量再用或停止使用。例如洋地黄、胰岛素、皮质激素和抗癫痫药，一般都需要继续使用至术前，但应核对剂量重新调整。对 1 个月以前曾较长时间应用皮质激素而术前已经停服者，手术中有可能发生急性肾上腺皮质激素功能不全危象，因此术前必须恢复使用外源性皮质激素，直至术后数天。正在施行抗凝治疗的患者，手术前应停止使用，并需设法拮抗其残余抗凝作用。患者长期服用某些中枢神经抑制药，如巴比妥、阿片类、单胺氧化酶抑制药、三环抗抑郁药等，均可影响对麻醉药的耐受性，或于麻醉中易诱发呼吸和循环意外，故均应于术前停止使用。

（八）手术前晚复查

手术前晚应对全部准备工作进行复查。如临时发现患者感冒、发热、妇女月经来潮等情况时，除非急症，手术应推迟进行。手术前晚睡前宜给患者服用安定镇静药，以保证有充足的睡眠。

二、麻醉前特殊准备

(一) 麻醉诱导前即刻期的准备

麻醉诱导前即刻期是指诱导前 10～15 min 的期间，是麻醉全过程中极重要的环节。在此期间要做好全面的准备工作，包括确定麻醉方案、手术方案及麻醉器械等的准备情况，对急症或门诊手术患者尤其重要。评估患者的精神状态，特殊病情，患者主诉要求麻醉实施方案，静脉输液途径，中心静脉压监测途径等。再次检查氧源，麻醉机，监护仪，气管插管用具，一般器械用具，麻醉药品，辅助药品，肌松药，急救药品。核对手术方案，部位，切口，手术预估时间，医生对麻醉的特殊要求，体位及预防体位损伤的措施等。预计可能的意外并发症，应急措施与处理方案，手术风险评估。

(二) 特殊病情的准备

麻醉处理的一个重要危险情况是，手术患者同时并存重要生命器官疾病。手术并发症和病死率，与术前并存心血管、呼吸、血液和内分泌系统等疾病有密切关系。

1. 心血管系统疾病患者确定施行手术时，应特别注意下列问题：

(1) 长期应用利尿药和低盐饮食患者，有可能并发低血容量、低血钾和低血钠，术中容易发生心律失常和休克。低血钾时，洋地黄和非去极化肌松药等的药效将增强。应用利尿保钾药螺内酯（安体舒通）后，如果再用去极化肌松药琥珀胆碱，易出现高血钾危象。因此，术前均应做血电解质检查，保持血清钾水平在 3.5～5.5 mmol/L；术前一般宜停用利尿药 48 h；对能保持平卧而无症状者，可输液补钠、钾，但须严密观察并严格控制输液速度，谨防发作呼吸困难、端坐呼吸、肺啰音或静脉压升高等危象。

(2) 心脏病患者如伴有失血或严重贫血，携氧能力减弱，可影响心肌供氧，术前应少量多次输血。为避免增加心脏负担，除控制输血量和速度外，输用红细胞悬液优于全血。

(3) 对有心力衰竭史、心脏扩大、心电图示心肌劳损或冠状动脉供血不足者，术前可考虑使用少量强心药，如口服地高辛 0.25 mg，每日 1～2 次。

(4) 对并存严重冠心病、主动脉瓣狭窄或高度房室传导阻滞而必须施行紧急手术者。须做到以下几点：①动脉插管测直接动脉压。②插 Swan-Ganz 导管测肺毛细血管楔压。③定时查动脉血气分析。④经静脉置入带电极导管，除用做监测外，可随时施行心脏起搏。⑤准备血管扩张药（硝普钠、硝酸甘油）、正性肌力药（多巴胺、多巴酚丁胺）、利多卡因、肾上腺素等。⑥准备电击除颤器。⑦重视麻醉选择与麻醉管理。

2. 癫痫（抽搐）的麻醉前准备：对正在接受抗癫痫药治疗的抽搐患者，应明确其抽搐的类型、发作的频率、治疗药物的血药浓度。如果抽搐已被很好控制，即可手术，围手术期不必更改抗抽搐药使用方案。如果抽搐频率增加或常出现全身强直痉挛性抽搐，应查明抽搐加剧的潜在原因。常见的原因有药物不匹配、饮酒和患有其他疾病，需做电解质、肌酐、血浆蛋白、血细胞计数及分类和尿液分析，同时测定抗抽搐药血药浓度，如果低于治疗水平，应适当追加药量，手术应推迟直至抽搐被有效控制时。但患者在术中仍可能发生抽搐，仅是被全身麻醉神经—肌肉接头作用及肌松药的作用所掩盖而已，故仍不能忽视有关抽搐的治疗。

3. 肾脏疾病麻醉前准备的基本原则是保护肾功能，维持正常的肾血流量和肾小球滤过率，具体应尽可能做到以下几点：

（1）术前补足血容量，防止因血容量不足所致的低血压和肾脏缺血。

（2）避免使用缩血管药，大多数该类药易导致肾血流量锐减，加重肾功能损害，尤其以长时间大量使用时为严重，必要时只能选用多巴胺和美芬丁胺。

（3）保持尿量充分，术前均需静脉补液，必要时同时并用甘露醇或呋塞米（速尿）以利尿。

（4）纠正水、电解质和酸碱代谢失衡。

（5）避免使用对肾脏有明显毒害的药物，如磺胺药、抗生素、止痛药（非那西丁）、降糖药苯乙双弧甲氧西林（降糖灵）和麻醉药（甲氧氟烷）等，尤其是某些抗生素的肾脏毒性最强，如庆大霉素、甲氧西林（甲氧苯青霉素）、四环素、两性霉素 B 等均需禁用。某些抗生素本身并无肾脏毒性，但如果复合应用，则肾脏毒性增高，如头孢菌素单独用并无肾脏毒性，若与庆大霉素并用则可能导致急性肾衰竭。

（6）避免使用完全通过肾脏排泄的药物，如氨酰胆碱，强心药地高辛等，否则药效延长，难以处理。

（7）有尿路感染者，术前必须有效控制炎症。

4. 肝脏疾病、肝功能损害患者的麻醉前准备特别重要。肝功能损害患者经过一时间保肝治疗，多数可获得明显改善，对手术和麻醉的耐受力也相应提高。保肝治疗包括：①高糖类（碳水化合物）、高蛋白质饮食，以增加糖原储备和改善全身情况，必要时每日静脉滴注 GIN 溶液（10% 葡萄糖液 500 mL 加胰岛素 10 U，氯化钾 1 g）。②低蛋白血症时，间断补充白蛋白。③小量多次输新鲜全血，以纠正贫血和提供凝血因子。④应用大剂量维生素（B 族维生素、维生素 C、维生素 K）。⑤改善肺通气，若并存胸腔积液、腹水或水肿，限制钠盐，应用利尿药和抗醛固酮药，必要时术前放出适量胸水、腹水，引放速度必须掌握缓慢、分次、小量的原则，同时注意水和电解质平衡，并补充血容量。

5. 血液病

（1）慢性贫血：原因很多，主要为缺铁性贫血和各种先天性或后天性溶血性贫血。中度贫血者，术前经补充铁剂、叶酸和维生素 B_{12}，一般纠正尚无困难，术前只要维持足够的血容量水平并不会增加麻醉的危险性；必要时术前给以小量多次输新鲜血，纠正可较迅速，提高血红蛋白和调整血容量。

（2）巨母细胞贫血：多见于恶性贫血和叶酸缺乏，手术宜推迟，待叶酸和 B 族维生素后得到纠正，一般需 1～2 周后方能手术。

（3）镰刀状细胞（sickle cell）贫血：易发生栓塞并发症，特别容易发生肺栓塞，尤其在面临缺氧或酸中毒时，镰刀状细胞增多，栓塞更易形成，手术和麻醉有相当危险。对这类患者术前均应输以全血，直至血红蛋白恢复正常后再手术。输全血还可相对稀释镰刀状细胞，阻止其堆集成柱而堵塞小血管的功效。

（4）血小板减少：只要保持（30~50）×10⁹/L，即可有正常的凝血功能，但当低于 $30 \times 10^9/L$，或伴血小板功能减退时，可出现皮肤和黏膜出血征象，手术伤口呈广泛渗血和凝血障碍。遗传性血小板减少较罕见，须输浓缩血小板治疗。获得性血小板减少较为多见，需根据病因进行术前纠正，如狼疮性红斑、特发性血小板减少性紫癜或尿毒症等引起者。此外，大多数获得性血小板减少与使用某种药物有密切关系，如阿司匹林等，有时血小板功能减退可达 1 周，术前需至少停药 8 d 方能纠正。已发现有血小板功能减退时，一个 70 kg 患者只需输注 2~5 个单位浓缩血小板，就可使凝血异常获得纠正。每输一单位浓缩血小板可增高血小板（4~20）×10⁹/L，但血小板的半衰期约为 8 h。

（5）恶性血液病：如白血病、淋巴瘤或骨髓瘤患者，偶尔需手术治疗，其主要危险在于术中出血和渗血不止及血栓形成。这类患者需经过放血术、放射疗法或化学疗法，待红细胞总数恢复正常后方可手术，但并发症仍然多见。

三、麻醉前用药

为了减少患者的精神紧张，增强麻醉效果，在麻醉前使用一些药物，统称为麻醉前用药。

（一）麻醉前用药目的

麻醉前用药的主要目的是使患者得到充分镇静，减少对手术的紧张情绪。术前有疼痛的患者，解除疼痛后，可使其能安静休息。麻醉前用药的另一目的，是减少麻醉过程中副交感神经的过度兴奋，如呼吸道的分泌物增多、支气管痉挛、心律失常等。常用量的阿托品和东莨菪碱，对减少唾液腺和支气管系黏液腺的分泌是有效的，但对抗副交感神经病态反射的作用，却值得怀疑。已知阿托品的用量须达 1.5~2 mg，才足以阻滞心脏迷走神经反射。而且麻醉期间的心律失常，多数与缺氧、二氧化碳蓄积，交感－肾上腺兴奋，或琥珀胆碱的使用有关，更应该着重后一类情况的处理。

麻醉前用药还有使全麻的诱导和维持过程平稳，减少全麻药用量，降低苏醒期恶心、呕吐发生率等多方面作用。

（二）麻醉前用药选择

麻醉前用药应根据麻醉方法，患者的精神状态，手术的性质等情况决定。乙醚吸入全麻对呼吸道的刺激性大，用颠茄类药物来减少呼吸道分泌物是非常必要的。

椎管内麻醉用巴比妥类药能减轻减少局麻药的毒性反应，但用量不宜过大，保持患者在清醒状态下，有利于观察和查明试验用量后的效应，以及药液的扩散情况。阿托品可以预防交感神经阻滞后所引起的心动过缓和血压下降。但阿托品可使患者口干不适，椎管内麻醉前不如采用麻黄碱肌注或静注，效果确切。

神经阻滞和局麻的麻醉前用药，应以镇静药巴比妥类药和镇痛药吗啡和哌替啶为主。

在特殊情况下，应适当调整麻醉前用药，如兴奋、紧张、嗜酒或经常服用催眠药的患者，镇静药的用量宜酌增。老年、体弱、久病或休克等患者，麻醉前药应酌减或避免不用。

麻醉前有疼痛的患者宜加用吗啡或哌替啶。颅脑外伤尤其是颅内压升高的患者不宜用镇痛药。心脏病或高血压患者宜用适量的吗啡或哌替啶，但阿托品增快心率，可导致心力衰竭，多改用小量东莨菪碱。严重的肺感染、肺气肿、支气管哮喘等，对镇痛药也应避免或慎用。高热和严重脱水不宜用颠茄类药物。青光眼患者用颠茄类药物虽非绝对禁忌，但剂量不宜大。

四、麻醉后观察

(一) 呼吸系统

麻醉期间呼吸功能变化常很急骤，除了利用监测仪器辅助外，临床观察和体征也不容忽视，往往可及时发现并挽救患者生命。

1. 呼吸功能的临床观察

(1) 呼吸运动的观察：麻醉诱导和维持中如未用肌松药时必须密切观察呼吸运动，一旦停止呼吸运动，应立即判断是屏气、气道梗阻还是呼吸暂停。屏气多发生在开始吸入有刺激性吸入麻醉药时，呈现胸腹肌紧张而无起伏运动，面罩加压困难，唇色不致发绀即可恢复呼吸，有时压迫胸廓即使屏气中断。气道完全梗阻时也中断通气，但胸廓及膈肌剧烈收缩，面罩加压困难，口唇发绀显著，压胸时口鼻无气呼出，血压脉搏波动明显，如不解除梗阻，很快导致衰竭。麻醉出现呼吸运动停止，不一定是呼吸衰竭，应用肌松药出现不呼吸常呈现胸廓及膈肌松弛、不运动，密闭面罩下胸廓可随控制呼吸而起伏运动，并能保持口唇红润，循环稳定，压迫胸廓，口鼻也可呼出气体。

(2) 呼吸音监听：诱导及气管插管后听呼吸音确认插管位置是否恰当，维持中经胸或食管监听呼吸音，有否摩擦音，有否痰鸣音，后者显示分泌物过多，及时吸痰。一旦出现粉红色泡沫痰，显示有心力衰竭、肺水肿。

(3) 口唇、指甲颜色变化：在无贫血患者一旦出现发绀，显示有缺氧和二氧化碳蓄积，可供参考。

2. 常用呼吸功能的监测

(1) 一般呼吸功能测定：多利用麻醉机的呼吸功能测定装置可监测潮气量、气道压、呼吸频率、吸呼比等。

(2) 脉搏氧饱和度 (SpO2) 测定：主要应用荧光光度计测量不同血红蛋白光的吸收。可以提示氧的输送已达测定部位，但不能提示输送的氧量。

(3) 呼气末二氧化碳分压 (Pet CO2) 监测：也是无创性监测，反映二氧化碳产量和通气量是否充分以及发现病理状态 (如恶性高热、肺栓塞)。

(4) 麻醉气体分析监测：有条件单位，应用麻醉气体分析仪，可连续测定吸气、呼气时氧、二氧化碳浓度及吸入麻醉药气体浓度 (分数)，便于调控麻醉深度及通气。

(5) 血气分析：取肝素化动脉血用血气分析仪可较正确地测定血氧和二氧化碳分压、血氧饱和度和酸、碱代谢的变化。

（二）循环系统

循环功能的临床观察和监测介绍如下：

1. 心率和心律心率是最基本的循环指标之一。一般成人的正常心率范围是 60~100 次/min，小于 60/min 为心动过缓，大于 100/min 是心动过速。常用的测定方法包括心电图监测、动脉压波形和脉搏血氧饱和度指脉波形等，其中心电图监测所能反映的心功能状况最多，也是临床最基本的监测手段之一。

2. 血压动脉血压也是基本的生命体征之一，能较确切反映患者的心血管功能，其与心排血量及全身血管阻力是初步估计循环血容量的基本指标，对指导术中输液及用药都有重要意义。临床常用于监测动脉血压的方法分有创监测和无创监测。对重症、一般情况较差、并发症较多、手术对心血管系统影响较大的患者（如休克患者，婴幼儿、嗜铬细胞瘤手术患者、心内直视手术患者、低温麻醉和控制性降压患者、心肌梗死和心力衰竭抢救患者等），需行有创动脉监测，以便更准确、直观、及时掌握患者情况。常用的穿刺部位包括：桡动脉、股动脉、肱动脉、足背动脉、腋动脉等。

3. 中心静脉压在麻醉期间测定中心静脉压（central venous pressure，CVP）是一种比较易行而又有价值的方法。正常值 0.49~1.18 kPa。中心静脉压并不能直接反映患者的血容量，它所反映的是心脏对回心血量的泵出能力，并提示静脉回心血量是否充足。CVP < 0.25 kPa（2.5 cm H_2O）表示心脏充盈或血容量不足，即使动脉压正常，仍需输入液体；CVP > 1.47~1.96 kPa（15~20 cm H_2O）提示右心功能不全，应控制输液量。

五、麻醉的选择

麻醉的选择取决于病情特点、手术性质和要求、麻醉方法本身的优缺点、麻醉者的理论水平和技术经验及设备条件等几方面因素，同时还要尽可能考虑手术者对麻醉选择的意见和患者自己的意愿。

（一）病情与麻醉选择

手术患者的病情是麻醉选择最重要的依据：

（1）凡体格健康、重要器官无明显疾病、外科疾病对全身尚未引起明显影响或影响轻微者，几乎所有的麻醉方法都能适应，可选用既能符合手术要求，又能照顾患者意愿的任何麻醉方法。

（2）病情严重达垂危程度，但又必须施行手术治疗时，除尽可能改善全身情况外，必须强调选用对全身影响最小的麻醉方法，如局麻、神经阻滞；如果选用全麻，必须施行浅麻醉；如果采用硬膜外麻醉，应强调在充分补液扩容的基础上，分次小量使用局麻药，切忌阻滞范围过广。

（3）小儿合作差，在麻醉选择上有其特殊性。基础麻醉不仅解决不合作问题，还可使小儿安静地接受局部浸润、神经阻滞或椎管内麻醉；如果配合全麻，可做到诱导期平稳、全麻药用量显著减少。

（4）对老年人的麻醉选择，主要取决于全身状况、老年生理改变程度和精神状态。一般麻醉用药量都应有所减少，只能用其最小有效剂量。体力衰弱、精神萎靡不振者，麻醉的耐受力显著降低，以首选局麻或神经阻滞为宜，全麻宜做最后选择。

（二）手术要求与麻醉选择

麻醉的首要任务是在保证患者安全的前提下，满足镇痛、肌肉松弛和消除内脏牵拉反应等手术要求。有时手术操作还要求麻醉提供降低体温、降低血压、控制呼吸或肌肉极度松弛，或术中施行唤醒试验等特殊要求。因此，麻醉的选择存在一定的复杂性。总的来说，对手术简单或病情单纯的患者，麻醉的选择可无困难，选用单一的麻醉药物和麻醉方法，就能取得较好的麻醉效果。但对手术复杂或病情较重的患者，单一的麻醉方法往往难以满足手术的全部要求，有必要采用复合麻醉（也称平衡麻醉），即同时或先后利用一种以上的麻醉药和麻醉方法，取每种麻醉药（方法）的长处，弥补短处。

（三）麻醉药和麻醉方法选择

各种麻醉药和麻醉方法都有各自的特点、适应证和禁忌证，选用前必须结合病情或手术加以全面考虑。原则上尽量采用简单的麻醉，确定有指征时才采用较为复杂的麻醉。

六、术后镇痛

在充分估计病情的基础上拟订麻醉处理方案时，应考虑加用术后刀口镇痛措施。近年来越来越认识到术后镇痛的优越性，不论在全身麻醉前先施行标准的区域阻滞麻醉，或将区域阻滞麻醉作为全身麻醉的一项组成部分，或在区域阻滞麻醉基础上术后继续给以局麻药阻滞，使患者在术后一段时间仍处于基本无痛的状态，充分体现其优点很多，可显著增加患者术后的安全性。

七、局部麻醉

局部麻醉（简称局麻）是一种应用药物阻断身体某一区域的神经传导，使该部组织暂时失去痛觉，便于施行手术的麻醉方法，是我国临床最为常用的麻醉方法之一。局部麻醉具有简单易行，安全性大，并发症少，管理简便，对重要器官生理功能干扰较小，无须特殊的器械和设备，手术后护理单纯等特点。目前常用的方法有：表面麻醉、局部浸润麻醉、区域阻滞麻醉、神经阻滞麻醉。但是如果操作错误或用药不当也会出现麻醉效果不够完善或产生其他并发症。因此为了安全和合理地运用局部麻醉，必须熟悉和掌握局麻药的临床药理、周围组织与神经的解剖以及局麻操作的基本原则。

（一）常用的局部麻醉药种类

常用的局部麻醉药在化学结构上属于脂类或酰胺类。在常用的局麻药中，属于脂类的有普鲁卡因、丁卡因、可卡因和氯普鲁卡因等；属于酰胺类的有利多卡因、布比卡因、甲哌卡因（卡波卡因）、丙胺卡因和依替卡因等。目前临床最常用者为普鲁卡因、丁卡因、利多卡因和布比卡因。

(二) 局部麻醉的操作方法

局部浸润麻醉是将局麻药注射于手术部位的组织内；区域阻滞麻醉是在手术部位周围做成环状麻醉圈或按神经走行，使手术野传出和传入神经被阻滞的麻醉方法。在肛肠科手术中，两种方法往往复合应用，以增强麻醉效果，而统称为局部麻醉。

1. 肛门周围为易感染区，麻醉前一定要做好彻底的皮肤和肛门消毒。碘伏消毒肛周皮肤和肛管，尤其各注射点，在穿刺时要进一步消毒。穿刺用具和操作过程都要注意无菌技术。

2. 为手术野的显露和手术操作方便，局部麻醉要达到使肛门括约肌松弛，临床常用两点 (即3、9)、四点 (即3、6、9、12) 注射点注射，具体情况要灵活掌握，根据病变区域和患者全身情况来选择注射点为好。一般距肛门缘外1.0~1.5 cm处垂直进针，先做皮内至皮下浸润，然后注入肛门外括约肌皮下层至浅层和深层。可用左手示指插入肛管直肠作引导，以免穿透肠壁，深度为2.5~3.0 cm至直肠黏膜下层。在整个操作过程中一定要做到边进针、边注射、边回吸。随时调节注射方向。穿刺点要少，浸润和区域阻滞范围要大。病变区域的局麻要根据局部情况来进行。外痔的表面常用局部浸润，而基底部一定要做好区域阻滞。肛瘘的局麻要分层注射，即皮内、皮下、筋膜及肌层要层层分次注射，这样不但麻醉完全又可减少局麻药不良反应发生机会。肛门周围脓肿时要注意不要将麻药注到脓肿之间，以免感染扩大。

(三) 局麻药的不良反应

局麻药虽然作用于局部，但从给药部位吸收或直接进入血液循环，也会产生全身作用，严重者即可出现不良反应。临床上主要有中毒反应、变态反应。

1. 中毒反应：中毒反应是指局麻药过量或相对过量所致的毒性反应。其发生率约占不良反应的98%。中毒反应的诱发因素有：①一次用量超过极量。②局麻药浓度过高或未加血管收缩药致吸收过多过快。③注药的部位血管丰富致吸收过快。④误注入血管内。⑤患者体质衰弱，病情严重，严重贫血，低蛋白血症，发热，脱水，电解质紊乱及心肺功能不全等，对局麻药的耐受力显著降低，则发生中毒反应的机会多。中毒反应主要表现为中枢神经系统和心血管系统的改变。局麻药对中枢神经系统下的下行抑制系统的神经元较兴奋系统的神经元更易阻滞，临床上则先表现过度兴奋，然后产生严重抑制，即相继出现惊恐不安，狂躁多语，语无伦次，头晕眼花，视物模糊，恶心呕吐，寒战及惊厥等一个或多个症状，最后进入昏迷甚至呼吸停止。

临床上局部麻醉是否发生中毒反应，事先较难估计，故常采取以下预防措施：①麻醉前用药中给予巴比妥类药物，以降低局麻药的毒性。②一定要熟悉各种局麻药的单次极量，使用时不得超过。③采用最低有效浓度。④注射时，边注射边回吸，避免将麻醉药误注入血管。⑤适量加入血管收缩药，临床上在无禁忌时均应加入1:1000肾上腺素，以保安全。⑥根据患者的全身情况和注射部位血供情况来酌减用量，虚弱患者在局麻前可先给予静脉注射高渗葡萄糖及维生素 C。

对中毒反应的处理原则是：一旦局麻药引起中毒反应，应立即采取对症治疗。烦躁不安时，用苯巴比妥钠 0.1 g 静注或地西泮 10 mg 静脉注射；发生惊厥时可用 2%～2.5% 硫喷妥钠分次缓慢静脉注射，每次 3～5 mL，直至症状缓解，如果硫喷妥钠不能制止惊厥，可考虑使用肌松药来控制，但应同时做气管内插管、人工呼吸。对重度中毒患者应给予各种支持疗法，包括人工呼吸、给氧、升压药和输血补液等。一旦心跳呼吸停止应按心肺复苏迅速抢救。

2. 变态反应：发生率甚低，约占局麻药不良反应的 1% 以下。变态反应主要表现在皮肤黏膜和呼吸系统方面，可出现皮疹、荨麻疹、结膜充血、面部水肿。由于血管神经性水肿，呼吸系统可出现喉头水肿、支气管黏膜水肿和支气管痉挛，则可引起支气管哮喘发作。严重者可出现过敏性休克。一旦发生变态反应应立即吸氧，除给予对症治疗外，及早使用抗组胺药物，首先使用肾上腺素 0.25～0.5 mg 皮下注射或肌内注射，也可用苯海拉明 10～50 mg 肌内注射，及早使用大量皮质激素，以改善血管通透性。支气管痉挛时，可使用氨茶碱 250～500 mg 静脉滴注。喉头水肿而发生呼吸道梗阻者必须做气管切开，过敏性休克则应紧急地采用综合治疗。

八、腰俞麻醉

腰俞麻醉即腰俞穴麻醉，这是以中医穴位而命名的。如以解剖学和麻醉学观点则称骶裂孔麻醉。骶管阻滞是针头由骶裂孔刺入，进至椎管，注射局麻药物阻滞骶神经。

（一）适应证

混合痔、肛裂、高位复杂性肛瘘、肛周脓肿等肛门直肠会阴局部手术。

（二）常用药物

2% 的普鲁卡因，1%～2% 利多卡因，亦有应用布比卡因者。

（三）方法

1. 体表定位：①腰俞穴即骶裂孔，位于第 21 椎下凹陷处。②尾骨尖上 50～80 mm 是穴。医者以右手中指端按至患者尾骨尖处，自此以拇指尖沿中线上移 50～80 mm，可触及凹陷。③测量两髂后上棘连线中点垂直向下 60～80 mm 可触及凹陷。④大三角中有小三角。患者左右髂后上棘上棘与尾骨尖三点之间构成一等腰三角形，此即大三角；小三角为腰俞穴本身，大体位于大三角形中央稍下处。

2. 麻醉方法：患者取臀高俯卧位，暴露手术野。以碘伏常规消毒局部皮肤，盖无菌洞巾。按取穴标志找到骶裂孔。于穿刺点处先注一皮丘并浸润各层继之垂直探刺，阻力顿然消失，旋即针尖触碰到骨质，进针深度终止。阻力消失所致空旷感为穿刺成功的指征，此仅表明已刺入骶裂孔内。穿刺成功后回抽无血，推药无阻力，局部亦无隆起时，即可缓慢分次注药。利多卡因，一般为 10 mL 左右，最少曾用 4 mL，如用普鲁卡因，一般为 20 mL 左右。

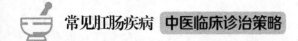
常见肛肠疾病 中医临床诊治策略

注药时随时针刺骶尾、肛周皮肤，以该区镇痛的变化作为麻醉成功的指导。

（四）麻醉反应与注意事项

麻醉中，患者一般较少反应，血压、脉搏、呼吸多无变化。可发生轻微头晕、恶心、心悸、胸闷、血压升高，亦有发生抽搐、惊厥者，甚至出现广泛性肌肉痉挛、呼吸骤停而死亡。前者症状轻微，历时短暂，经片刻休息，即渐消失，可不予特殊处理。如发生抽搐可注射镇静药如苯巴比妥（鲁米那、地西泮）等；如发生惊厥须立即经静脉注入足量的硫喷妥钠等巴比妥类药，以解除广泛性肌肉痉挛等，如伴发呼吸骤停，可同时进行人工呼吸、气管插管等。并争取在几分钟内完成上述抢救措施，以使患者得到及时的救治。

骶裂孔在椎管下部，为硬脊膜外腔的一部分，故此麻醉亦属硬脊膜外麻醉。其与椎管相连，多量注药可进入椎管，因此麻醉注意事项与椎管麻醉相似。

九、蛛网膜下腔阻滞麻醉

（一）适应证

把局麻药注入蛛网膜下隙内，被药物所波及的脊神经根受到阻滞后，使脊神经所支配的相应区域产生麻醉作用，称为蛛网膜下腔阻滞麻醉。因为临床上一般在腰部进行穿刺注药，故又称为脊麻或腰麻。

腰麻是肛肠手术中常用的麻醉方法之一。肛门及其周围手术所需要的麻醉范围仅限于会阴部，腰麻恰好符合要求。由于麻醉区域局限，使用局麻药相对量小，这样对呼吸、循环及身体其他系统的生理功能影响甚小，与硬膜外腔阻滞麻醉相比，腰麻操作简便，局麻药用量小，麻醉效果确切，诱导时间短，肌肉松弛良好。对 2～3 h 的肛门及直肠下端手术极为适用。

（二）麻醉后期并发症及处理

1. 头痛：脊麻后头痛是较多见的并发症。为预防头痛的发生，临床上采用了细针穿刺。另外在穿刺过程中，要注意麻醉药的纯度，勿将其他物质如消毒液、血液等误带入蛛网膜下隙。若发生头痛，患者则要平卧 24 h，使脑脊液压力降低，外漏减少。通过饮水或静脉输液保持足够的体液，以增加脑脊液的产生。疼痛严重可行针刺治疗，取合谷、太阳、丝竹空、攒竹、风池等穴及推拿疗法，同时服用止痛药。

2. 腰背痛：腰椎穿刺时可能损伤保护椎间盘的纤维环，这种情况十分少见。常见的是针刺通路本身引起的疼痛，当穿刺方向不正确，则可擦伤骨膜，刺破肌肉和血管，导致局部炎症而引起疼痛。

3. 尿潴留：脊麻后常伴有排尿困难，其原因有多种。如鞍区麻醉后可引起排尿反射障碍，容易发生尿潴留；肛门直肠手术术后麻醉作用消失，手术部位疼痛，肛门括约肌痉挛，引起膀胱颈部及尿道括约肌痉挛，而发生尿潴留；肛门直肠内填塞敷料过多，可压迫尿道，影响排尿。其他如老年人前列腺肥大、患者精神过度紧张等均可引起尿潴留。处理原则是：

①做好患者的思想工作，解除顾虑，消除紧张情绪，选择合适的环境和条件，一般都可以自行排尿。②针刺治疗：取穴中极、关元、气海、三阴交等。③导尿：在其他治疗无效时，膀胱已经充盈，则可导尿，必要时可留置导尿管。

4. 恶心、呕吐：肛肠手术中常由于牵拉反应和胃肠道蠕动亢进而引起恶心、呕吐。主要处理方法为对症治疗，可静脉注射哌替啶（杜冷丁）25 mg，异丙嗪 12.5 mg，或肌内注射甲氧氯普胺 10 mg。

十、硬膜外麻醉

将局部麻醉药注入硬脊膜外腔，使一定区域的脊神经被阻滞的一种麻醉方法，称为硬脊膜外腔阻滞麻醉，简称为硬膜外麻醉。

根据局麻药注入硬膜外腔的方式，临床上分为单次和持续性硬膜外麻醉。单次硬膜外麻醉是一次将预定的局麻药注入硬膜外腔。持续硬膜外麻醉是在单次硬膜外麻醉的基础上发展起来的，是在硬膜外腔穿刺成功后由穿刺针内置入硬膜外腔内一特制塑料导管，根据麻醉范围和手术时间的要求，由此塑料导管分次向硬膜外腔注药，这样既可避免一次注入大剂量局麻药而引起的全身生理干扰的变化，又可以依据手术的要求任意增加麻醉时间，麻醉效果和安全性均有很大提高。

（一）适应证

低位与椎管硬膜外麻醉对呼吸和循环影响都很少，痛觉阻滞完善、肌肉松弛满意、手术野暴露良好，而麻醉时间又不受限制，并可用于术后止痛，麻醉阻滞范围恰好符合肛肠外科手术的要求，即使是小儿也广泛施用，所以是肛肠手术较理想的麻醉方法。

（二）并发症防治

全脊髓麻醉是硬膜外麻醉中最严重的并发症，有生命危险。系因大量局麻药被误注入蛛网膜下隙所引起。硬膜外腔注射试验量后 5 分钟内即出现下肢麻木征象者，应高度警惕此项并发症。患者可出现呼吸微弱和说话无声，紧接可出现意识消失和呼吸停止，如不及时处理可继发心搏骤停。发生原因有：①穿刺针或导管误入蛛网膜外腔。②多次穿刺而擦破硬脊膜，使药液内渗入蛛网膜下隙。③穿刺针过长，误刺入蛛网膜下隙。一旦发生全脊麻，应迅速做出诊断，并果断施行气管内插管人工呼吸，以保证有效呼吸通气，同时注意循环稳定，及时提升血压，酌情扩充血容量。一旦心跳停止，应立即心脏复苏。

十一、全身麻醉

应用全身麻醉药有控制地使患者暂时丧失意识和全部感觉的麻醉方法，称为全身麻醉（简称全麻）。全麻药进入人体后主要作用于中枢神经系统，停用全麻药后患者能在短时间内恢复正常。全麻可分为吸入麻醉和非吸入麻醉两大类。非吸入麻醉包括静脉麻醉、肌内注射麻醉和直肠灌注麻醉等。

（一）适应证

一般情况下，全身麻醉不是肛肠科首选的麻醉方法，特殊情况及人群选择：婴儿和年幼的儿童；局麻下难以取得合作的患者，如精神病、神经官能症或强烈要求全麻的患者；对局部麻醉药有中毒或过敏史患者。局麻操作失败或不能使手术满意的。

（二）吸入麻醉

吸入挥发性麻醉药蒸汽或气态全麻药，经肺泡进入血循环，作用于中枢神经系统而发挥全麻作用的方法，称为吸入麻醉。这是全身麻醉的主要方法，其麻醉深度可通过增减吸入气体中的麻醉药浓度得到随意调整。停吸麻醉药后，麻醉药可从血循环迅速排入肺泡，再经呼吸道排出体外，患者即可苏醒。吸入全麻具有可控性强、较为安全的优点。常用的吸入麻醉药：氟烷、甲氧氟烷、恩氟烷、异氟烷。

（三）静脉麻醉

静脉麻醉是直接将静脉全麻药注入静脉血中，与吸入麻醉相比，具有用药简单便捷，诱导迅速平稳，无呼吸道刺激，患者舒适等优点，所以对一般无须呼吸控制的肛肠手术极为适宜。但静脉麻醉深度不易观察和控制，剂量个体差异性大，易导致呼吸和心血管系统抑制的征象不易辨别等不足。此外，目前尚没有一种可供单独使用的静脉全麻药，单一静脉麻醉仅能用于较简单的表浅手术，而临床常采用几种药物联合使用，以达到互相取长补短的目的，这种用药方法，称为静脉复合麻醉。

1. 氯胺酮麻醉：应用氯胺酮后，患者迅速产生与周围环境相分离的精神分离状态。因此临床上称为分离麻醉。氯胺酮的作用极为迅速，静脉注射后 30 s 和肌内注射后 5~8 min 内即可产生镇痛和意识消失，无兴奋期。麻醉持续 5~15 min，苏醒期为 30~60 min，然后完全清醒。氯胺酮主要用于一些短小手术，对严重高血压、颅内压升高、眼压增高和心脏代偿功能不全的患者应禁用。麻醉期间必须加强呼吸管理，保持呼吸道通畅。苏醒期可能出现精神异常，表现兴奋，甚至恶梦、幻觉、狂喊、躁动等，可用安定类药控制。

术中可能出现肢体不自主活动、睁眼或肌肉紧张，若不妨碍手术，一般无须处理。活动加重时，可用安定类药。

2. 神经安定镇痛麻醉：用神经安定类药氟哌利多和镇痛药芬太尼按 50∶1 的比例配制成氟芬合剂施行静脉复合麻醉。本法能在较浅的麻醉下，获得满意的镇痛，内环境稳定，心血管功能维持良好，对肝、肾功能影响轻微，故适应于年老体弱、低血压、低血容量及休克患者。术中、术后要加强呼吸管理，避免缺氧和二氧化碳蓄积。

第二节　肛肠科手术前准备

手术前的准备，就是通过采取各种措施，使患者的生理状态接近于正常，增强对手术的耐受能力，降低手术危险，防止术中、术后并发症的发生，以便达到所预期的治疗效果。

一、手术期限分类

一般手术期限分为 3 类：择期手术、限期手术和急诊手术。

1. 择期手术：如结肠、直肠息肉，先天性巨结肠，结缔组织外痔，肛瘘等。手术的迟早不影响其治疗效果。对这类手术，应做好充分的术前准备，取得最好的手术效果。

2. 限期手术：如各段结肠、直肠肛门癌的根治术，为了防止癌肿进一步的转移扩散，手术准备时间有一定的限制。应在较短的时间内，尽可能地做好准备工作，最大限度地保证手术的顺利进行和愈合效果。

3. 急症手术：如结肠憩室穿孔出血，结肠、直肠肛门部外伤和乙状结肠扭转，肛门直肠周围脓肿等，需在最短的时间内迅速手术。没有足够的时间做充分的术前准备。这种情况下需要抓紧时间，有重点地进行必要的准备，如补充血容量，纠正水、电解质及酸碱平衡失调。

二、具体准备项目

1. 思想准备：做好患者的思想工作，取得患者及家属的信任，解除顾虑，使其能够充满信心地接受手术。要进行认真的术前讨论，分析病情，提出具体的手术方案，对术中可能出现的意外，术后并发症，要有充分的思想准备，及时采取必要的应急措施。特别是疑难病例要慎重研究或者先用药物保守治疗，待其症状好转适合手术条件时再行手术治疗。对手术前后的一些特殊要求，如饮食、体位、大小便、引流管、尿管等交代清楚，取得患者及家属的配合，提高患者战胜疾病的信心。

2. 术前检查：在详细询问病史及全面的体格检查基础上，做常规的实验室检查，如血、尿、便常规检查，测定出、凝血时间、血小板计数、血型等。大手术前对年老体弱的患者还应做心、肺、肝、肾的功能，胸部 X 线、B 超、心电图、血液生化等全身检查。针对肛肠局部病变，做定性定位检查，如肛门指检、肛门镜检查、CT、MRI、B 超、纤维结肠镜及活检。

3. 饮食准备：准备结肠、直肠全切除等大手术的患者，术前 3 d 进少渣饮食，术前 8 h 禁食。为防止因麻醉或手术中呕吐而造成窒息或吸入性肺炎的危险，术前 4 h 禁止饮水。婴儿术前 4 h 禁乳。必要时行胃肠减压。但在外痔修剪术，肥大肛乳头切除术及低位直肠息肉摘除术时，对饮食无特殊要求。

4. 肠道准备：术前灌肠清洁肠道，是预防肛肠外科手术后创面感染的重要措施之一，通常用清洁灌肠方法有以下几种。

（1）肥皂水灌肠：取温水 500 ~ 1000 mL，加入软皂 1 ~ 2 g，溶解后连续灌肠 2 次。

（2）生理盐水灌肠：取 500 ~ 1000 mL 生理盐水，稍加温连续灌肠 2 次。

（3）温水灌肠：取温水 500 ~ 1000 mL 连续灌肠 2 次。

（4）全肠道灌洗：方法一，术前 8 ~ 10 h，口服麻油 35 mL，术前 3 h 开始，半小时内口服灌洗液 2000 mL，其内加入氯化钠、氯化钾、碳酸氢钠。服入后患者可做适当运动，以利排空肠内容物。方法二，术前 1 日晚上 5 ~ 6 点钟开始口服复方聚乙二醇电解质散，大概排便 7 ~ 8 次，一般不需要灌肠，如排出液仍有少量粪渣，术晨可用温盐水 500 mL 灌肠 1 ~ 2 次排出水样便即可。

（5）抗菌药的肠道准备：结肠、直肠手术时，因肠道细菌较多，术中易发生切口或腹腔感染，造成术后感染。为了创造良好的手术条件，减少感染机会，术前可有计划地选择使用抗菌药物。但是切不可滥用抗菌药，以免造成肠道菌群失调，或使细菌产生耐药性。临床上常用于肠道准备的抗菌药物有以下几种：

①链霉素：该品对肠道内大肠杆菌及结核杆菌作用显著。用法：链霉素 2 g，每天分 4 次服，连服 3 ~ 4 d。②非抗生素：使用甲硝唑对厌氧菌作用显著，而肠道菌群 99% 以上为厌氧菌群，故而本品为一种常用的肠道抗菌药物。用法：口服甲硝唑 0.5 ~ 1.0 g，每日 3 次，术前连服 2 d。③非抗生素（黄连素）：术前 3 d，口服，每日 3 次。

5. 皮肤准备：手术野皮肤常规备皮，肛门部手术前 1 d，用 1∶500 高锰酸钾溶液坐浴。剔除手术区的毛发，对于局部疼痛患者的备皮，可在给予止痛药物或麻醉后再实施。

6. 其他准备：对于年老或体弱患者，术前要加强营养，改善贫血、维生素缺乏、低蛋白血症等状况。对有高血压的患者，术前应根据病情，适当使用降压药物，但不必要求血压降至正常水平。为安定患者的情绪，使其得到较好的休息，手术前可给地西泮等镇静药物口服。妇女月经来潮，应延迟手术日期。对于患有急性传染病（如急性病毒性肝炎，菌痢，肠伤寒等），消化道疾病（如急性肠炎等），出血性疾病，糖尿病及严重心脏病等疾病的患者，应根据情况延迟手术时间，并给予对症治疗。待上述疾病治愈或好转后，再行手术。

第三节　肛肠科手术后处理

肛肠科手术后处理的目的，就是采取各种必要的措施，尽可能地减轻患者的痛苦和不适，预防和及时处理各种并发症，使患者尽早顺利康复。

1. 一般处理：患者返回病房后，接好各种体外引管、心电监护，静脉输液，测量各项生命体征，观察尿量和伤口局部渗血情况。做好保暖工作，但不要贴身放置热水袋，以免烫伤。尽可能少的扰动患者，注意观察引流物的颜色、性质和量。手术后 24 h 内，要密切注意生命体征的变化，尤其对大手术如结肠、直肠癌根治术及有出血倾向的患者，更应密切注意观察。全麻的患者应平卧，头偏向一侧，防止口腔内分泌物及呕吐物误吸。椎管内麻醉的患者，应平卧 6 ~ 12 h，防止头痛。6 ~ 12 h 以后，可根据患者情况，以不发生疼痛及出血为原则，选择适当卧床的体位休息。术后第二天嘱患者在床上翻身活动，或下地活动，促进肠蠕动，避免粘连型肠梗阻的发生。

2. 饮食：术后可根据不同的手术方式及所患疾病的不同而制定不同的饮食计划。一般肛门部小手术（如痔切除，肥大肛乳头切除等），患者不必限制饮食。尤其是对于肛门或直肠狭窄术后的患者，则更没有必要长时间地控制饮食及排便，因为排便运动的本身，也可以起到协助扩肛的作用。但腹部手术或腹会阴联合切口的手术，一般在 48 h 内禁食。当肛门开始排气，肠道运动恢复后，开始少量流食，但应避免进食易产气的食物如牛奶等，以免发生肠腔内过量积气，造成肠吻合口瘘。1 周左右开始进半流质食物，根据患者的具体情况而逐渐恢复普通饮食。在禁食或进食不足的情况下，应通过静脉营养支持来补充生理所需的水、葡萄糖和电解质。

3. 镇静止痛：肛门直肠部位手术后在创面注射长效止痛药，绝大多数可避免术后疼痛。但大手术或腹部手术，待麻醉作用消失后均可出现伤口部疼痛，一般手术当日疼痛最为明显，可酌情给予去痛片口服，必要时肌内注射哌替啶。如患者精神过于紧张，可给予地西泮口服。

4. 抗菌药的使用：由于结肠、直肠肛门部是需氧杆菌和厌氧杆菌的繁殖处，患者术后感染的机会较身体其他部位为多，故在较大手术（如腹会阴联合切口的直肠癌根治术、全结肠或部分结肠切除，肠管吻合术，肛管皮肤缺损的带蒂皮瓣移植术等）和感染化脓性手术（如肛门直肠周围脓肿切根治术等）的术后早期大剂量应用抗菌药是非常必要的。而对一些肛门部的非感染性的小手术（如单发低位直肠息肉摘除术，血栓性外痔摘除术等），则无使用抗菌药的必要。使用抗菌药时结合药敏试验的结果，对需氧菌临床上常选用的抗菌药类药物有青霉素类、头孢菌素类、非抗生素类等。对合并厌氧菌感染时常选用非抗生素类药物，如甲硝唑、替硝唑、奥硝唑。另外，抗菌药也可用于局部，如灌肠或局部创面冲洗。

5. 伤口的处理：术后伤口的处理就是要保证局部创面清洁引流通畅。腹部伤口一般一期缝合，应根据情况随时观察换药。如无特殊可在术后第 7 天拆线。肛门部一期缝合创面的手术（如环形外痔切除术，肛瘘剔管缝合术，肛管皮肤缺损的带蒂皮瓣移植术等），应每天换药，防止局部潮湿，肠道分泌物污染创面，并随时观察创面情况，如有感染征象，应立即拆线。对于开放性伤口及化脓性伤口，应在每日大便后换药，用呋喃西林溶液、氯已定溶液或生理盐水清洗创面后，创口内放置油纱条引流，无菌敷料包扎。

6. 扩肛：肛裂患者在实施括约肌部分切断术后 24 h 就开始扩肛，每日 1 次，连续 7 d。肛管直肠狭窄患者的扩肛，以术后 48 h 开始为宜。每日 1 次或隔日 1 次，直至伤口愈合为止。在扩肛过程中，手法要轻柔，不可粗暴，以免损伤创口组织和影响创面愈合。

7. 排便：肛门直肠手术患者术后的大便情况，可直接影响创面的愈合。无须控制大便的患者，应在术后第 1～2 天大便，以后每日大便 1 次。为防止便秘，临床上常规给予润肠通便药物，如麻仁丸、槐角丸、液状石蜡等。对有排便困难者或粪便嵌塞者，可以给予甘油灌肠剂或温盐水灌肠治疗。防止粪便毒素过量吸收。若患者大便次数过多也要及时治疗，以免发生因反复蹲厕加压而引起的伤口水肿、出血或感染影响伤口愈合。术后患者不宜用刺激性泻药，因过多的稀便刺激手术创面，容易造成感染，影响创面愈合。

8. 坐浴：肛门直肠手术后的坐浴，是一项必不可少而且简便易行的重要浴疗方法。大便后用温水坐浴，可清洁肛门创面，每次 10～15 min 为宜。也可用 1∶5000 高锰酸钾溶液坐浴局部消毒。中药坐浴，对于肛门的湿疹，创口愈合缓慢，有促愈作用。肛门部水肿时，用 10% 高渗盐水坐浴消肿。

第四节　肛门直肠术后并发症的处理方法

一、尿潴留

患者在手术后，由于各种因素引起的排尿不畅或不能自行排尿。男性多于女性。症状轻者为小便费力，排出不畅，重者数小时内不能排尿、发生一时性尿潴留，而致膀胱过度充盈、膨胀，引起下腹疼痛，十分痛苦。检查时见脐下胀满，隆起，拒按。

（一）病因

1. 肛门直肠的各种手术对肛门直肠及其邻近组织的牵拉、挤压和切割损伤所引起的括约肌痉挛、疼痛和局部水肿。

2. 肛门手术麻醉不全，括约肌松弛欠佳、手术操作粗暴、剧痛。

3. 老年人前列腺肥大、尿道狭窄、异物刺激，手术后肛门直肠内填塞敷料过多，压迫尿道以及年老体弱、膀胱平滑肌收缩无力，精神过度紧张。

4. 因药物麻醉后作用的影响。

5. 部分患者不适应环境变化，如不习惯卧床排尿等，也会引起排尿不畅。

（二）处理方法

1. 针灸疗法：神经反射性尿潴留取穴中极、关元、气海、三阴交。前列腺肥大引起的尿潴留取穴足三甲、阴陵泉透阳陵泉、三阴交。

2. 用热水袋热敷患者会阴和下腹部以缓解尿道、肛门括约肌痉挛。

3. 因肛门填塞纱条或压迫过紧时要注意在术后 10～12 小时适当放松敷料，有利于排尿。

4. 由于精神过度紧张，无其他因素时可采用流水引尿法。用流水声刺激造成条件反射的尿意感增强而排尿。

5. 药物疗法：患者可选服利尿合剂、车前子 15 g（包煎）代茶饮，适用于于术后因疼痛引起的尿潴留，或用新斯的明兴奋膀胱逼尿肌以帮助排尿。但新斯的明对机械性肠梗阻、尿路梗阻和心绞痛患者禁用，支气管哮喘者慎用。

6. 导尿：如果用上述方法均无效，患者膀胱充盈平脐或术后已超过 12 小时尚未排尿，自觉症状明显者可予以导尿。

二、出血

肛门直肠部位的手术常为开放伤口，此处血管又十分丰富。按手术时间分为原发性出血与继发性出血。原发性出血发生在术后 24 h 内；继发性出血常在术后 7～10 d。因肛门括约肌痉挛，使肛门受阻，出血不能流出，向内流入直肠或结肠。起初因出血量少，患者无任何感觉。随着出血渐多，患者常有下腹坠胀，欲大便的感觉，个别患者自觉肛门灼热。当下蹲排便时，肠内积血迅速排出，血液多呈黑褐色并挟有血块，患者可出现心慌、头晕眼花、四肢无力，甚至出现晕倒现象，患者血压下降，脉细弱而数。当向外出血时，出现渗湿纱布或内裤等，多由创面流出肛外，患者感觉明显，易于及时处理。

（一）病因

1. 原发性出血（出血在术后 24 h 内发生）

（1）如内痔结扎术，多因结扎线滑脱，结扎线未结扎紧发生松脱或由于手术时残端留得过少又未采用缝扎令结扎线滑脱所致。

（2）切口超过齿线以上，从黏膜层到黏膜下层和肌层之间，由于此处血管极为丰富，如处理不当容易导致出血。

（3）手术切口过大，对活动性出血点未及时处理，待血压回升，肛门创面压迫不紧乃引起创面出血（高血压患者多见）。

2. 继发性出血（出血在术后 24 小时后发生）

（1）内痔结扎术后 7～12 天内痔核坏死脱落时，因大便干燥、扩肛或剧烈活动时造成创面损伤和血栓脱落发生出血现象。

（2）痔核坏死后结扎点部位继发感染，组织坏死，血管容易破裂而发生出血。

（3）痔核内注射了浓度过高、药量过大、部位过深的硬化剂。或结扎后注射坏死剂，操作者打结不紧，令坏死药液渗透到黏膜下肌层，引起坏死出血。

3. 疾病因素

（1）凝血功能障碍：如血液病、白血病、血小板减少、纤维蛋白、凝血因子缺乏等。

（2）门脉高压症：肝硬化、腹内肿瘤、腹水等均可引起门静脉回流障碍产生原发性出血和继发性出血。

（3）长期服用抗凝药，如阿司匹林、华法林、氯吡格雷等。

（二）处理方法

1. 原发性出血

（1）原发性创面渗血用明胶海绵、云南白药或止血粉敷盖创面，加压强迫止血。患者卧床休息，同时服用止血药物或肌注止血敏 250～500 mg、凝血酶 1～2 U，每日 2～3 次。也可静脉滴入，必要时用抗生素，以免发生感染加重出血。

（2）对内痔结扎术后的动脉出血因结扎线滑脱而出血者，应作血管结扎或创面缝合术止血。

2. 继发性出血

（1）凡在术后 7～10 天内大便带血或滴血者，可服用止血药物，如三七粉和维生素 K。给予润肠剂，如麻仁丸。稳妥办法是在减少肛门疼痛的情况下用肛门镜检查肛门直肠内有无出血坏死病灶，以便对症治疗。

（2）凡出血较多经一般处理无效时，大多见有搏动性动脉出血。应在麻醉下充分暴露病灶的同时找到出血点缝扎止血。

（3）如是广泛性渗血不止，可在出血点基底部用含肾上腺素的湿纱布压迫，或用云南白药压入渗血处。上述方法效果不明显，可采用下列方法：①纱卷压迫。②气囊压迫止血。

3. 大出血的全身治疗

（1）对大出血伴有休克者在局部止血时要马上控制大的活动性出血点，迅速治疗休克。吸氧、保持静脉开放、输液或代血浆，以补充血容量。保持收缩压在 12.0 kPa（90 mmHg）以上。严重的还可输血。

（2）对有出血倾向者可内服或肌注维生素 K、止血敏、云南白药、三七粉，或用中药益气摄血、凉血止血来辨证施治。

（3）由于肛门直肠手术大多为开放伤口又不控制排便，感染因素容易发生。因此保持大便通畅与抗感染要同步进行。

三、疼痛

肛门直肠术后的疼痛分两种：反射性疼痛和炎症性疼痛。轻者仅觉局部微痛不适，对全身无影响，重者坐卧不安、呻吟、身出大汗、影响休息及饮食。可为持续性或间歇性。一般术后 24 小时内较重，以后逐渐缓解，但排便、换药时可出现一时性加剧。

（一）病因

1. 手术中对肛门皮肤损伤过重，牵拉过多，缝扎及注射部位不正确，均可引起疼痛。
2. 因患者恐惧对疼痛极度敏感，肛门括约肌处于紧张状态，稍有刺激便可引起疼痛。
3. 因手术或感染、创缘水肿、便秘、异物刺激等可引起肛门疼痛。
4. 肛门狭小、大便时用力撕裂肛管皮肤引起疼痛。
5. 肛门局部大的创口愈合，因瘢痕挛缩压迫神经末梢而引起疼痛。

（二）处理方法

对轻微的疼痛、患者可耐受的疼痛不需要治疗处理，疼痛剧烈者应根据不同情况分别作如下处理。

1. 针灸：针刺长强穴、承山、足三里等穴。
2. 内服去痛片或肌注地佐辛 5～10 mg，哌替啶 50～100 mg。
3. 因排便困难发生疼痛者可服用麻仁润肠丸、枳术宽中胶囊等保持大便通畅。
4. 瘢痕疼痛：由于瘢痕压迫神经末梢引起的刺痛，一般不需要处理，重者可用热敷、理疗和激素局部注射，促使瘢痕软化缓解疼痛方面收到满意效果。
5. 炎性疼痛：术后肛缘水肿，可以向肛管内注入抗生素软膏，如红霉素、金霉素软膏。外敷四黄膏或用中药坐浴或用活血止痛散外敷。注意不可蹲厕过久或大小便次数过多。同时口服中药止痛合剂。
6. 坐浴：每次大便后用温水坐浴，可使肛门括约肌松弛，减少排便疼痛。换药时可以给患者肛内塞入洗必泰痔疮栓、九华栓、吲哚美辛栓，可减轻便后疼痛。

四、便秘

患者术后排便困难,轻者排便时费力,排便时间延长,排出粪便如羊粪球状,重者数日不排便,腹胀,头晕,恶心,需灌肠方能排出大便。

（一）病因

1. 患者术后因肛门疼痛不敢大便或控制大便,以致排便时间间隔过长,使肠内水分被吸收过多引起便秘。

2. 年老体弱、气血不足、血亏津伤或者因手术失血过多,气虚血耗、排便无力,使粪便在肠内停留过久,肠燥便结不易排出。

3. 肛门直肠手术如肛瘘、环状内痔结扎损伤齿线附近组织过多,致使排便反射减弱而导致排便时间延长,引起便秘。

4. 在肛肠手术中不可忽视有些患者由于饮食的改变,进食流质或半流质纤维素少的食物也可引起便秘。

（二）处理

1. 对症处理:便秘轻者可服用缓泻剂,如中药麻仁丸、乳果糖、酚酞、果导和液体石蜡等。术后便秘重者可以辨证施治,选用中药大承气汤等方剂化裁治疗。或用番泻叶 5 ~ 15 g 泡开水服。

2. 液体石蜡 50 ~ 80 mL 保留灌肠或用温水灌肠法,肥皂水 500 ~ 1000 mL 灌肠。

3. 人工抠便:患者粪块嵌塞时医者可戴指套或手套将其粪块掏出。此类多见老年患者,注意不可暴力损伤肛门直肠黏膜和软组织。临床上曾遇到因手指掏便不得法,引起直肠内大出血的案例,应给予足够重视。

五、发热

（一）病因

1. 患者因手术损伤和毒素刺激可引起体温升高。

2. 药物反应,如注射消痔灵和枯痔液等,常在临床见到患者有低热反应。但超过 37.5 ℃ 以上者要引起重视,结合血象,往往有并发症。

3. 患者因术后并发症,如上呼吸道感染、尿路感染及局部肛门直肠周围脓肿等均容易引起发热。但要严格鉴别,首先排除手术部位的问题。

4. 少数患者出现原因不明的长期低烧,要注意与其他疾病区别,以得到早期诊断和治疗。

（二）处理方法

1. 如肛瘘、肛门脓肿手术因组织损伤、局部炎症刺激、注射术的药液吸收等可出现低烧，无须特殊处理即可自行消退。

2. 全身或局部感染症状存在时应该按炎症处理，及时合理应用抗生素。

3. 原因不明的低烧，要在查明原因、排除身体中局部炎症病灶后再作处理。

4. 如注射消痔灵后引起的血象升高，发热达 38 ℃并有肛门部不适等，应引起高度重视。注意有无坏死血栓脱落甚至更危险的并发症。一旦有所症状，应该及时局部处理并伴以全身抗感染治疗。

六、感染

肛肠病术后感染是肛肠病治疗过程中较为常见的一种并发症。肛肠病术后感染常有以下分类方法：①就其性质来说可分为特异性感染及一般感染。②就其部位可分为腹部感染及直肠肛周感染。③就其程度可分为局部感染及全身感染。本节主要论述肛周感染。肛门局部周围汗腺和皮下脂肪小毛细血管比较丰富，同时此部位是大便必经之路，又是藏污纳垢的地方。利于细菌的滋生繁殖，所以容易造成局部炎症或全身感染。表现为：局部出现红肿热痛，伤口表面有脓性分泌物，有灼热感；如感染范围较大，可出现发热、头痛、乏力、食欲减退、脉搏加快等。实验室检查白细胞计数增加，以嗜中性为主。

（一）病因

1. 因手术创口处理不当，留有无效腔、血肿或引流不畅等继发感染。

2. 因手术创口大而深，在换药时将引流物遗留在创口内或手术中将纱布棉球遗留在伤口中，而后形成继发感染，创口不愈。

3. 因手术中消毒不严格，局部麻醉时操作不正规，将细菌脓液随针头或器械带入正常组织内。

4. 身体虚弱、多次手术，机体抵抗力下降也易继发感染。

（二）处理方法

1. 凡是局部肿痛者全身症状不突出、无发热、血象不高，可用中药肛肠洗剂坐浴，外敷四黄膏或青黛膏或用云南白药散外敷。

2. 脓肿已形成者除全身应用抗生素外应及时切开引流，以免感染扩散。脓肿初期或范围不大，治疗及时可改善症状，暂不手术。但局部病灶不会消失，还会反复，手术切开引流是根治的唯一手段。

3. 对于水中创口有假愈合或引流不畅者，应该及时将创口敞开，填入纱条引流，防止创口形成假愈合。

4. 对继发感染又并发大出血者，如外剥内扎术、痔注射术坏死出血者，在止血处理的同时要控制感染，尤其是给予抗厌氧菌药物。正确合理地应用抗生素和局部适时用药，促进创面修复。必要时对患者进行全身抗感染治疗。

七、水肿

混合痔的外剥内扎术、内痔单纯结扎或肥大乳头切除结扎、硬化剂注射等手术，由于局部血液和淋巴回流障碍，血管通透性增高，水分在组织间隙中滞留过多均可引起水肿。炎性反应渗出增加称为炎性水肿。

（一）病因

1. 由于手术不当而造成，如混合痔手术仅对内痔进行结扎而对外痔未作处理；切除皮瓣或缝扎不当影响了肛门局部淋巴和血液的回流。

2. 由于手术后患者小便困难，下蹲过久后将痔核脱出嵌顿发生水肿。

3. 作硬化剂内痔注射术时注射部位过低，药液扩散到肛门周围引起水肿。

4. 肛门局部的敷料过早松解，局部渗出增加或敷料填入肛门周围松紧度不一致而形成水肿。

（二）处理方法

1. 肛门周围水肿者可用中药熏洗。

2. 可用 $10\% \sim 20\%$ 高渗盐水湿敷局部。

3. 如水肿未形成血栓者，不必手术，用药后水肿可吸收；如水肿较大者需在严格消毒情况下作减压切口，有血栓形成者，摘除血栓。

4. 炎性水肿可外敷四黄膏和中药坐浴。

八、肛门直肠狭窄

肛门直肠狭窄是肛肠手术后较为严重的并发症之一。大多是由于手术损伤肛门组织严重，感染和药物腐蚀，瘢痕增生等原因使肛门直肠软组织弹力降低，并使肛管和直肠的管腔径缩小，造成排便困难，称为肛门直肠狭窄。又因为部位的不同、高低之别可分为肛门狭窄和直肠狭窄两种。

（一）病因

1. 由于手术时对肛门或肛管皮肤损伤过多，此种多见于环状痔外剥内扎术，直肠黏膜环切术。因为内痔结扎时分段过少、钳扎过深而造成肛管狭窄。

2. 因采用内外痔的药物腐蚀疗法损伤组织过多，形成环形或半环形瘢痕而致肛门狭窄、影响排便。

3. 采用硬化剂消痔灵行直肠脱垂注射术、痔注射术引起局部感染，广泛坏死容易造成瘢痕挛缩而致直肠狭窄。

4. 先天性肛管狭窄、重度肛裂手术时未作处理，术后也易加重狭窄。

（二）处理方法

1. 如肛裂、外剥内扎术、单纯结扎、注射术等，疑有狭窄者采用每 2～3 天扩肛 1 次。可以防止因创面粘连而引起的狭窄。

2. 对肛管和直肠环状瘢痕带可施行手术松解，深部者沿瘢痕处纵行分段切开环的基底部，也可在切开处注射曲安奈德，有瘢痕软化、炎症吸收的作用。

九、肛门失禁

肛门失禁的症状在临床上分为：完全性肛门失禁、不完全性肛门失禁和感觉性肛门失禁三种。

（一）病因

1. 高位肛瘘手术时切断或误伤肛管直肠环以及切除过多的肛门周围组织以致造成肛门失禁。

2. 复杂性肛瘘同时切断肛门左右两侧的外括约肌深层以及两处以上的切开肛门，都可影响肛门功能而造成不完全性肛门失禁。

3. 由于局部感染和挂线不当瘢痕形成过大，肛门收缩无力形成感觉性肛门失禁。

4. 年老体弱及多次肛门手术者尤易发生。

（二）处理方法

1. 肛管直肠环损伤或肛门、肛管组织缺损过多造成的肛门失禁则应做肛门括约肌修补术。

2. 因肛管上皮缺损瘢痕过大的感觉性失禁应做皮瓣移植术。

3. 手术时解剖必须清楚，对肛瘘的走形、内口的深浅及与肛管直肠环的关系需在术前有详细的了解，手术操作规范，防止盲目开刀，给患者造成巨大痛苦。

十、腹胀

肛肠外科手术后，易引起腹部胀气．原因有消化管扩张，消化管内容物停滞；腹壁肥厚、肠腔内积液（术前洗肠），消化管的功能异常等。而肛肠外科手术后，往往在自身原因的基础上加重了腹部胀气。排气不畅引起腹痛及食欲不振，临床治疗上除中西药对症治疗外，也可肛管排气。为预防肠胀气，手术结束时留置乳胶软管 5 cm 在肛管肛门处，便时随之排出。

十一、创面愈合缓慢

肛门直肠手术后，创口受粪便污染，常有轻微感染。但由于肛周血管、淋巴、神经丰富，对感染有较强的免疫力，再加创面的引流通畅，一般不影响创面愈合。如因手术不当或术后换药不妥或因身体因素等即可引起创面愈合缓慢。

（一）原因

1. 手术方法不当如切除皮肤过多，组织损伤严重，使创面再生能力降低。或者肛缘皮赘遗留较多，术后水肿，创口引流不畅，引起创面久不愈合。

2. 创缘感染是影响愈合的重要原因。当局部抵抗力低时，易于感染。感染所致的组织坏死、血管栓塞、低氧状态等都可能影响愈合。

3. 肠腔内排出的刺激性分泌物，如慢性溃疡性结肠、直肠炎等疾病，均能影响创口愈合。

4. 全身疾病，如贫血、营养不良、结核病、糖尿病及维生素缺乏症等。

（二）处理方法

1. 患有全身疾病，应给予全身治疗，如结核病需抗结核治疗；血糖高需用控制高血糖的药物；贫血者给予口服补血药，严重贫血可给予输血；应用西药的同时，给予中药调理。

2. 局部处理：局部保持引流通畅，防止假愈合。如创面肉芽较多或腐肉残留时，要及时搔刮清除。外用生肌粉或塞霉氨粉以促进生肌，如为结核感染，局部需加以抗结核药物。如无特殊原因的生长缓慢，可以局部应用表皮生长因子促进创口愈合。

第五章 肛肠病中医药临床研究

第一节 肛肠病中医研究策略

对于中医药科研来说，由于中医药研究自身的特点，中医药临床问题相对西医临床问题可能更为复杂。通过中医相关指南、系统综述等文献检索来确定临床问题，提出合理的假说，可能更便捷有效。确立临床问题应围绕研究问题的五个要素进行构建，要遵循 PICOS 原则，即研究对象（participants，患者或某一具体病症，P）、干预措施（interventions，所施加的干预措施，I）、对照措施（comparisons，相比较的干预措施，C）、结局指标（outcomes，有关的临床结局，O），和研究类型（study design's），也就是 PICOS 原则。西医指南中临床问题 PICOS 的确定相对简单，但是，中医药研究中除了诊断标准，还需要辨证，包括人、病、证、症、时。病证结合模式是客观评价中医疾病疗效的科学方法，是中医疾病诊疗观由"辨病"向"辨症与辨病结合"转变的结果。

一、现代肛肠病中医药临床研究要素

（一）目的

推动中医临床研究的创新，继承中医经典理论和治疗特色，处理好二者之间的关系。从有效的临床疗效中发现规律，结合中医经典理论，发掘出科学性的创新学说；经过验证后，能够提高临床疗效和学术水平，再继续进行相关研究。在研究过程中，合理的运用现代的技术，能将传统的方法同现代研究方法有效的结合。

（二）选题

科研立项、研究成功的前提是选题，研究者要具有敏锐的临床观察能力，从临床工作中发掘、总结出合理、切实可行、满足中医药发展的经验和理论。科研选题要遵循以下几点：

1. 需求性：选题的出发点要面向临床、生产和现代化，能够创造良好的社会和经济效益。

2. 创新性：创新是中医药科研选题中的基本原则。创新主要是对前人没有认知以及没有全部解决的问题进行研究，或者在前任研究的基础上进行升华，要具有新颖性。也可以对于已有的成果进一步深入研究和修正。

3. 科学性：临床研究选题一定要具有临床实践，具有客观事物以及合乎逻辑的推理。

4. 可行性：科研的选题要从实际出发，根据本人、本单位等提供的客观条件，进行科

学选题。结果不明确或者难以完成、周期过长的都不是一个好的科研选题。

（三）设计

1. 文献查阅：确定选题后，接下来关键的工作是研究设计问题。为了达到预期且可靠的科研结果，在研究过程中，能够更好地将传统研究方法同现代研究方法相结合，研究者首先要进行大量文献阅读、传统方法研究，其次要运用现代化科研技术和验证方法。研究出的结果不但要符合传统中医基本理论，还要能够经受起现代技术的验证。在对技术指标进行选择时候，不但要说明问题，而且要考虑到实验条件和时间等客观性因素。

2. 建立假说：建立假说在选题环节中起到关键性的作用，在选定题目后，对于将要研究的问题进行详细的思考，根据所掌握的理论和事实设计一个在猜测和方法去解决将要研究的课题，这就需要科研工作者建立假说。然后根据所建立的假说来进行试验设计，按照设计去研究问题和解决问题，用于验证、修改和完善，甚至上升为理论。

3. 在研究设计中要做到：选题明确，试验设计正确，统计学设计、研究因素合理。对象以及观察指标的选择要合理，设计过程规范严谨，技术路线清晰，方案可行，步骤合理和方法先进。

二、现代肛肠病中医药临床研究方法

（一）科研步骤

选题→形成假说→定题→文献检索→科研设计→实验→数据收集→数据整理统计→分析、总结→形成科研论文、报告、答辩、发表、专利、推广。

（二）研究类型

包括基础性研究、应用性研究、开发性研究、回顾性研究、前瞻性研究、实验研究、临床研究、调查研究等。

1. 中医的基础性研究包括中医藏象研究，证的研究，诊法、治法研究等。中医学应用性研究较多，特点是课题研究周期较短，效益显著，但需要基础理论研究成果作为指导，如某种疾病诊断的研究；一种新疗法的研究；某病发病率的调查；中药栽培、炮制等技术的研究，新药的研制及研究。开发性研究是对应用研究成果的进一步扩大或转化，它是运用基础研究和应用研究及实验知识，为推广新材料、新产品、新设计，新流程与方法等进行的研究。回顾性研究以现有结果为时间点，分析和认识其发生发展的原因，以对照的方法，逆向探索其因果关系，误差可能较大，所得结论的可靠程度较低，但是研究所需时间较短，耗费较小。与回顾性研究恰好相反，前瞻性研究从原因追踪结果，经长期随访最后取得资料，所需时间较长，人力物力消耗较大，但误差较小，所得结论可靠性高，多用来验证回顾性研究所得出的初步结论。

2. 新药的合成及其临床前研究，医学动物模型的建立，各种动物实验及各种检验方法等属于实验研究。因为涉及人体问题，实验研究结果只具有参考价值。

3. 临床研究是通过临床观察、病例分析或讨论以及各种临床试验等手段，了解疾病发生与发展的规律，深入探索疾病的本质，创建最佳的诊断治疗方法等所进行的认识活动。随机对照临床试验是中医药主要的研究设计类型。研究目的是评价某一诊断方法的准确性，最适合纳入的应该是诊断性试验和横断面研究。而如果研究关注的是病因或危险因素，病例对照研究或队列研究则是比较适合的研究设计类型。

4. 流行病学调查属于调查研究，调查和记录为取得资料的主要手段。

（1）体质学调查：体质分类是中医体质学研究的基础和核心内容。现代研究者对体质的分类研究主要以人体生命活动的物质基础——阴阳、气血、津液的盛衰虚实变化为主，以临床应用为目的，因此是一种体质病理分类法。中医治未病的观点，指导着中医临床的治疗。体质既取决于先天遗传因素，又受后天环境因素的影响，是先天禀赋和后天环境共同作用的结果。如湿热质、气虚质好发肛肠疾病，饮食、生活习惯是诱发因素，对不同地区肛肠病体质学的流行病学调查，有助于客观分析不同社会人口学人群的发病率，这对于发挥中医"因人制宜""因地制宜""治未病"的优势，使中医传统的个体预防阶段进入到群体预防阶段，提高人类健康素质具有重要的实用价值。

（2）中医病因流行病学调查：使人群发病率上升的因子就是病因，如果这个因子不存在，人群发病率就会下降。病因分为直接病因和间接病因。来源于环境因素、个人行为因素、卫生服务因素和遗传因素。这些因素与疾病存在必要或充分的逻辑关系。可以单一病因引起一种疾病；一种病因引起多种疾病；多种因素引起一种疾病；几种因素引起多种疾病。中医经过几千年的验证，有其独特的病因病机学说。如"风邪致病"，风伤肠络见内痔便血可以认为是一种病因导致的一种疾病；风邪还可致风邪犯肺的上呼吸道感染、风火牙痛的牙周炎、风扰清窍的眩晕等，是一种病因引起的多种疾病。许多病因（危险因素）相互存在联系形成一条病因链，多个病因链交错形成病因网，就是病因网络模型。

病因学研究的基本步骤：①观察：应用描述性研究，包括现场调查、回顾性调查、横断面调查等流行病学调查方法，观察疾病在人群中的发病特点、规律、相关因素，为进一步研究提供思路。②假说：用求同法、求异法、共变法、排出法、类推法建立假说。③验证：用病历对照研究、队列研究、实验性研究等方法，验证病因假设。④结论：运用综合分析方法，验证所一处的假设是否成立，导出结论。

（3）中医证候流行病学调查：围绕某一涉及人群广泛、当代社会突出的公共医疗卫生问题的中医病证，利用中医在此病证防治和辨证论治上的独特优势，回顾相关文献，归纳整理中医病因病机、四诊信息、中医证候及证候要素；根据所得信息条目制订专家咨询表进行专家咨询，并结合专家意见形成中医证候调查问卷；通过临床预调查及信度与效度的初步检验形成正式调查表，制订中医证候临床流行病学调查问卷。临床预调查如果显示具有较好的可操作性，进行克朗巴赫 α 系数信度分析，建构效度分析 KMO 检验、Bartlett 球形检验，结果显示具有较高的可靠性和一定的有效性，调查问卷具有一定的临床应用价值，进一步开展某一中医疾病中医证候流行病学调查。最终建立流行病学调查表进行调查，为下一步研究奠定基础。

三、现代肛肠病中医药临床研究特点、难点

（一）特点

1. 在临床观察和实验中大量运用了新技术和新产品，运用先进的研究和分析方法。

2. 对中医疾病的诊断采用国际通用或西医诊断标准。

3. 观察实验与中医理论体系相结合。如济川煎治疗阳虚型便秘动物实验研究等。

4. 研究成果的重复性和可靠性增强，对安全性的意识增强，形成了整体化、系统化、综合化的思维模式。

（二）难点

中医药研究中比较复杂的是干预措施。干预措施是否存在变异（如剂量、给药方式、给药次数和给药疗程的不同），这些变异是否会对结局有不同的影响？如不同剂量的药物产生的疗效会有所不同。另外，还需要明确怎样处理所关注的干预措施和其他干预措施相结合的试验（如中西医结合治疗与西医治疗比较的试验）。对于中医药研究，如果干预措施为中药，需要界定药味组方及其产地、收获季节、药用部位、加工处理方式、质量控制方法等，中药复方要对其中的成分进行界定。若干预措施为非药物疗法，如针刺需要对穴位、手法、针灸师资质等加以界定。对照组的选择是解释两组治疗效果差别或等效性的关键。合理的对照包括阳性对照（肯定有效且效果已知的治疗措施，如某阳性药物对照）和阴性对照（肯定无效的治疗措施，如安慰剂对照和无治疗对照）。以下比较的结果将无法解释：治疗 A 与效果不明的治疗 B 比较，治疗 A 加辅助治疗与无治疗或效果已知的治疗 B 比较，治疗 A 与效果已知的治疗 B 加辅助治疗比较。结局指标不宜过多，不仅要包括有效性结局，还要包括安全性结局，分别评价干预措施的获益和风险。循证医学强调终点结局，如生存率、致残率、生活质量等其他相关的结局指标，如间接指标（实验室检查），这些指标虽然没有临床终点结局指标重要，但对于解释疗效或决定干预的完整性会有帮助。此外，还需要考虑结局的测量方式和时间。如结肠传输试验中，口服标志物和改良结肠传输试验的不同，检查正好处于患者便秘缓解的时间段上，都会有不同的结果。

在确定结局指标时，除了要考虑指标的临床重要性，还要体现中医药治疗的特色优势，并在结局指标中显现出来。

四、医学证据的分级推荐评估体系

明确定义了证据质量和推荐强度，清楚评价了不同治疗方案的结局。中医目前没有健全的医学证据分级推荐体系。

（一）国际证据推荐体系

1. Grade 系统：是临床研究的必经之路，把证据分为高、中、低、极低四个等级，推荐分为强推荐和弱推荐。操作系统配有简单的使用说明，在治疗和预后研究领域广泛应用。

2. OCBEM 标准：操作系统较复杂，缺少简洁的应用工具，在病因及经济学评价方面处于权威优势，但缺少推荐意见的强度分级。

（二）中医临床研究的结局指标

基本采用 1~9 分的范围内打分：7~9 分表示该结局指标对临床决策起至关重要的作用，4~6 分表示该结局指标重要，1~3 分表示该结局指标不重要。

五、肛肠科常用调查及评价标准

（一）肠道准备评估量表

1. 阿罗奇克量表（Aronchick 量表）：第一个被验证及广泛应用的肠道准备量表。
2. 渥太华量表（OBPS 量表）。
3. 海尔菲德量表（HCS 量表）。
4. 波士顿量表（BBPS 量表）。

（二）肛门功能评估量表及问卷调查

包含等级评分量表与总分评分量表两类。
1. 国外常用的等级评价量表包括 Parks、Broden、Keighley、Hiltunen、Kirwan、Corman、Williams、Rainey 和 Womack 等，根据大便类型分为固体、液体、气态，是通过患者对控气、控液、控固体便能力的强弱进行分级。
2. 常用的包括 Wexner、Vaizey、Pescatori、AMS 4 种肛门功能评估量表，为总分评价量表。是在排便类型的基础上增加了排便频率、是否使用衬垫、生活方式是否改变、是否使用收敛大便的药物、能否控便 5 个方面进行评估并给予得分，得分低者肛门功能较好，反之较差。

（三）肛门直肠重建后生活质量的评价方法及标准

1. Kelly 评分法。
2. Holschneider 评分法。
3. 张庆荣、王平治、席忠义等采用的四级评估法。
4. 徐忠法"5 项 10 分制"评估标准。

（四）功能性肠病量表

1. 胃肠道症状评估量表（GSRS）。
2. 消化不良问卷（LDQ）。
3. 功能性能肠病严重指数（FBDSI）。
4. IBS 症状量表（IBS-SSS）。
5. 便秘临床评分量表（CCS）。

6. 便秘生活质量量表（PAC-QOL）。

（五）心理测评量表

汉密尔顿抑郁量表（HAMD）。

第二节　中医医案

医案又称诊籍、脉案、方案、病案。是按照中医传统诊疗模式重点记录中医临证事实和诊疗思维活动的医学文献。中医名家的辨证论治及学术思想都具体体现在医案中，具有极其重要的学术地位。中医医案不同于病历，虽然两者都是诊疗记录，但病历是记录患者健康状况和疾病过程的医学文献，医案是在病历基础上的升华。病例以患者为中心，医案是以疾病为中心。

一、医案的选题

选题是医案写作的第一要务。选题上要把握一个"精"字，要体现中医特色优势。即医案选题必须具有典型性、代表性。

①案例的诊断不明确。正是因为诊断不明确，所以选择此类素材作为案例，才有探讨的价值。②案例的治疗比较棘手，不论是现代医学，还是中医都缺乏行之有效的处理措施，或者疗效不确切，或者付出的医疗成本和医疗代价巨大等，如白血病、再生障碍性贫血、AIDS 等。③少见病、罕见病，此类案例极具有探讨的价值，理所当然的是中医医案选题的素材。④最新、最近出现或流行的疾病。⑤临床症候表现特殊、怪异之病症。⑥临床症候简单。临床症状体征越简单，临床诊断的可能性就越多，也最能体现医者的思辨能力。⑦危急重症最能体现中医临床水平，最能体现中医整体观与辨证论治的水平。

二、医案的记录

（一）真实有效

真实性和疗效性是中医学医案记录的关键，它验证了中医理论的正确性、科学性。医案记载的临床疗效不确切，不仅不能为参阅者提供临床借鉴，反而会误导后学者。清代著名医家叶天士所著《临证指南医案》都是如实地记载临床疗效，该书真实地反映了叶天士的临床水平。吴鞠通在参阅该书的基础上，整理总结出的《温病条辨》，被后世医家誉为"羽翼伤寒"之作，方中的银翘散、桑菊饮、宣痹汤、清营汤等都是出自《临证指南医案》的医案处方记载，此足以证明疗效对于医案整理的重要性。

（二）记录完整

医案遴选，尽量做到临床资料的完整、齐全。这些临床资料，不仅仅包括患者就诊的基本信息、望闻问切四诊获取的资料，还包括患者相关的实验室检查、影像资料、病检结果

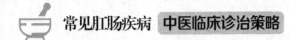

等。临床资料信息详尽、齐全，不仅仅对于医案的整理、分类有帮助，而且便于后学者的学习参阅，更为中医科研提供基础。

（三）精辟阐释

医案的解读必须引经据典来进行诠释，或解读病名，或诠释病机，或阐述方药心得体会等，最能体现医者对于疾病的认识和思辨能力，体现辨证论治的水平，体现个人独到的临床经验和学术思想，因此医案的解读最能体现中医自身的特色。

三、突出重点

医案的撰写，先列提要，突出重点。提要是医案的大纲，起到提纲挈领的作用，读者根据提要内容，很快可以把握医案的主题及内容。

（一）医案文体常用的方式

正叙法、倒叙法、夹叙夹议法等。

1. 正叙法，即先列证候，再论病因病机。其特点在于突出临床症状和体征，然后才对其病因病机进行归纳描述，由浅渐深，朴实明了，使读者一目了然，易于仿效，是初学者常用的写法。

2. 倒叙法，即先论病因病机，再叙证候治疗。其特点在于突出病因病机，对证候的描述则很简略，将可能出现的证候寓于病机的描述之中，其寓意深刻。多为高年资中医所沿用。

3. 夹叙夹议法，即症状体征与病因病机交织叙述，着重对临床证候从病因病机诸方面予以一一分析，引经据典的解读，具有分析细腻、说理透彻、条理清晰之特点。

（二）重点突出

医案重点在于对于疾病"辨证"与"论治"的思辨过程，同时也要注重遣方用药的精巧之处。

医案要完整地表达出医者对于疾病辨识的思维过程，包括对于望闻问切四诊资料收集与分析，诊断与鉴别诊断的要点，疾病的转归预后判断等，尤其要凸显中医的辨证论治全过程。对于诊断与辨证特殊有意义的四诊资料，要逐一点出。

遣方用药是辨证施治最核心的环节，用方如用将，用药如用兵，方药的选择一定要"精准"，即遣方"精练"，用药"准确"，方证对应。每一首方都有严格的适应病证及禁忌证，把握好每一首方的用方指征，尽量用经方、古方，加减变化必须根据病情而定，每增减一味都必须有充足的理由和证据。遣方用药的过程，如实的记载在医案当中，必将为医案增色不少。

四、思辨能力

医者最难把握的就是疾病的传变，医案中最要体现的也是对于证候变化的记载。而对于疾病转变的把握，对于变证的应对措施最能反映医者的学术思想、临床功底及应变能力，因此医案中要反映这些思辨细节。

疾病的传变有各自的规律，医案中要展示这种传变规律：伤寒病有六经传变基本传变规律，也有合病、并病、两感等特殊情况；温热类温病有卫气营血传变规律，也有"逆传心包""卫气合病""气血两燔""邪伏外感"的特殊传变；湿热类温病有三焦传变规律，也有从寒湿化、从热燥化的特殊类型；温毒类温病有起病急、传变快的特点，也有壅滞局部特殊情况。内伤杂病的传变，多在气血津液、经络、脏腑之间发生，可以参考气血津液学说、经络学说、脏腑学说、五行学说的相关理论进行把握。

五、按语精练

按语是针对该病案所做的一种归纳、总结，是从理论上进一步阐释，应包括审因论证、辨证依据、病理特点、论治议药、疗效评价、学术独到见解阐述等方面内容。因此，按语是医案编写中最重要、最精彩的部分，也是最难写的部分。要熟练、准确地把握对疾病的辨证论治、方解，特别要对所选用药物的功能和彼此配伍的功能分析精准。要求与初诊、复诊所述紧密吻合，必须切中肯綮。例如，如何取舍四诊资料（舍脉从证、舍证从脉等），如何切入辨证纲领，如何把握病机，如何确定治则治法，如何组方用药等，应将处方用药和患者病证、病机、发病有机结合起来，分析主诊者综合运用理、法、方、药的特点，要侧重病因病机分析、方解、病情演变分析、调整方案分析、疗效分析，突出特点、重点，归结本案临证思辨特点是关键，如实体现主诊者的临证经验和独家心法，提示后人可思、可学之处，给读者临证以启迪。

因此，医案按语要做到"千锤百炼"，不能将中医医案"按语"写成西医学临床观察报告中的"讨论"，不能引经据典时生搬硬套或张冠李戴，既失去了传统医案的风采，又失去了中医药文化的光泽。同时也要注意按语一定要中肯，应避免空洞的议论，更不能牵强附会，真正做到对客观事实做出学术上的如实评价。

第三节　中医药在肛肠科 ERAS 的应用

在临床工作中，医生们认识到，手术即是一种治疗，也是一次创伤。如何将术前、术中与术后的治疗处理联合起来获取最佳的疗效一直是临床医生的思考范畴。早在 20 世纪 80 年代就提出了"围手术期"（perioperative period）的概念。1997 年丹麦的 Kehlet 教授首先提出了"快速康复外科"（enhanced recovery after surgery，ERAS），从外科、麻醉、护理、营养等学科的角度通过优化一系列围手术期处理措施，减少手术创伤给患者心理、躯体造成的应激反应和重要器官的功能紊乱，维持患者内环境稳定，减少术后并发症，达到加速患者术后康复、缩短住院时间、降低住院费用的目的。2015—2016 年，英美学者提出了"围手术期外科之家"（perioperative surgical home，PSH）、"围手术期医学"（perioperative medicine）的医疗组织形式，在 ERAS 的基础上细分不同的疾病和患者群体，将术前、术中、术后作为一个整体进行干预处理，从而使患者获得最大收益。

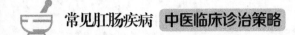

　　"快速康复外科"在结直肠外科的临床实践中取得一定成绩。得到大量的循证医学研究验证，并且在不断充实和细化内容。"快速康复外科"理念获益体现在：①提高治疗效果。②减少术后并发症。③加速患者康复。④缩短住院时间。⑤降低医疗费用。⑥减轻社会及家庭负担。与传统方法相比，快速康复计划对器官功能有保护作用，其优点有早期下床活动，可以更好地维护术后肌肉功能；早期恢复胃肠蠕动功能，能增加活动能力，增强心血管功能。快速康复计划能减少并发症、降低再住院率，而不影响安全性，还增加了患者的满意度。可以提高医疗效率30%，即缩短30%的住院时间。ERAS实施要点主要包括：术前告知患者手术计划以取得患者的合作、适当的术前营养支持、合理的麻醉方法、积极采用微创技术、不常规应用鼻胃管和引流、术前应用镇静止痛剂（非鸦片类）、应用持续胸段硬膜外置管止痛、术后早期促肠蠕动、术后早期经肠进食、术后早期患者下床活动等。在这些措施中，除提到应用微创外科外，其他的手术技术操作主要是改善了围手术期处理，亦即采用各种已证实有效的方法以减少常见并发症，减少患者的痛苦，减少医疗措施带来的应激，加速患者术后的康复。

　　中医药应用于外科治疗历史悠久，疗效显著，特别是中西医结合的治疗更能降低不良反应，取得事半功倍的效果。近年来，中医临床医生在准确把握"快速康复外科"的基础上，把"快速康复"作为围手术期中西医结合的重要研究方向。有学者提出了具有中国特色的围手术期中医快速康复外科（Chinese medicine in enhanced recovery after surgery，CMERAS），将微创手术、快速康复技术以及中医药三者优势有机结合起来，开展了较多临床研究和实验研究，积累了较为丰富的临床实践经验。这些研究成果包含了术前、术中和术后的干预，对于促进手术患者的快速康复具有一定意义。①术前评估和有效的中西医结合干预。术前科学评估有利于正确的手术决策；合理的术前准备包括利用中医中药"通里攻下"的治疗原理开展结直肠手术前肠道准备，在一定程度上取代传统的抗生素肠道准备，减少了抗生素带来的不良反应；根据中医学虚则补之的治疗原则，运用中医中药可改善患者的营养状态，为手术创造良好条件。②将中医"扶正祛邪"的理念运用于新型手术设备和手术技巧之中。手术应激、术后疼痛和术后肠麻痹是影响术后患者康复的主要因素。中医学理论与现代手术技术的有机融合为围手术期中西医结合处理提供了新的理念，从而有利于减少手术应激。③术后并发症的防治。术后在常规禁食禁水、抗感染、补液、营养支持的基础上，中医汤剂内服、中药贴敷、中药保留灌肠、穴位针刺、穴位注射、耳穴等多种方法经过临床验证都是可行有效的，应用中医药调节全身功能，促进术后更快的康复。中医药在防治手术后并发症如术后感染、术口愈合、术后胃肠功能紊乱等方面有较好效果。张仁岭等在胃肠道手术后运用四君子汤加味临床观察，证实了四君子汤加味可以改善术后患者的营养状况，提高机体免疫力，降低肠黏膜通透性，对肠黏膜屏障功能有明显的保护作用。蒋奕红等选择不同组穴观察吗啡麻醉镇痛后并发症，针刺组与非针刺组比较肠鸣音次数增加，呕吐、瘙痒低于非针刺组。针刺在围手术期的应用得到重视，针刺辅助麻醉在术前镇静抗焦虑，维持循环稳定，减轻患者术后疼痛，降低术后恶心呕吐的发生率，降低应激反应等方面都有一定作用。谭旭仪等在全髋关节置换术围手术期常规治疗基础上配合益气活血通络汤可以有效改善术后血液流变学指标，促进髋关节功能恢复，减少并发症。总体来说，中医药在围手术期的治疗主要体现在术前干预镇静、抗焦虑、改善全身营养状况、运用通里攻下法更好地完成术前肠道准备，术中保持循环稳定，术后低麻醉并发症恶心、呕吐、头晕，加强镇痛效果，促进术后胃肠功能恢复，提前术后首次排气、排便时间，减少应激反应，提升免疫力和改善营养状况，中药辅助抗感染效果，减少抗生素使用量和使用天数。大量临床经验积累，进一步提高了临床疗效，丰富了快速康复治疗的内容，为中国特色新医学走向世界提供了平台。

第六章 常见肛肠疾病各论

第一节 痔

一、流行病学

痔是临床上最常见的肛肠疾病之一。我国中医肛肠学会于1975—1997年组织的疾病普查结果显示，国内肛肠疾病总的发病率为59.1%，其中痔的发病率最高（51.56%），占所有肛肠疾病的87.25%，内痔占痔的52.23%，其次为混合痔（21.05%），最低是外痔（14.04%）。一项于2013—2014年开展的对我国大陆地区31个省（自治区、直辖市）城市居民常见肛肠疾病流行病学调查结果显示，患有肛肠疾病的成年人占总调查人群的51.14%，其中痔的发病率最高（50.28%）。近期一项对上海市奉贤区5个农村社区18~80岁居民的流行病学调查结果显示，痔在被调查人群中的总患病率为40.27%，其中混合痔和外痔的患病率均显著高于内痔。中医辨证为湿热下注证和脾虚气陷证者在痔中医临床证型中占大多数（80.63%）。

二、西医研究进展

（一）病因学说

1. 静脉曲张学说：19世纪以来，Gallen和Hippocrates提出的痔静脉曲张学说曾经在痔发病学上占有主导地位，该学说认为：痔是直肠黏膜下和肛管皮肤下痔静脉丛淤血、扩张和屈曲形成的柔软静脉团。当时的解剖学研究支持静脉曲张学说。解剖发现痔内、痔外静脉丛的静脉壁本身的抗力较弱，容易淤血、曲张，是形成痔的主要原因。这种痔静脉曲张学说从切除痔组织的病理切片中也可得到部分支持。显微镜下可以清楚地观察到静脉扩张、管壁萎缩，管壁的中层和外层弹性组织被纤维组织代替，管壁中有时有炎症细胞，管壁内外有血栓形成。而且在电镜下也能观察到痔静脉丛确实发生曲张，有淤血存在，并且由于血管壁的通透性增高，间质组织水肿，静脉回流变差，导致动脉扩张。故痔是曲张的静脉团的观点容易被临床工作者接受。

2. 血管增生学说：该学说认为痔的本质是血管瘤。痔的组织实际上是一种勃起组织，与海绵体组织有相似之处，称为直肠海绵体。直肠海绵体是由大量的血管及平滑肌、弹力纤维、结缔组织构成，其增生和肥大可形成痔。这种直肠海绵体在肛管直肠的右前、右后、左中3个部位比较发达，故痔好发于右前、右后、左中3个部位，一般认为与直肠上动脉分支有关，即直肠上动脉分为左右 2 支，右支又分为右前和右后 2 支。一种否定的意见认为肛管黏膜下的终末分支和直肠上动脉的分支无关。在直肠海绵体中有丰富的动静脉吻合，这种血管称为窦状静脉。窦状静脉的发育特点是管壁胶质纤维多，肌性发育差，在其他因素如便秘、站立等作用下容易淤血形成血管瘤样肿大，从而产生痔。但人们又发现按照该理论治疗痔，无法解决术后复发率高的问题，并且手术后存在感觉性大便失禁、肛门渗液等现象。同时根据痔是血管瘤这一学说推断，痔应该是先肿大，随后才是出血，这显然与临床不符。所以这种说法显然不符合痔的本质。

3. 肛垫学说：1975 年 Thomson 首次提出了对痔本质的新认识，即有名的肛垫学说。该学说认为：肛垫实际上是肛管正常的解剖结构。在齿线上方有宽 1.5 ~ 2.0 cm 的环状组织带，即原来称为痔区的部分，在右前、右后和左侧形成厚而柔软且高度特化的血管性衬垫，简称肛垫。肛垫内含血管、平滑肌和弹力结缔组织，在协助括约肌维持肛管的正常闭合以及精细控便等方面起着重要的作用，这也说明了痔切除术后相当一部分患者肛门自制功能受损的原因。肛垫的平滑肌又称 Treitz 肌，其功能是防止肛垫滑脱。Treitz 肌随着年龄增长退行性变加重，变得扭曲松弛，自然断裂，肛垫下移，从而导致痔的发生，这就是肛垫下移学说。排便努挣和不规则的排便习惯是造成肛垫下移和淤血的原因。

（二）诊断

1. 分类及临床表现：根据发病部位的不同，可将痔分为内痔、外痔和混合痔。

内痔是肛门齿状线以上，直肠末端黏膜下的痔内静脉丛扩大曲张和充血而形成的柔软静脉团。内痔的主要临床表现是出血、脱出、肛周潮湿、瘙痒，可并发血栓、嵌顿、绞窄及排粪困难。目前国内外最为常用的一种内痔分类方法是 Goligher 分类法，该方法根据痔的脱垂程度将内痔分为 4 度（表 6-1）。

表 6-1　内痔分度

分度	症状
I	排粪时带血；滴血或喷射状出血，排粪后出血可自地停止；无痔脱出
II	常有便血；排粪时有痔脱出，排粪后可自行还纳
III	偶有便血；排粪或久站、咳嗽、劳累、负重时有痔脱出，需用手还纳
IV	偶有便血；痔持续脱出或还纳后易脱出，偶伴有感染、水肿、糜烂、坏死和剧烈疼痛

外痔是发生于齿状线以下，由痔外静脉丛扩张或破裂或反复发炎、血流淤滞、血栓形成或组织增生而成的疾病。外痔表面被皮肤覆盖，不易出血，主要临床表现为肛门部软组织团块，有肛门不适、潮湿、瘙痒或异物感，如发生血栓及炎症时可有疼痛。根据组织的病理特点，外痔可分为结缔组织性外痔、血栓性外痔、静脉曲张性外痔和炎性外痔 4 类。

混合痔是内痔和相应部位的外痔血管丛跨齿状线相互融合成一个整体，主要临床表现为内痔和外痔的症状同时存在，严重时表现为环状痔脱出。

2. 检查

（1）肛门视诊：视诊主要观察静息状态下肛外皮肤是否有红肿、瘘口、湿疹等，有无外痔突起或内痔外翻以及肛管形态异常，必要时可行蹲位检查。观察脱出内痔的部位、大小和有无出血，以及痔黏膜有无充血水肿、糜烂和溃疡。

（2）肛管直肠指诊：是重要的检查方法。肛管直肠指诊前应与患者进行必要沟通和提示，辅以油性物充分润滑手套，动作轻柔，用指腹轻柔按压再徐徐进指，判断肛管是否狭窄、肛门括约肌紧张度如何、肛管表面是否光滑，然后沿解剖学走行检查直肠中下段黏膜表面是否光滑、是否触及肿物或粪块，并通过静息、力排、提肛判断肛直角变化和肛门括约肌的协调性。退指动作亦要慢，同时观察指套是否沾染黏液脓血等分泌物。

（3）观察齿状线上下痔核形态和组织特点，同时判断是否合并有溃疡、裂损、肛乳头肥大、出血点和肠腔内积存的异常分泌物等。

（4）大便检查：隐血试验是排除全消化道肿瘤的常用筛查手段。作为最简便廉价的筛查手段，推荐常规应用。在患者知情同意下可推荐行粪便基因检测，该方法是一种无须肠道准备的新型肠癌检测技术，具有无创、方便和精准的优势，已经被纳入国际结直肠癌筛查指南。

（5）全结肠镜检查：符合以下情况的任何一项或多项，需行结肠镜检查：①年龄 > 50 岁（近十年内未接受过结肠检查）。②有消化道症状，如便血、黏液便及腹痛。③不明原因贫血或体重下降。④曾有结直肠癌病史或结直肠癌癌前疾病，如结直肠腺瘤、溃疡性结肠炎、克罗恩病、血吸虫病等。⑤直系亲属有结直肠癌或结直肠息肉。⑥有盆腔放疗史。⑦粪便隐血试验结果为阳性。

3. 痔的鉴别诊断：即使有痔存在，也应该注意与结直肠癌、肛管癌、息肉、直肠黏膜脱垂、肛周脓肿、肛瘘、肛裂、肛乳头肥大、肛门直肠的性传播疾病以及炎性肠病等疾病进行鉴别。

（1）直肠息肉：多见于儿童，脱出息肉一般为单个，头圆而有长蒂，表面光滑，质较痔核稍硬，活动度大，容易出血，但多无射血、滴血现象。

（2）肛乳头肥大：呈锥形或鼓槌状，灰白色，表面为上皮，一般无便血，常有疼痛或肛门坠胀，过度肥大者便后可脱出肛门外。

（3）脱肛：直肠黏膜或直肠环状脱出，有螺旋状皱褶，表面光滑，无静脉曲张，一般不出血，脱出后有黏液分泌。

（4）直肠癌：多见于中老年人，粪便中混有脓血、黏液、腐臭的分泌物，便意频数，里急后重，晚期大便变细。指检常可触及菜花状肿物或凸凹不平的溃疡，质地坚硬，不能推动，触之易出血。

（5）下消化道出血：溃疡性结肠炎、克罗恩病、大肠血管瘤、憩室病、家族性息肉病等常有不同程度的便血，需作乙状结肠镜、纤维结肠镜或 X 线钡剂灌肠造影等检查才能鉴别。

（6）肛裂：便鲜血，量较少，肛门疼痛剧烈，呈周期性，多伴有便秘，局部检查可见 6 点或 12 点处肛管有梭形裂口。

（三）非手术治疗

1. 饮食疗法：调整饮食结构，包括摄入足量的液体、膳食纤维以及形成良好的排粪习惯，对痔的预防和非手术治疗有重要意义。多项研究的结果显示，摄入充足的谷物纤维与降低患痔风险有关，甚至摄入膳食纤维可持续改善患者的出血症状，但摄入纤维对改善患者痔脱垂、疼痛和瘙痒症状的效果不明显。此外，便秘和异常的排粪习惯，如紧张、久坐、频繁排粪会增加患痔的风险。

2. 坐浴：坐浴是治疗痔的传统方法，常被临床医师所推荐。传统中医熏洗坐浴基本方：苦参五倍子汤加减（苦参、黄柏、马齿苋、五倍子、芒硝、花椒、石榴皮）有消炎、消肿、镇痛功效，适用于治疗痔急性炎性水肿疼痛患者。

3. 磁疗：近年来，磁疗也被临床医师推荐用于缓解痔急性发作期症状或痔术后水肿、疼痛等症状的治疗，其原理是磁疗棒在肛管内产生的横向、竖向磁场能改善血液微循环障碍，纠正组织缺血、缺氧，促进渗出物吸收，消除炎症。但目前仍缺乏 RCT 证实磁疗在治疗痔相关症状中的作用。

4. 药物疗法

（1）缓泻剂：主要包括以下四种类型：①口服纤维类缓泻剂：高纤维饮食或膨化剂，如小麦纤维素颗粒、卵叶车前子、车前草。②口服刺激性缓泻剂：番泻叶和比沙可得。③粪便软化剂：如液体石蜡、种籽油。④渗透剂：如乳果糖、氢氧化镁、山梨醇和乳酸。口服纤维类缓泻剂对痔患者具有良好的治疗作用，可缓解痔症状，减少出血，使用口服纤维类缓泻剂后，患者症状未改善和持续的风险降低了53%。

（2）静脉活性药物：静脉活性药物是一类由植物提取物或合成化合物组成的异质类药物，可用于治疗急性和慢性痔，其确切的作用机制尚不清楚，但已证明可改善静脉张力，稳定毛细血管通透性和增加淋巴引流。这类药物通常耐受性良好，有少量轻微的不良反应，如头痛、胃肠症状或刺痛感。柑橘黄酮片，作为最具代表性的一种静脉活性药物，它对痔症状和体征的显著改善作用已在大量的临床研究中得到证实。它能够快速有效地缓解急性痔患者的所有症状和体征，且具有较好的长期疗效。

（3）非甾体类抗炎药物：非甾体类抗炎药物是常用的镇痛药之一，临床上一般将其用于痔患者的术后镇痛。该类药物主要通过抑制前列腺素介导的化学或机械感受器增敏，从而起到镇痛作用，其特点是起效快、无麻醉性、不产生药物依赖，但可能引起严重胃肠道、肾脏以及心血管不良事件。

（4）局部外用药物：局部外用药物包括栓剂、软膏剂和洗剂。软膏洗剂常用于齿状线以下的病灶，而栓剂则用于齿状线以上的病灶。

（四）手术治疗

1. 注射疗法：注射疗法是一种介于手术和非手术疗法之间的一种治疗方法。它的基本原理是通过将药物注射到痔组织内及周围组织中，从而诱发痔血管闭塞、组织纤维化而使痔组织萎缩、出血停止等，其作用机制根据注射药物的不同而有所区别。常用的注射药物有消痔灵注射液、芍倍注射液、矾藤痔注射液、15% 氯化钠溶液、50% 葡萄糖溶液、5% 石炭酸杏仁油和95% 乙醇等。每种药物的治愈率和并发症发生率不同，其中95% 乙醇和5% 石炭酸杏仁油的治愈率高但并发症多，15% 氯化钠溶液和50% 葡萄糖注射液的并发症少但治愈率低，芍倍注射液、消痔灵注射液、矾藤痔注射液的治疗效果好且并发症少，但对注射技术的要求较高，并且有一些注射禁忌。例如，①纤维化明显的内痔。②结缔组织性外痔和血栓性外痔。③妊娠期妇女。④处于肛管急性炎性期或合并炎性肠病。⑤对芍倍注射液过敏。⑥合并严重的高血压病，心、肝、肾等脏器疾病，病情不稳定等。

2. 胶圈套扎法（rubber band ligation，RBL）：RBL 是应用橡胶圈对内痔进行弹性结扎的一种方法，其原理是通过器械将小型胶圈套扎在内痔的基底部，通常位于齿状线上方的不敏感区域，利用胶圈持续的弹性束扎力来阻断内痔的血液供给，造成组织缺血坏死、粘连和残存黏膜的脱落，坏死的组织通常会在术后 7 ~ 10 天内脱落。有研究表明 RBL 对 Ⅰ ~ Ⅲ度内痔患者的治疗效果均优于硬化剂注射疗法，但两种治疗方法的并发症发生率比较差异无统计学意义。相比其他器械疗法，RBL 治疗后复发的风险更低，但术后更容易出现疼痛；相比手术疗法，RBL 的成本效益更高，并发症更少，但复发率较高。因此，对于保守治疗无效的 Ⅰ ~ Ⅲ度内痔患者和不愿意接受手术治疗或存在手术禁忌证的Ⅳ度内痔患者，建议临床医师首先考虑 RBL。但需要注意的是，应告知患者 RBL 治疗后都会有不同程度的复发，可能需要重复治疗，并且术后可能会出现肛门坠胀、疼痛、出血、血栓性外痔和菌血症等并发症；极少数情况下，存在致死性感染风险。以下情况禁止施行 RBL：①凝血功能障碍或正在使用抗凝药物。②血栓性外痔。③严重免疫功能缺陷。④直肠及肛管有严重感染或炎性病变，如肛门直肠败血症、肛瘘、脓肿和瘘管、结肠炎、结直肠肿瘤。⑤有盆腔放疗史。⑥近3 个月内有行硬化剂注射治疗史。⑦妊娠期妇女。⑧糖尿病患者。

3. 痔切除术：传统的痔切除方法，采用的主要是外剥内扎术。鉴于对手术创面处理的不同，存在开放式和闭合式两种手术类型。其最具代表性的术式为 Milligan—Morgan 手术（创面开放式）和 Ferguson 手术（创面闭合式）。目前国内外开展的各种痔切除术大多基于这两种术式的演变。该方法治疗效果明确，成功率较高，仍然是Ⅲ ~ Ⅳ度痔患者的首选手术疗法和"金标准术式"。

4. 吻合器痔切除术（procedure for prolapsing hemorrhoids，PPH）：PPH 是一种利用圆形吻合器经肛门环形切除齿状线近端黏膜下层组织，从而引起肛垫侧移和供血动脉中断的一种手术技术。多项系统综述均对 SH 和痔切除术的治疗效果进行了比较，结果基本一致，相比痔切除术，SH 的短期效益更多，如术后疼痛更轻、伤口愈合效果更好，住院时间、手术时间和恢复正常活动的时间更短，术后出血、伤口并发症、便秘和瘙痒的发生率更低，患者的满意度更高，但行 SH 的患者术后脱垂的发生率和对脱垂的再干预率更高。TST 手术是一种在痔上黏膜环切术基础上改良而成的新型痔微创治疗技术。该技术的形成主要基于痔形成机制和病理结构变化，同时结合传统中医的"分段齿状结扎"理论，根据痔核的分布、数量及大小来调节痔黏膜切除的范围，避免切除完好的肛垫组织，最终实现既保护肛垫又切除病灶目的的微创痔手术理念。

5. 经肛痔动脉结扎术（hemorrhoid artery ligatoion，HAL）：HAL 通过结扎阻断供应痔核

的动脉血管，阻断痔供血，从而促使痔组织萎缩并减轻痔脱垂症状。与痔切除术相比，HAL 具有减轻术后疼痛和快速恢复工作能力的优势，但复发率较高。1995 年，Morinaga 等报道了多普勒超声引导痔动脉结扎术，该方法通过多普勒超声探头探测供应痔血流的动脉并进行缝合结扎来达到治疗痔的目的。

（五）痔的急症处理

1. 急性嵌顿痔：是痔的急症。根据患者情况可选择手法复位或手术治疗。早期手术并不增加手术风险及并发症；对嵌顿时间长或痔表面糜烂坏死者，可局部应用解除括约肌痉挛的药物；对嵌顿痔手法复位失败、嵌顿时间长而出现绞窄坏死者，应采取手术治疗以解除嵌顿、去除坏死组织、预防感染。

2. 血栓性外痔：是痔的急症。对发病早期、疼痛剧烈、肿块无缩小趋势者，可急诊手术。发病超过 72 小时宜采用保守治疗。

3. 妊娠、产后早期的痔：首选保守治疗。对痔的严重并发症和药物治疗无效的患者，应选择简单有效的手术方式。禁用硬化剂注射。

4. 痔出血并发贫血：应注意排除导致贫血的其他疾病，积极采取硬化剂注射、手术等治疗。血红细胞或血红蛋白达到危急值的同时输血治疗。

5. 痔合并免疫缺陷：免疫缺陷的存在（艾滋病、骨髓抑制等）是硬化剂注射和胶圈套扎的禁忌证。在手术治疗时，须预防性使用抗生素。

6. 高龄、高血压病、糖尿病患者的痔：以非手术治疗为主，病情严重者，应对相关疾病治疗，待其稳定后酌情选用简单的手术方法治疗。

总之，国外治疗痔的方法相对较少，国内治疗方法繁多，这主要与中医中药的加入有关。从使用便利考虑，大致可以分为无创和有创治疗两类。外科医生讨论最多、患者顾虑最大的是有创治疗。因此，ASCRS 在 2010 年修订的指南中把改变膳食、增加纤维和水分的摄入，保持良好排便习惯作为首选措施。提出治疗的 3 个渠道：①减少痔区血管分布和充血。②减少痔区炎症。③增大痔区组织对直肠壁的附着，以减少脱出。并且强调应该在药物治疗无效时才考虑手术。手术的首选是套扎、硬化剂注射和红外线凝结。临床上我们应该遵循以上治疗原则，严格手术指征，不要为了利益而选择非最佳治疗方案。在损害患者利益的同时给医疗安全带来不稳定的因素。

三、中医辨证论治

（一）《中医病证诊断疗效标准》

1. 内痔的诊断依据、证候分类、疗效评定：内痔系发生于齿线以上的静脉曲张团块，又称"里痔"。

（1）诊断依据

①便血，色鲜红，或无症状。肛门镜检查：齿线上方黏膜隆起，表面色淡红。多见于 I 期内痔。

②便血，色鲜红，伴有肿物脱出肛外，便后可自行复位。肛门镜检查：齿线上方黏膜隆起，表面色暗红。多见于Ⅱ期内痔。

③排便或增加腹压时，肛内肿物脱出，不能自行复位，需休息后或手法复位，甚者可发生嵌顿，伴有剧烈疼痛，便血少见或无。肛门镜检查：齿线上方有黏膜隆起，表面多有纤维化。多见于Ⅲ期内痔。

（2）证候分类

①风伤肠络：大便带血、滴血或喷射状出血，血色鲜红，或有肛门瘙痒。舌红，苔薄白或薄黄，脉浮数。

②湿热下注：便血色鲜，量较多，肛内肿物外脱，可自行回缩，肛门灼热。舌红，苔黄腻，脉滑数。

③气滞血瘀：肛内肿物脱出，甚或嵌顿，肛管紧缩，坠胀疼痛。甚则肛缘有血栓，水肿，触痛明显。舌质暗红，苔白或黄，脉弦细涩。

④脾虚气陷：肛门坠胀，肛内肿物外脱，需手法复位。便血色鲜或淡，可出现贫血，面色少华，头昏神疲，少气懒言，纳少便溏。舌淡胖，边有齿痕，舌苔薄白，脉弱。

（3）疗效评定

①治愈：症状消失，痔核消失或全部萎缩。

②好转：症状改善，痔核缩小或萎缩不全。

③未愈：症状和体征均无变化。

2. 外痔的诊断依据、证候分类、疗效评定：外痔系发生于齿线以下的静脉曲张团块或赘皮。

（1）诊断依据

①肛缘皮肤损伤或感染，呈红肿或破溃成脓，疼痛明显。多见于炎性外痔。

②肛缘皮下突发青紫色肿块，局部皮肤水肿，肿块初起尚软，疼痛剧烈，渐变硬，可活动，触痛明显。多见于血栓性外痔。

③排便时或久蹲，肛缘有柔软青紫色团块隆起（静脉曲张团），可伴有坠胀感，团块按压后可消失。多见于静脉曲张性外痔。

（2）证候分类

①气滞血瘀：肛缘肿物突起，排便时可增大，有异物感，可有胀痛或坠痛，局部可触及硬性结节。舌紫，苔淡黄，脉弦涩。

②湿热下注：肛缘肿物隆起，灼热疼痛或有滋水，便干或溏。舌红，苔黄腻，脉滑数。

③脾虚气陷：肛缘肿物隆起，肛门坠胀，似有便意，神疲乏力，纳少便溏。舌淡胖，苔薄白，脉细无力。多见于经产妇、老弱体虚者。

（3）疗效评定

①治愈：症状消失，痔消失。

②好转：症状改善，痔缩小。

③未愈：症状及体征均无变化。

3. 混合痔的诊断依据、证候分类、疗效评定：混合痔系发生于同一方位齿线上下，形成一体的静脉曲张团块。

（1）诊断依据

①便血及肛门部肿物，可有肛门坠胀、异物感或疼痛。

②可伴有局部分泌物或瘙痒。

③肛管内齿线上下同一方位出现肿物（齿线下亦可为赘皮）。

（2）证候分类

参照内痔、外痔分类。

（3）疗效评定

①治愈：症状消失，痔消失。

②好转：症状改善，痔缩小。

③未愈：症状、体征均无变化。

（二）中医辨证论治的研究

1. 病因病机

中医对本病早有认识。古人说："痔者峙也。"在古代，痔为突出之意，人于九窍中凡有小肉突出者，皆曰"痔"，不特生于肛门边，如鼻痔、眼痔、牙痔等。但现在痔即专指肛门痔。多因脏腑本虚，静脉壁薄弱，兼因久坐，负重远行，或长期便秘，或泻痢日久，或临厕久蹲努责，或饮食不节，过食辛辣肥甘之品，导致脏腑功能失调，风燥湿热下迫，气血瘀滞不行，阻于魄门，结而不散，筋脉横解面生痔；或因气血亏虚，摄纳无力，气虚下陷，则痔核脱出。

2. 治疗方法

（1）内治法

适用于Ⅰ期、Ⅱ期内痔，或痔核嵌顿继发感染，或年老体弱的内痔患者，或兼有其他慢性病，不宜手术者。

①风伤肠络

证候：大便带血、滴血或喷射状出血，血色鲜红，大便秘结或有肛门瘙痒。舌质红，苔薄黄，脉数。

治法：清热凉血祛风。出血。

方药：凉血地黄汤加减。大便秘结者，加润肠汤。

②湿热下注

证候：便血色鲜红，量较多，肛内肿物外脱，可自行回纳，肛门灼热，重坠不适。舌苔黄腻，脉弦数。

治法：清热利湿止血。

方药：脏连丸加减。出血多者加地榆炭、仙鹤草。

③气滞血瘀证

证候：肛内肿物脱出，甚或嵌顿，肛管紧缩，坠胀疼痛，甚则内有血栓形成，肛缘水肿，触痛明显。舌质红，苔白，脉弦细涩。

治法：清热利湿，行气活血。

方药：止痛如神汤加减。

④脾虚气陷证

证候：肛门松弛，内痔脱出不能自行回纳，需用手还纳。便血色鲜或淡。伴头晕、气短、面色少华、神疲自汗、纳少、便溏等。舌淡，苔薄白，脉细弱。

治法：补中益气，升阳举陷。

方药：补中益气汤加减。血虚者合四物汤。

（2）外治

适用于各期内痔及内痔嵌顿肿痛等。

①熏洗法：以药物加水煮沸，先熏后洗，或用毛巾蘸药液作湿热敷，具有活血止痛、收敛消肿等作用，常用五倍子汤、苦参汤等。

②外敷法：将药物敷于患处，具有消肿止痛、收敛止血、祛腐生肌等作用。应根据不同症状选用油膏、散剂，如消痔膏、五倍子散等。

③塞药法：将药物制成栓剂，塞入肛内，具有消肿、止痛、止血等作用，如痔疮栓。

④枯痔法：即以药物如枯痔散、灰皂散敷于Ⅱ、Ⅲ期能脱出肛外的内痔痔核的表面，其具有强腐蚀作用，能使痔核干枯坏死，达到痔核脱落痊愈的目的。此法目前已少采用。

3. 高频中药药理

（1）内服

根据 CNKI 数据库检索后发现内服中药常用以下药物：枳壳、黄连、当归、黄芪、黄芩、刺猬皮、防风、木香、白矾、甘草、地黄、槐角、槐花、地榆、槟榔、大黄、白芨。它们的药理如下：

①枳壳

性味归经：性温，味苦、辛、酸。归脾经、胃经。

功效与作用：理气宽中、行滞消胀。属理气药。

临床应用：一次用量 3~9 g，煎汤内服；或入丸、散。外用：适量，煎水洗或炒热熨。用治胸胁气滞、胀满产痛、食积不化、痰饮内停、胃下垂、子宫脱垂、脱肛等。

药理研究：升高血压；抑尿；抗休克；抑制胃肠运动；对子宫有兴奋或抑制双重作用。

②黄连

性味归经：性寒，味苦。归心经、脾经、胃经、肝经、胆经、大肠经。

功效与作用：清热燥湿、泻火解毒。属清热药下属分类的清热燥湿药。

临床应用：用量 2~5 g，煎服。用治湿热痞满、呕吐吞酸、泻痢、黄疸、高热神昏、心火亢盛、血热吐衄、目赤、牙痛、消渴、痈肿疔疮。外用适量，治湿疹、湿疮、耳道流脓。

药理研究：动物试验表明，黄连所含小檗碱有抗菌、抗病毒及原虫、抗炎、抗脑缺血、降压、抗心肌缺血及心肌梗死、抗心律失常、抑制中枢神经系统、止腹泻、抗溃疡、利胆、降血糖、抑制 DNA 的合成、抑制血小板聚集等作用。

③当归

性味归经：性温，味甘、辛。归肝经、心经、脾经。

功效与作用：补血活血、调经止痛、润肠通便。属补虚药下属分类的补血药。

临床应用：用量 6~12 g，煎服。用治血虚萎黄、眩晕心悸、月经不调、经闭痛经、虚寒腹痛、肠燥便秘、风湿痹痛、跌扑损伤、痈疽疮疡。

药理研究：降低血小板聚集及抗血栓；促进造血系统功能；降血脂及抗动脉硬化；抗氧化和清除自由基；增强免疫系统功能；抑制Ⅰ、Ⅱ、Ⅲ、Ⅳ型变态反应；对子宫具有兴奋及抑制的双向性作用；抑制前列腺增生；抗促性腺激素；抗辐射损伤；抗肿瘤；抗炎镇痛、抗损伤；保肝，利胆，促进消化，抑制胃肠的推动运动；抑制神经系统、松弛气管平滑肌、利尿、抑菌。可抑制离体动物的子宫而兴奋整体动物的子宫。藁本内酯对实验动物有平喘作用，对其中枢神经系统有抑制作用。抗贫血作用可能与所含的维生素 B_{12} 和铁、锌等微量元素有关。

④黄芪

性味归经：性微温，味甘。归脾经、肺经。

功效与作用：补气固表、利尿、托毒排脓、生肌。属补虚药下属分类的补气药。

临床应用：用量 9~30 g，治疗气短心悸、乏力、虚脱、自汗、盗汗、体虚浮肿、久泻、脱肛、子宫脱垂、痈疽难溃、疮口久不愈合、小儿支气管哮喘、慢性乙型肝炎、慢性肾炎和病毒性心肌炎。补气宜炙用，止汗、利尿、托毒排脓生肌宜生用。

药理研究：对核酸代谢有促进作用；增强造血功能；改善心肌功能，对抗心肌梗死；抗氧化、抗病毒、抗癌、改善肾功能和肾组织病理改变等。水煎剂具调节免疫、抗衰老和抗应激作用。

⑤黄芩

性味归经：性寒，味苦。归肺经、胆经、脾经、大肠经、小肠经。

功效与作用：清热燥湿、泻火解毒、止血、安胎。属清热药下属分类的清热燥湿药。

临床应用：用量 3~9 g，煎服。用治湿温、暑温胸闷呕恶、湿热痞满、泻痢、黄疸、肺热咳嗽、高热烦渴、血热吐衄、痈肿疮毒、胎动不安。

药理研究：黄芩具有较广的抗菌谱，体外试验，对杆菌、球菌有抑制作用，对流感病毒、皮肤真菌亦有作用，临床用于治疗病毒性眼病及上呼吸道感染有较好疗效。动物试验表明，水煎剂具有抗炎、免疫促进和镇静解热作用；提取物有抑制 HIV-1 生长的作用。具有抗微生物、抗变态反应、降血压、利尿、降血脂、抗血小板聚集和抗凝血、保肝、保护肾损伤的作用；低剂量促进免疫细胞增殖，高剂量则抑制；延缓白内障发生。

⑥刺猬皮

性味归经：性平，味苦。归胃经、大肠经。

功效与作用：降气、止痛、止血、涩精。属理气药。

临床应用：用量 3~10 g，煎服；或 1.5~3 g，研末服；或入丸、散；外用适量，研末调敷。用治胃脘疼痛、反胃吐食、疝气腹痛、肠风、痔漏、遗精、遗尿、脱肛、烧烫伤。

药理研究：刺猬皮有止血和促进平滑肌蠕动作用。

⑦防风

性味归经：性温，味甘、辛。归膀胱经、肝经、脾经。

功效与作用：发表、祛风、除湿。属解表药下分类辛温解表药。

临床应用：用量 4.5 ~ 9 g，煎汤，或入丸、散，外用适量，煎水熏洗。内服治疗感冒、头痛、发热、无汗、风湿痹痛、四肢拘挛、皮肤风湿瘙痒、破伤风等证。

药理研究：解热、降温；镇痛、镇静和抗惊厥；抗菌；抗炎；增强免疫系统功能；抑制离体的十二指肠、气管和回肠平滑肌收缩；抗组胺；抗凝血。防风煎剂或醇浸剂，给兔灌胃或给大鼠腹腔注射，有解热作用；给小鼠灌胃或腹腔及皮下注射防风煎剂及醇浸剂，有镇痛作用；肌内注射正丁醇提取物，可降低大鼠血液黏度；防风煎剂、醇浸剂灌服或腹腔给药，对大鼠、小鼠具抗炎及提高免疫力作用。防风煎剂具抗菌、抗病毒作用。

⑧木香

性味归经：性温，味辛、苦。归脾经、胃经、大肠经、三焦经、胆经。

功效与作用：行气止痛，健脾消食。属理气药。

临床应用：内服，煎汤，用量 3 ~ 10 g，或入丸、散；外用，适量，研末掺，调敷，或熬膏涂。用于胸胁、脘腹胀痛，泻痢后重，食积不消，不思饮食。煨木香实肠止泻。用治泄泻腹痛。

药理研究：有促进胃肠道蠕动、扩张支气管平滑肌、抗菌、降糖、抗肿瘤等作用。

⑨白矾

性味归经：性寒，味涩、酸。有小毒。归肺经、脾经、肝经、大肠经。

功效与作用：祛痰燥湿、解毒杀虫、止血止泻、燥湿止痒。属清热药下属分类的清热燥湿药。

临床应用：用量 1 ~ 3 g，研末服，或入丸、散；外用适量，研末撒，或吹喉，或调敷，或化水洗漱。用治痰饮中风、癫痫、喉痹、疥疮湿疮、痈疽肿毒、水火烫伤、口舌生疮、烂弦风眼、聤耳流脓、鼻中息肉、痔疮、崩漏、衄血、外伤出血、久泻久痢、带下阴痒、脱肛、子宫下垂、便血、湿疹、疥癣。

药理研究：白矾具有抑制病原微生物的作用，如抑制部分革兰阳性菌、革兰阴性菌、真菌；抗阴道滴虫；具有收敛作用。

⑩甘草

性味归经：性平，味甘。归心经、胃经、脾经、肺经。

功效与作用：补脾益气、止咳祛痰、缓急定痛、调和药性。属补虚药下分类的补气药。

临床应用：内服，煎汤，用量 2 ~ 6 g，调和诸药用量宜小，作为主药用量宜稍大，可用 10 g 左右；用于中毒抢救，可用 30 ~ 60 g。凡入补益药中宜炙用，入清泻药中宜生用。外用，适量，煎水洗、渍；或研末敷。治疗脾胃虚弱、中气不足、咳嗽气喘、痈疽疮毒、腹中挛急作痛、缓和药物烈性、解药毒。清热应生用，补中宜炙用。实证中满腹胀者忌服。

药理研究：甘草有促进肾上腺皮质激素分泌作用，抗炎、抗溃疡、抗过敏反应、抗癌、抗菌、抗病毒，促进胰液分泌，抑制离体肠平滑肌收缩，调节免疫功能，镇咳祛痰，抗突变，解毒，抗氧化，保护耳前庭功能，利尿，保肝，防止动脉硬化，抗脑缺血，预防糖尿病并发症等作用。

⑪地黄

性味归经：生地黄：性寒，味甘。归心经、肝经、肾经。鲜地黄：性寒，味甘、苦。归心经、肝经、肾经。

功效与作用：生地黄：清热凉血，养阴，生津。鲜地黄：清热生津，凉血，止血。属清热药下属分类的清热凉血药。

临床应用：生地黄，用量9~15 g。鲜地黄，用量加倍，水煎服。生地黄，常用治热病舌绛烦渴、阴虚内热、骨蒸劳热、内热消渴、吐血衄血、发斑发疹。鲜地黄，用治热病伤阴、舌绛烦渴、温毒发斑、吐血、衄血、咽喉肿痛。

药理研究：提高免疫功能，降血糖，抗肿瘤，抗过敏，保护心血管系统，抗真菌，止血，抗弥漫性血管内凝血，抗炎。

⑫槐角

性味归经：性寒，味苦。归肝经、大肠经。

功效与作用：清热泻火、凉血止血。属止血药下分类的凉血止血药。

临床应用：用量6~9 g，煎汤内服；或入丸、散；或嫩角捣汁；外用，适量，水煎洗；研末调敷。用治肠热便血、痔肿出血、肝热头痛、眩晕目赤。

药理研究：降压，增强心肌收缩力，抗氧化，降低胆固醇，抗炎，提高耐氧力，促进淋巴细胞的转化，抗生育等。升血糖，家兔注射槐角浸膏后1小时血糖升高，同时出现尿糖，但此反应仅为一时性，注射后1日即恢复。抗菌，槐角含有杀菌物质，能对抗葡萄球菌及大肠杆菌。毒性，槐豆仁及槐豆仁连皮制成浸膏，于家兔皮下注射，可使红细胞减少；槐角浸膏注射于青蛙、蜥蜴及小白鼠，可使其中毒致死。

⑬槐花

性味归经：性微寒，味苦。归肝经、大肠经。

功效与作用：凉血止血、清肝泻火。属止血药下属分类的凉血止血药。

临床应用：用量5~9 g，水煎服。用治便血、痔血、血痢、崩漏、吐血、衄血、肝热目赤、头痛眩晕。

药理研究：抗菌，凝血，止血。药理研究表明，所含芸香苷及苷元槲皮素能保持毛细血管的正常张力，降低其通透性，可使因脆性增加而出血的毛细血管恢复正常弹性。所含槲皮素可以扩张冠状血管，改善心肌循环，增强心的收缩力和输出量；并降低心率。有抗炎、解痉和抗溃疡作用以及对细菌、病毒和真菌均有抑制作用。

⑭地榆

性味归经：性微寒，味苦、酸、涩。归肝经、大肠经。

功效与作用：凉血止血、解毒敛疮。属止血药下属分类的凉血止血药。

临床应用：用量9~15 g，水煎服，外用适量，研末涂敷患处。用治便血、痔血、血痢、崩漏、水火烫伤、痈肿疮毒。

药理研究：止血，可使创面渗出液减少。抗感染，有利于烫伤创面愈合。此外，尚有降压、止吐、治疗急性肝损伤和对抗氧化氢诱发的溶血等作用。

⑮槟榔

性味归经：味苦、辛，性温。归胃经、大肠经。

功效与作用：驱虫、消积、下气、行水。属驱虫药。

临床应用：用量 3～9 g，煎服。用治绦虫、蛔虫、姜片虫病，虫积腹痛、积滞泻痢、里急后重、水肿脚气、疟疾。驱绦虫、姜片虫，30～60 g。

药理研究：驱虫，兴奋胆碱受体，抗病原微生物，抗高血压，抗癌。

⑯大黄

性味归经：性寒，味苦。归脾经、胃经、大肠经、肝经、心包经。

功效与作用：泻热通便、凉血解毒、逐瘀通经。属泻下药下属分类的攻下药。

临床应用：用量 3～30 g，煎服。用治实热便秘、积滞腹痛、泻痢不爽、湿热黄疸、血热吐衄、目赤、咽肿、肠痈疔疮、瘀血经闭、跌打损伤。外用适量，用治水火烫伤、上消化道出血。

药理研究：泻下成分为结合性蒽醌苷类，抑菌成分为游离性蒽醌。大黄不含土大黄苷，可作为鉴别正、伪品的依据之一。动物实验表明，提取物有泻下、抑菌、止血、促进胆汁分泌、降脂、降压和抗肿瘤作用，对消化系统有导泻、利胆、保肝、抗胃和十二指肠溃疡、兴奋肠管平滑肌的作用。

⑰白蔹

性味归经：性微寒，味苦。归心经、胃经。

功效与作用：清热解毒、消痈散结。属清热药下属分类的清热解毒药。

临床应用：用量 4.5～9 g，水煎服；鲜品捣烂或干品研细粉外敷。用治痈疽发背、疔疮、瘰疬、水火烫伤等。

药理研究：为外科常用中药，历代皆用治疮疡、疖肿等，以外用效果较好，近年来化学及药理方面的研究报道表明，水浸剂对共心性毛癣菌、奥杜盎小孢子菌、腹股沟表面癣菌等有抑制作用。另有报道，提取物醋酸乙酯可溶部分，对四氯化碳致小鼠肝损伤具有保护作用。

（2）外洗：根据 CNKI 数据库检索后发现外用中药共 53 味，使用比例高于 40% 的有 7 味药，依次为苦参、黄柏、大黄、芒硝、五倍子、白芷、冰片，接下来是蒲公英、金银花、当归、黄芩、黄连、红花、槐花、蛇床子。它们的药理如下：

①苦参

性味归经：性寒，味苦。归心经、肝经、胃经、大肠经、膀胱经。

功效与作用：清热燥湿、杀虫、利尿。属清热药下分类的清热燥湿药。

临床应用：用量 4.5～9 g，内服煎汤，或入丸散，治疗热痢、便血、黄疸尿闭、赤白带下、阴肿阴痒、湿疹、湿疮、皮肤瘙痒、疥癣、麻风；外用适量，煎汤洗患处，治疗滴虫性阴道炎。

药理研究：煎剂及其中所含苦参碱给家兔口服或注射，皆可产生利尿作用；煎剂在试管中高浓度对结核杆菌有抑制作用；煎剂、水浸液在体外对某些常见皮肤真菌有抑制作用；醇浸膏在体外有抗滴虫作用；苦参碱注射于家兔，发现中枢神经麻痹现象，同时发生痉挛，重则呼吸停止而死。注射于青蛙，初呈兴奋，继则麻痹，呼吸变为缓慢而不规则，最后发生痉挛，以致呼吸停止而死，其痉挛的发作可能起因于脊髓反射的亢进。对家兔的最小致死量为 0.4 g/kg。有正性肌力作用，剂量过大则心脏出现自发性收缩及兴奋性降低；抗心律失常；抗心肌缺血；扩张血管，增加灌流量；可拮抗咖啡因的中枢兴奋作用；平喘、抗过敏；抑制免疫系统；升高白细胞；抗肿瘤、抗炎、抗病原微生物、增强小鼠小肠的推进功能，保护胃黏膜损伤等；有毒性。

②黄柏

性味归经：性寒，味苦。归肾经、膀胱经。

功效与作用：清热燥湿、泻火除蒸、解毒疗疮。属清热药下属分类的清热燥湿药。

临床应用：用量 3 ~ 12 g，煎服或入丸散；外用适量，研末调敷或煎水浸渍患处。用治湿热泻痢、黄疸、带下、热淋、骨蒸劳热、盗汗、遗精、疮疡肿毒、湿疹瘙痒。

药理研究：具有抗病原微生物及病原虫的作用；具有一定的解热和抗炎作用；有降低血压、兴奋心脏的作用，具有明显抗心律失常作用；影响消化系统功能及抑制中枢神经系统，还有抗血小板凝集作用，有降低血糖、镇痛、祛痰等作用。药理实验表明，对胰腺分泌有促进作用。

③大黄

性味归经：性寒，味苦。归脾经、胃经、大肠经、肝经、心包经。

功效与作用：泻热通便、凉血解毒、逐瘀通经。属泻下药下属分类的攻下药。

临床应用：用量 3 ~ 30 g，煎服。用治实热便秘、积滞腹痛、泻痢不爽、湿热黄疸、血热吐衄、目赤、咽肿、肠痈疔疮、瘀血经闭、跌打损伤。外用适量，用治水火烫伤、上消化道出血。

药理研究：泻下成分为结合性蒽醌苷类，抑菌成分为游离性蒽醌。大黄不含土大黄苷，可作为鉴别正、伪品的依据之一。动物实验表明，提取物有泻下、抑菌、止血、促进胆汁分泌、降脂、降压和抗肿瘤作用，对消化系统有导泻、利胆、保肝、抗胃和十二指肠溃疡、兴奋肠管平滑肌的作用。

④芒硝

性味归经：性寒，味咸、苦。归胃经、大肠经。

功效与作用：泻热通便、润燥软坚、清火消肿。属泻下药下属分类的攻下药。

临床应用：用量 6 ~ 12 g，一般不入煎剂，待汤剂煎得后，溶入汤剂中服用；外用适量。用治实热便秘、大便燥结、积滞腹痛、肠痈肿痛、乳痈、痔疮肿痛。

药理研究：芒硝为渗透性泻下药，口服后在肠中形成高渗盐溶液状态，促使肠道蠕动而致泻。以芒硝为主的方剂有显著的抗炎、抗菌及溶解胆结石作用。

⑤五倍子

性味归经：性寒，味酸、涩。归肺经、大肠经、肾经。

功效与作用：敛肺降火，涩肠止泻，敛肺，止血，收湿敛疮。属收涩药下属分类的敛肺涩肠药。

临床应用：内服，煎汤，3 ~ 10 g；研末，1.5 ~ 6 g，或入丸、散。外用，适量，煎汤熏洗；研末撒或调敷。用治肺虚久咳，肺热痰嗽，久泻久痢，自汗盗汗，消渴，便血痔血，外伤出血，痈肿疮毒，皮肤湿烂。

药理研究：具有收敛、抗菌、杀精子、抗肿瘤等作用。所含鞣酸对蛋白质有沉淀作用，能和很多重金属离子、生物碱及苷类形成不溶性的复合物，故可用作化学解毒剂。

⑥白芷

性味归经：性温，味辛。归胃经、大肠经、肺经。

功效与作用：散风除湿、通窍止痛、消肿排脓。属解表药下属分类的辛温解表药。

临床应用：内服，用量3~9g，水煎服；或入丸、散。外用，适量，研末撒或调敷。用治感冒头痛、眉棱骨痛、鼻塞、鼻渊、牙痛、白带异常、疮疡肿痛。有较好的止痛作用，尤其对头痛等有良好的效果，并有解毒、消炎作用。近来发现，对心脏冠脉有扩张作用，可考虑用治冠心病。

药理研究：水煎剂还对多种细菌如大肠杆菌、宋氏痢疾杆菌、变形杆菌、伤寒杆菌、副伤寒杆菌、绿脓杆菌、霍乱杆菌等有抑制作用，对人型结核杆菌亦有抑制作用。甲醇提取物有抗辐射作用。另外还具有解热、镇痛、抗炎，缩短凝血时间、扩张冠状血管、降血压，光敏，抗微生物等作用。

⑦冰片

性味归经：性寒，味辛、苦。归心经、脾经、肺经。

功效与作用：开窍醒神、清热止痛。属开窍药。

临床应用：用量0.03~0.1g。外用适量。用治热闭神昏、痰热内闭、暑热卒厥、小儿惊风及各种疮痈肿痛、溃后不敛、烫火伤、咽喉肿痛、喉痹、目赤肿痛、口舌生疮等。

药理研究：可抑制中枢神经系统，表现为明显的镇静、镇痛作用，促进神经胶质细胞的生长和分裂；有抗炎、抗菌、抗生育作用，能与其他药物如四甲基吡嗪、水杨酸发生相互作用。局部应用对感觉神经具有轻微的刺激作用，有一定的止痛和防腐作用；服后能迅速通过血脑屏障进入神经中枢发挥作用；与戊巴比妥产生协同作用，能显著延长戊巴比妥引起的小鼠睡眠时间，并能延长小鼠耐缺氧时间；较高浓度的冰片（0.5%）对多种细菌有抑制作用；对中、晚期妊娠小鼠有引产作用。

⑧蒲公英

性味归经：性寒，味苦、甘。归肝经、胃经。

功效与作用：清热解毒，利尿散结。属清热药下分类的清热解毒药。

临床应用：用量9~30g，内服煎汤，捣汁或入散剂。用治急性乳腺炎、淋巴腺炎、瘰疬、疔毒疮肿、急性结膜炎、感冒发热、急性扁桃体炎、急性支气管炎、胃炎、肝炎、胆囊炎、尿路感染。

药理研究：具有抗病原微生物作用，抗肿瘤，抗胃溃疡，利胆及保肝，低浓度时直接兴奋离体蛙心，而高浓度时则呈抑制作用。能提高离体十二指肠的紧张性并加强其收缩力，临床认为有健胃和轻泻作用。注射液在试管内对金黄色葡萄球菌耐药菌株、溶血性链球菌有较强的杀菌作用，对肺炎双球菌、脑膜炎球菌、白喉杆菌、绿脓杆菌、变形杆菌、痢疾杆菌、伤寒杆菌及卡他球菌亦有一定的杀菌作用。毒性，小白鼠静脉注射蒲公英注射液的 LD_{50} 为 (58.88 ± 7.94) g/kg，小鼠、兔亚急性毒性试验对肾脏可出现少量管型，肾小管上皮细胞浊肿缓带，煎剂给大鼠口服，吸收良好，尿中能保持一定的抗菌作用。

⑨金银花

性味归经：性寒，味甘。归肺经、心经、胃经。

功效与作用：清热解毒、凉散风热。属清热药下属分类的清热解毒药。

临床应用：用量 6 ~ 15 g，水煎服；或入丸、散。外用，适量，捣敷。用治痈肿疔疮、喉痹、丹毒、热毒血痢、风热感冒、温病发热。现临床上多制成各种制剂，用治咽喉炎症、肺结核并发呼吸道感染、肺炎、细菌性痢疾、外科化脓性感染、子宫颈糜烂以及眼科急性炎症。

药理研究：具有抗病原微生物、解毒、抗炎、解热、促进炎细胞吞噬功能、降血脂、兴奋中枢、抗生育、预防胃溃疡、兴奋子宫作用。体外实验表明，金银花煎剂及醇浸液对金黄色葡萄球菌、白色葡萄球菌、溶血性链球菌、肺炎杆菌、脑膜炎双球菌、伤寒杆菌、副伤寒杆菌、大肠杆菌、痢疾杆菌、变形杆菌、百日咳杆菌、铜绿假单胞菌、结核杆菌、霍乱弧菌等多种革兰阳性和阴性菌均有一定的抑制作用。金银花的水煎剂、水浸液和提纯液，用平板打洞法，对致龋齿的变形链球菌，具有较好的杀灭和抑制作用，抑菌效果随浓度增大而明显增强。

⑩当归

性味归经：性温，味甘、辛。归肝经、心经、脾经。

功效与作用：补血活血、调经止痛、润肠通便。属补虚药下属分类的补血药。

临床应用：用量 6 ~ 12 g，煎服。用治血虚萎黄、眩晕心悸、月经不调、经闭痛经、虚寒腹痛、肠燥便秘、风湿痹痛、跌扑损伤、痈疽疮疡。

药理研究：降低血小板聚集及抗血栓；促进造血系统功能；降血脂及抗动脉硬化；抗氧化和清除自由基；增强免疫系统功能；抑制 Ⅰ 、Ⅱ 、Ⅲ 、Ⅳ 型变态反应；对子宫具有兴奋及抑制的双向性作用；抑制前列腺增生；抗促性腺激素；抗辐射损伤；抗肿瘤；抗炎镇痛、抗损伤；保肝，利胆，促进消化，抑制胃肠的推动运动；抑制神经系统、松弛气管平滑肌、利尿、抑菌。可抑制离体动物的子宫而兴奋整体动物的子宫。藁本内酯对实验动物有平喘作用，对其中枢神经系统有抑制作用。抗贫血作用可能与所含的维生素 B_{12} 和铁、锌等微量元素有关。

⑪黄芩

性味归经：性寒，味苦。归肺经、胆经、脾经、大肠经、小肠经。

功效与作用：清热燥湿、泻火解毒、止血、安胎。属清热药下属分类的清热燥湿药。

临床应用：用量 3 ~ 9 g，煎服。用治湿温、暑温胸闷呕恶、湿热痞满、泻痢、黄疸、肺热咳嗽、高热烦渴、血热吐衄、痈肿疮毒、胎动不安。

药理研究：黄芩具有较广的抗菌谱，体外试验，对杆菌、球菌有抑制作用，对流感病毒、皮肤真菌亦有作用，临床用于治疗病毒性眼病及上呼吸道感染有较好疗效。动物试验表明，水煎剂具有抗炎、免疫促进和镇静解热作用；提取物有抑制 HIV-1 生长的作用。具有抗微生物、抗变态反应、降血压、利尿、降血脂、抗血小板聚集和抗凝血、保肝、保肾的作用；低剂量促进免疫细胞增殖，高剂量则抑制；延缓白内障发生。

⑫黄连

性味归经：性寒，味苦。归心经、脾经、胃经、肝经、胆经、大肠经。

功效与作用：清热燥湿、泻火解毒。属清热药下属分类的清热燥湿药。

临床应用：用量2~5 g，煎服。用治湿热痞满、呕吐吞酸、泻痢、黄疸、高热神昏、心火亢盛、血热吐衄、目赤、牙痛、消渴、痈肿疔疮。外用适量，治湿疹、湿疮、耳道流脓。

药理研究：动物试验表明，所含小檗碱有抗菌、抗病毒及原虫、抗炎和抗脑缺血、降压、抗心肌缺血及心肌梗死、抗心律失常、抑制中枢神经系统、止腹泻、抗溃疡、利胆、降血糖、抑制DNA的合成、抑制血小板聚集等作用。

⑬红花

性味归经：性温，味辛。归心经、肝经。

功效与作用：活血通经、散瘀止痛。属活血化瘀药下属分类的活血调经药。

临床应用：用量3~9 g，煎服。用治经闭、痛经、恶露不行、癥瘕痞块、跌扑损伤、疮疡肿痛等。

药理研究：具有轻度兴奋心脏、降低冠脉阻力、增加冠脉流量和心肌营养性血流量的作用；抗心肌缺血、心肌梗死、心律失常；改善外周微循环障碍；抗凝血；降血脂；提高耐缺氧能力；兴奋子宫；缓解肠道痉挛；具有免疫活性和抗炎作用；能减轻脑组织中单胺类神经介质的代谢紊乱；可致突变。动物实验表明，水煎剂小用量对心脏有兴奋作用，大用量有抑制作用；对血管有明显的直接收缩作用；红花黄色素能明显延长小鼠左肺缺氧环境的生存时间；对ADP引起的血小板聚集有明显的抑制作用；有镇痛作用。

⑭槐花

性味归经：性微寒，味苦。归肝经、大肠经。

功效与作用：凉血止血、清肝泻火。属止血药下属分类的凉血止血药。

临床应用：用量5~9 g，水煎服。用治便血、痔血、血痢、崩漏、吐血、衄血、肝热目赤、头痛眩晕。

药理研究：抗菌，凝血，止血。药理研究表明，所含芸香苷及苷元槲皮素能保持毛细血管的正常张力，降低其通透性，可使因脆性增加而出血的毛细血管恢复正常弹性。槲皮素可以扩张冠状血管，改善心肌循环，增强心的收缩力和输出量；并降低心率。有抗炎、解痉和抗溃疡作用，以及对细菌、病毒和真菌均有抑制作用。

⑮蛇床子

性味归经：性温，味辛、苦。归肾经。

功效与作用：温肾壮阳、燥湿、祛风、杀虫。属杀虫止痒药，也属补虚药下属分类的补阳药。

临床应用：用量3~9 g，水煎服或入丸散。外用，煎水熏洗，或研末撒、调敷。用治阳痿、宫冷、寒湿带下、湿痹腰痛，外治外阴湿疹、妇人阴痒、滴虫性阴道炎。

药理研究：抗心律失常；抑制心脏；降血压；性激素样作用；抗真菌，杀滴虫及杀精；祛痰和平喘；局部麻醉；抗变态反应，抗诱变；延缓衰老；影响血浆前列腺胞素和内环核苷酸的代谢；抑制平滑肌收缩；防治骨质疏松；镇静催眠。

四、动物模型的制备

痔疮模型是将化学刺激物、致炎剂、凝血、细菌等注射或涂于肛内外、肛周，导致局部发生感染或炎症反应；或采用手术结扎直肠、会阴部静脉等制备痔疮模型。痔疮模型主要是病理模型，主要体现的是西医指标，动物模型的评价也以西医指标为主，中医指标为辅。痔疮分为外痔、内痔、混合痔。现痔疮模型主要是外痔模型。

（一）西医指标

临床表现主要为肛门部有软组织团块，有肛门不适，潮湿瘙痒或异物感，如发生血栓及炎症可有疼痛。其中外痔可分为炎性外痔、血栓性外痔、静脉曲张型外痔、结缔组织性外痔。

1. 炎性外痔：①肛门皮肤皱襞突起。②肛门齿线以下发生肿胀。③肛门呈红、热痛的炎性表现。

2. 血栓性外痔：①肛门静脉丛内有血栓形成。②肛门皮下有隆起，且疼痛。

3. 结缔组织性外痔：①肛缘局部皮肤纤维化。②结缔组织增生，形成皮垂者，亦称赘皮外痔。③无疼痛，无红肿。

4. 静脉曲张性外痔：①久蹲或吸引时，增加腹压时齿线以下形成隆起性包块，质地柔软，无压痛。②曲张的静脉团，不能立即消散者。

（二）中医标准

依据的是中华人民共和国中医药行业标准《中医病证诊断疗效标准》（ZY/T 001，7—94）。临床症状：①间歇性便血：便时滴血、射血、量多，色鲜红，血不与粪便相混淆。②脱垂：便后颗粒状肿物脱出肛外，初期可自行还纳，后期需用手托回或卧床休息才可复位，严重者下蹲、步行、咳嗽或喷嚏时都可能脱出。③体征：肛检见齿线上下同一方位黏膜皮肤隆起，连成整体，质柔软，多位于3、7、11点处。④肛门不适感：包括肛门坠胀、异物感、瘙痒或疼痛，可伴有黏液溢出。以下为造模具体方法：

1. 静脉阻断致静脉曲张制备家兔（黑帽卷尾猴）痔疮模型

原理：食管静脉曲张与肛门黏膜下痔静脉丛曲张形成的痔疮病变原理相似，采用静脉阻断可制备静脉曲张模拟痔疮模型。与临床指标吻合情况：符合西医指标静脉曲张性外痔①②，吻合度≥90%；符合中医指标③④，吻合度≥50%。注意事项：本模型是手术造模，应注意实验条件，避免动物感染。本模型可模拟内痔、外痔。卷尾猴肠黏膜上皮柱状细胞具有分泌吸收功能，肛管是由无角分层圆柱上皮及固有膜覆盖并伴有许多血管，与人类相似，但动物造价高。

2. 肛周注射抗凝血制备家兔痔疮模型

原理：利用痔疮的血行不畅、血瘀凝滞致病的原理，通过给肛周组织注射抗凝血制备家兔痔疮模型，建立具有人类痔疮病理特征的动物模型。与临床指标吻合情况：符合西医指标血栓性外痔①②，吻合度≥90%；符合中医指标③④，吻合度≥50%。注意事项：注意注射点数、抗凝血血量、注射部位应尽量一致。宜进行多点、血量多造模。应注意血的种类、存放时间对模型的影响。

3. 肛周皮肤创伤制备小鼠（家兔）痔疮模型

原理：利用手术制备小鼠（家兔）肛周皮肤创伤，此创伤模型与因痔疮形成的肛周溃痔、肛裂等病变原理相似。与临床指标吻合情况：符合西医指标炎性外痔②③，吻合度≥70%；符合中医指标①③④，吻合度≥70%。注意事项：类似于临床"急性、开放、渗血、沾染"的创面，要防止造成疮面过于严重，超出痔疮溃疡范畴。注意控制影响手术的因素，避免动物感染。

4. 角叉菜胶制备大鼠肛周肿胀模型

原理：角叉菜胶是一种常用致炎剂，可以使组织产生肿胀、水肿。采用急性致炎剂如角叉菜胶直接注射到大鼠肛内黏膜下，致局部发生炎症、肿胀，制备大鼠肛门肿胀模型。与临床指标吻合情况：符合西医指标炎性外痔①②③，吻合度≥90%；符合中医指标③④，吻合度≥50%。注意事项：应注意角叉菜的浓度、用量及插入肛内的深度对模型的影响。肛门内直肠黏膜下浆肌层注入角叉菜胶需要提前做预试。

第二节 肛 痈

一、流行病学

西医称为肛门直肠周围脓肿或直肠肛管周围脓肿，根据发生的部位不同，可有不同的名称：如肛门皮下脓肿、坐骨直肠间隙脓肿、肛后间隙脓肿、直肠后间隙脓肿、骨盆直肠间隙脓肿等。是肛肠科常见的疾病之一。本病起病急，发展迅速，更多地发生在男性，美国医学博士 McELwain 报道了男女发病比例接近 3:1。且任何年龄均可发病，好发年龄为 20~40 岁。脓肿易向周围组织间隙扩散，形成新的脓肿，破溃后易形成瘘管。

二、西医研究进展

（一）病因学说

肛门直肠周围脓肿通常也是潜在肛瘘的初始表现。病因及相关因素通常有：异物侵入、创伤、恶性肿瘤、放射线、结核、放射菌病、克罗恩病、免疫抑制状态（如艾滋病、白血病等）、感染性皮炎、肛裂、内痔、药物注射等。

1. 感染：大部分肛门直肠周围脓肿的感染病灶来自肛腺感染。肛隐窝腺体理论认为细菌感染或异物引起的肛腺导管堵塞是本病发病的重要原因，揭示了本病主要的发病机制。Klosterhalfen 对 62 例尸体进行解剖及免疫组织化学染色，发现了 6~10 个腺体和导管围绕着肛管并开口于肛窦基底部，证实了肛门直肠周围脓肿及肛瘘与肛门肌肉内的腺体密不可分。英国皇家医学会肛肠分会主席 Alan Parks 致力于肛管解剖事业，他观察到 2/3 的标本有 1 个以上的肛腺导管分支进入肛门括约肌，约半数的分支穿过内括约肌，终止于纵向肌层。这些都提示肛腺导管的堵塞或者感染是发生肛门直肠周围脓肿的重要原因，而且炎症可向多个方向扩散，最终引起肛瘘。在微生物学上，王赛君等行脓液细菌培养，发现大部分细菌为革兰阴性菌，常见的有大肠杆菌、金黄色葡萄球菌、链球菌属等。

2. 其他常见原因

（1）内痔插枯痔丁或注射疗法，因操作不当或药剂不洁感染形成黏膜下脓肿。

（2）直肠周围注射化学药物刺激，引起组织坏死，造成直肠周围脓肿。

（3）乙状结肠镜检查，造成腹膜穿孔感染，引起直肠后间隙脓肿。

（4）局部麻醉感染，或油性溶液注入后吸收不良，而形成脓肿。

（5）手术后因素：临床上亦可见到肛门直肠手术引起感染而形成的直肠周围脓肿，以及尿道术后感染、会阴部术后感染、产后会阴破裂缝合后感染、尾骶骨骨髓炎术后感染等引起的脓肿。

（6）激素和免疫因素：肛腺的发育和功能主要受人体激素调节，新生儿、婴幼儿和青年男性体内性激素水平较高，肛腺和脂腺发达，容易发生感染；另外，婴幼儿的发病还与肛管局部免疫功能不全有关。正常情况下，肛腺分泌的黏液含有大量的多糖体和 IgA，当黏膜绒毛功能不全，局部防御能力降低，可导致发病。

（二）发病机制

目前肛门直肠周围脓肿的发病机理大多推崇"中央间隙感染学说"。可分为 3 个阶段：肛腺感染阶段、组织反应阶段、脓肿形成阶段。

1. 肛腺感染阶段：肛隐窝炎症沿着肛腺管蔓延，导致肛腺引流不畅，因细菌的酵解增加了肛腺及腺管内压增加，压力使得细菌进入周围的淋巴管和血管，或直接涨破肛腺引起直接感染。

2. 组织反应阶段：感染通过腺体的管状分支，穿过内括约肌在内、外括约肌之间，引起了组织代谢的改变，导致血管通透性增强、细胞液渗出、白细胞浸润，引起充血、水肿、血流变慢而停滞等组织的炎症性激惹反应。

3. 脓肿形成阶段：上述变化导致局部组织缺氧、坏死、液化形成脓肿。中央间隙感染学说认为：首先感染的是肌间隙，也就是中央间隙。肌间隙脓肿如果沿中央腱的纤维隔扩散，向下达皮下间隙形成肛周皮下脓肿；向上经过括约肌间隙形成括约肌间隙脓肿，继续向上穿过肛提肌形成骨盆直肠间隙脓肿。如果沿联合纵肌纤维扩散，向下引发低位括约肌间脓肿；向外引起浅部脓肿，也可形成肛管后间隙脓肿；向两侧形成坐骨直肠间隙脓肿；向上形成高位肌间脓肿。

（三）临床诊断

1. 分类

（1）按感染病菌分类

非特异性肛周脓肿，由大肠杆菌、厌氧菌等混合感染引起。特异性感染，临床较为少见，以结核性脓肿为主。

（2）按脓肿部位分类

肛提肌下脓肿（低位脓肿），包括肛周皮下脓肿、坐骨直肠间隙脓肿、低位马蹄形脓肿等。肛提肌上脓肿（高位脓肿），包括骨盆直肠间隙脓肿、直肠后间隙脓肿和高位马蹄形脓肿等。

（3）按脓肿的最后结局分类

Eisenhammer（1978 年）将肛管直肠周围脓肿分成瘘管性脓肿及非瘘管性脓肿 2 大类。非瘘管性脓肿：凡与肛窦、肛腺无关，最终不残留肛瘘者，均属非瘘管性脓肿；瘘管性脓肿：即为经肛窦、肛腺感染而致，最后遗留肛瘘者。

2. 临床表现及体征

（1）肛门皮下脓肿：肛周脓肿是肛门直肠周围脓肿最常见的类型，占40%～60%。患者常表现为肛周的持续性跳痛，排便及坐位时症状可加重。脓肿在肛门前方可发生尿潴留，脓肿在肛门后方出现尾骶部疼痛。本病起病急，5～7 天成脓，发热和白细胞升高少见。体格检查常发现肛门后方或侧方皮肤明显红肿，有压痛和硬结，脓成时有波动感。肿块可反复出现或破溃。有时肛门镜检查可发现肛隐窝底部有脓液排出。

（2）坐骨直肠间隙脓肿：本病占肛门直肠脓肿的15%～25%。解剖上，两侧坐骨直肠间隙经肛管后相通，一侧容量为 60～90 mL。发病时患者感患侧持续性的胀痛或持续性跳痛，排便或行走时症状常加重，发热、乏力、食欲不振等全身症状明显。早起局部可无明显体征，逐渐发展后，患侧臀部可出现巨大红肿、触痛、质硬的肿块。肛管内超声及核磁检查可清楚地显示脓肿的解剖形态以及瘘管情况。脓肿的波动性是比较滞后的表现，及早行辅助检查及治疗不至于延误治疗时机，给患者造成不良后果。

（3）肛管后间隙脓肿：肛管后间隙脓肿分深、浅两种。肛后浅间隙脓肿见肛门 6 点位的皮肤红肿，肿胀范围局限，疼痛明显；肛后深间隙脓肿见肛后皮肤肿胀，肛门坠胀疼痛，全身症状较肛后浅间隙明显。

（4）骨盆直肠间隙脓肿：骨盆直肠间隙脓肿临床上较为少见，多为坐骨直肠间隙脓肿穿破向上肛提肌所致，也可由直肠炎、直肠溃疡、直肠外伤等引起。患者局部症状不明显，但全身症状重。局部仅有直肠下坠感，酸痛或不适的表现，亦可发生排尿困难。早期即有发热和白细胞升高等全身中毒症状。肛门指检可在直肠壁上触及肿块隆起，有压痛和波动感。

（5）直肠黏膜下脓肿：患者通常主诉直肠或肛门不适，随排便而加重。常出现直肠胀满感并有黏液或脓液排出，发热等全身症状可有可无。肛门指检可触及直肠下端有触痛的肿块，脓肿表面可见水肿和硬结，若发现肛隐窝处有脓液则可肯定为括约肌间脓肿。

（6）直肠后间隙脓肿：患者常主诉直肠不适，可向骶骨、尾骨、臀部放射，坐位时疼痛加剧，常有便秘及排便压迫感。全身症状与骨盆直肠窝脓肿相似，但局部症状主要在尾骶腰部酸胀坠痛，向背部及两侧大腿放射，尾骨有压痛，患者不能端坐。若患者经常发热，感直肠后方持续或间断的疼痛，且不受体位影响，必须怀疑本病存在的可能。体格检查多仅有直肠后方触痛，对高度怀疑本病的患者可行细针经直肠和尾骨间穿刺抽吸以明确诊断。此外，直肠后间隙的感染可与两侧坐骨直肠间隙相通，相互蔓延，最终形成马蹄形脓肿。

3. 专科检查

（1）视诊：肛门皮下脓肿、肛后浅间隙脓肿可见肛门皮肤局部红肿；肛后深间隙脓肿见肛后皮肤肿胀；坐骨直肠窝脓肿患侧坐骨结节到肛门之间红肿；直肠黏膜下脓肿、骨盆直肠间隙脓肿、直肠后间隙脓肿、高位肌间脓肿肛外视诊多正常。

（2）触诊：肛门皮下脓肿触及肛门皮肤局部高突，皮温高，触痛明显，成脓后可及波动感；坐骨直肠窝脓肿患侧坐骨结节到肛门之间硬肿，按压后肛门胀痛感增强；直肠黏膜下脓肿于直肠近齿线端触及饱满的直肠黏膜，有波动感、骨盆直肠间隙脓肿直肠壁上可及肿块；直肠后间隙脓肿于 6 点位齿线上的直肠黏膜触及肿块，有触痛。

4. 血细胞分析：血白细胞及中性粒细胞计数增多。

5. 超声检查：肛门周围及直肠腔内超声可判断脓肿是否存在，也能清晰反映脓腔的范围，深度，大小和位置。同时也可明确其与肛门括约肌，肛提肌的关系。

6. MRI：在判断具体脓肿的分布方面，MRI 具有独特优势。尤其对肛周脓肿伴有瘘管的情况具有高对比度和分辨率。对其部位、大小、走行以及其他病变可能做出准确判断，具有较高临床应用价值。

7. 穿刺检查：从肿块中心或直肠内穿刺可抽出脓液，能够明确诊断。

8. 病理诊断

（1）初期：由于病菌的作用，使局部组织血流加快，血量增多发生动脉性充血（即炎性充血），故组织呈鲜红色。随着病情的发展，组织栓塞加剧，在生物活性物质以及酶的作用下，使小血管扩张，血管壁的紧张度降低，通透性增高，小静脉由扩张转变为静脉性充血（即淤血），故局部呈暗红色。血液中的血浆成分大量渗出到组织中形成炎性水肿。

（2）中期：由于大量白细胞的浸润，并发生变性、坏死，坏死组织被中性白细胞或坏死组织水解液化形成脓肿。所以，血细胞分析中，白细胞总数和分类计数对诊断有一定意义。

（3）后期：脓肿溃后，脓腔逐渐由增生的肉芽组织代替填充。或脓肿未溃，因为药物的治疗，感染控制，脓肿周围被增生的肉芽组织包围形成脓肿膜，吸收脓液，防止扩散。

9. 鉴别诊断

（1）肛周毛囊炎、疖肿：病变在肛周皮肤或皮下，多由局部皮肤破损染毒所致，与肛窦炎无直接联系，局部红肿热痛，肛门指检无异常发现，溃后不形成肛瘘。

（2）骶骨前畸胎瘤：骶骨前畸胎瘤感染后，临床与直肠后部脓肿类似。前者直肠后肿块有囊性感及分叶，X 线检查可见骶骨前有肿物将直肠推向直肠内，可散见钙化影甚至牙齿。

（3）皮脂腺囊肿：皮脂腺囊肿合并感染与肛周皮下脓肿相似，但囊肿呈圆形边界清楚，基底可推动，与皮肤粘连有囊性感，中央处有时可见黑色毛囊孔，挤压或破溃后流出白色皮脂皮脂腺囊肿多为单发偶见多发，形状为圆形，硬度中等或有弹性高出皮面，表面光滑，推动时感到与表面相连但与基底无粘连、无波动感。皮肤颜色可能正常，有时在皮肤表面有开口可从此挤出白色豆腐渣样内容物。皮脂腺囊肿往往并发感染，造成囊肿破裂而暂时消退，但会形成瘢痕并且易于复发。

（4）肛旁脂肪瘤：位于肛周皮下组织内，大多是单发孤立的，表面呈结节状。由于皮肤纤维延伸、脂肪间呈分叶状，触摸时柔软、活动、无疼痛。

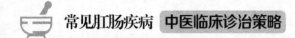

（5）骶髂关节脓肿：少数骶髂关节、坐骨结节发生感染，病程长，有全身症状和骨质变化，炎症与肛门直肠无关。

（四）治疗

1. 治疗原则：本病宜正确诊断及早切开引流治疗，如果已证实感染与肛隐窝有关，可实施脓肿一期手术。若本病迁延不愈，可发展为肛瘘。中药以清热解毒药物为主，内治口服及外治敷药法治疗，并配合有效的抗生素治疗。

2. 一般治疗：发病期间，饮食禁辛辣燥热等刺激性食物，禁饮酒，保持排便正常。

3. 非手术治疗：肛门周围脓肿的非手术治疗仅限于发病早期脓肿未成或术后，手术引流脓液应成为治疗首选策略。非手术治疗主要包括抗生素治疗、温水坐浴和局部理疗等。如前所诉，肛门直肠周围脓肿的细菌培养结果多为革兰阴性杆菌，故早期抗生素的选择可选青霉素类、头孢类或氨基糖苷类针对性较强的抗生素。必须指出的是，当患者脓肿已成时，不可将抗生素的使用作为脓肿切开引流的替代治疗。但对于肛周脓肿术后抗生素的应用，目前仍存在较多争议。2016 年 11 月，ASCRS 操作指南工作组发表了《肛周脓肿、肛瘘和直肠阴道瘘治疗指南》，更加重视循证医学证据。其中提到，非复杂性肛周脓肿切开引流后，不常规推荐使用抗生素，抗生素的使用不会降低肛周脓肿的复发率及缩短愈合时间。肛周脓肿患者，伴有严重蜂窝织炎，免疫力低下或合并全身性疾病，可考虑使用抗生素（推荐等级：2C）。肛周脓肿耐甲氧西林金黄色葡萄球菌感染可达到 33%。合理使用抗生素，严格把握用药指征可避免耐药菌株的增加。术前术后温水坐浴及局部理疗可减轻局部疼痛不适感，促进术口的愈合。

4. 手术治疗

（1）原则：①穿刺病灶抽出脓液确诊后，应及时切开排脓，以防脓液向其他间隙扩散。②麻醉应充分，除齿线下脓肿用局部浸润麻醉；齿线上脓肿应选用低位腰麻或骶麻。③齿线下脓肿行肛周放射状切口；齿线上脓肿应距肛缘 2.5 cm 行弧形切口或直切口，以防损伤括约肌。④脓肿切口应够大，引流要通畅，要用食指探查脓腔、分开纤维间隔，以利引流。⑤对肛提肌以下的脓肿，应尽量找到感染的内口，如内口与脓腔间的管道表浅，可同时切开或切除，如管道通过外括约肌深层，可采用挂线疗法，避免形成肛瘘。⑥对肛提肌以上的脓肿，处理要慎重，不能在脓肿切开排脓后，同时切除脓腔壁与内口间的管道，如果切断了肛门外括肌深部、肛提肌及耻骨直肠肌，就会引起肛门失禁。耻骨直肠肌是维持肛门自控的关键，如果被切断，可形成完全性排便失禁，失去对大便的控制，使肛管向后移位出现肛门畸形，并发肛腺外溢、黏膜脱出和直肠脱垂等严重后遗症。即使采用一期切开挂线术，应由有经验的医师决策或操作。没有十足的把握，一般在 3～6 个月后再行肛瘘手术。⑦脓液应做培养及药敏试验。而且，原则上，切口应尽可能靠近肛缘，以缩短可能形成的瘘管长度，并保证引流通畅，防止复杂瘘的形成。切开的同时可以放置引流管（如 10～14F 蕈头导管）引流。引流充分并引流管周围脓腔愈合时可拔除引流管（通常需要 3～10 d）。

（2）单纯脓肿切开引流术：切开引流是治疗肛门直肠周围脓肿最主要的方法。此手术方式主要适用于单纯肛周脓肿、未能明确内口的其他肛门直肠周围间隙脓肿以及不能一次性切除脓腔及瘘管的肛提肌上脓肿。如果为肛周脓肿，或脓肿位置表浅，通常不需要实验室检查，即可常规消毒铺巾，在局麻下于脓肿波动明显处行放射状切口，充分引流，排尽脓液，去除坏死组织，探查未发现确切内口后，用生理盐水冲洗脓腔，根据医生习惯放置适当引流。术后控制饮食及大便，24 h 即可去除敷料及引流物，行温水坐浴。若为未发现内口的坐骨直肠间隙脓肿，应在硬膜外或骶管麻醉下行引流，这类脓肿在引流术后多形成肛瘘，故在确保能充分引流的前提下，引流切口的位置可以尽量靠近肛门缘，不必选在脓肿波动最明显处，可避免第二次行肛瘘手术时，避免形成比较大的伤口，减轻患者的损伤，利于术口的愈合和功能的恢复。坐骨直肠间隙脓肿起初患者实际临床表现常不明显，有时仅感患处的胀痛或隐痛，因直肠肛门肿瘤及其他结直肠疾病均可出现相似的症状，故术前乙状结肠镜检查困难的患者，术后也应完善，从而了解直肠的情况。

（3）同期肛瘘切开术：手术步骤的关键是找准内口，但肛周脓肿引流时找不到内口的情况较为常见。找不到内口时，不应强行探查寻找，以防促使炎症扩散及形成假性瘘管。常规来说，行肛门镜检查时，发现肛周脓肿近肛管处的隐窝凹陷加深，有脓性脓液排出即为内口。也可以排尽脓液后，于脓腔内注入适量亚甲蓝溶液，观察肛隐窝，着色处即为内口。找到内口后，可以用食指在肛管内引导探针从切口通过内口引出肛外，然后沿探针切开皮肤、皮下组织和少许外括约肌皮下部、浅部及部分内括约肌，同时切开内口，清除瘘管中的坏死组织。但若因炎症水肿致括约肌解剖不清楚时，为避免切开引起大便失禁的风险，挂线引流是比较安全的选择。虽然脓肿切开引流有时可发现肛瘘瘘管内口，但此时是否行肛周脓肿切开引流同期瘘管切开一直存在争议。如果瘘管内口位置低，医生同期行瘘管切开，可避免患者承受二次手术的痛苦，并且减轻经济负担。在徐坤等通过的一项随机对照性研究发现，行同期肛瘘切开术较单纯切开引流术能有效减少患者的平均疗程，且行同期肛瘘切开术的脓肿复发率明显优于单纯切开引流术。但在 Stremitzer 的随访研究中，肛周脓肿同期行瘘管切开的 173 位患者中，有 13% 的患者发生中度以上大便失禁，比多次手术的更高。Malik 回顾研究了 479 位患者，对行同期肛瘘切开术后 1 年的患者的随访结果却显示该手术方式对大便失禁的发生率并无明显增高。且肛周脓肿引流时，通常不能发现肛瘘，故是采取同期肛瘘切除术还是在 3~6 个月后再行肛瘘手术，主要还是根据医师的经验及判断决定。

（4）切开挂线引流术：适用于直肠后间隙脓肿及内口位于肛直肠环以上的坐骨直肠间隙脓肿及骨盆直肠间隙脓肿。采用挂线法一方面可以慢性切割，使挂线处边切割，线下创面边生长，同时由于挂线刺激使括约肌与其周围的组织发生粘连，充分保护肛门功能；另一方面可以防止一次性切开创面出血及假愈合的形成。通过彩超、指诊等确定脓肿范围后，常规消毒铺巾于脓肿波动明显处行放射状切口，排尽脓液，去除坏死组织，可根据索罗门定律寻找内口，即经过肛门两侧坐骨结节画一横线，如外口在横线前方，距肛门 5 cm 内，则内口在齿线上与外口相对应；如外口在距肛门 5 cm 外或在横线后方，则内口多在肛管后部齿线处。术者左手食指插入肛门配合右手持球头探针自脓腔探查，如内口已溃破，探针可顺利引出；如内口寻找困难，可在针指间最薄弱处穿出。探查找到内口后，将探头自肛门引出，明确脓腔与内口在肛直肠环以上，切开脓腔与内口间皮肤及皮下组织，注意保护肛直肠环，引入橡皮筋。将橡皮筋固定在探针上，通过肛直肠环以上自内口拉出橡皮筋一端，用止血钳将两端橡皮筋收紧勒住肛直肠环，再用丝线在止血钳下结扎固定橡皮筋以防松动滑脱，用双氧水、生理盐水冲洗脓腔及创面，凡士林纱条填塞脓腔及创面。

（5）多切口对口引流术：适用于感染波及多间隙及范围较大的脓肿（含蹄形脓肿）。常规消毒铺巾于脓肿波动明显处行放射状切口，排尽脓液，去除坏死组织，用球头探针自脓腔探查，左手食指插入肛门配合探查找到内口，并将探头自肛门引出，于脓腔走形方向距肛门外缘 3 cm 处再形一放射状切口达脓腔，两切口间皮肤完整脓腔相通，如蹄形脓肿，则三切口间皮肤完整脓腔相通，然后确定脓腔、内口与肛直肠环的关系，如脓腔与内口在肛直肠环以下，切开内口与肛门外缘 3 cm 处切口间组织按单纯根治性切开引流术处理；如脓腔与内口在肛直肠环以上，切开内口与肛门外缘 3 cm 处切口间皮肤及皮下组织，保护肛直肠环，按切开挂线引流术处理。

三、中医辨证论治

（一）肛痈中医病证诊断及疗效标准

1. 诊断

（1）局部红肿疼痛，有波动感，一般无明显全身症状者，多位于肛提肌以下间隙，属低位肛痈。包括坐骨直肠间隙脓肿、肛周皮下脓肿、括约肌间隙脓肿。

（2）出现寒战、高热、乏力、脉数等全身症状，血白细胞总数及中性粒细胞增高，局部穿刺可抽出脓液者，多位于肛提肌以上间隙，属高位肛痈。包括骨盆直肠间隙脓肿、直肠后间隙脓肿、直肠黏膜下脓肿。

2. 症候分类

（1）火毒蕴结：肛门周围突然肿痛，持续加剧，伴有恶寒、发热、便秘、溲赤。肛周红肿，触痛明显，质硬，表面灼热。舌红，苔薄黄，脉数。

（2）热毒炽盛：肛门肿痛剧烈，可持续数日，痛如鸡啄，夜寐不安，伴有恶寒发热，口干便秘，小便困难。肛周红肿，按之有波动感或穿刺有脓。舌红，苔黄，脉弦滑。

（3）阴虚毒恋：肛门肿痛、灼热，表皮色红，溃后难敛，伴有午后潮热，心烦口干，夜间盗汗。舌红，少苔，脉细数。

3. 疗效评定

（1）治愈：症状及体征均消失，伤口愈合。

（2）好转：症状改善，病灶或伤口缩小。

（3）未愈：症状及体征均无变化。

（二）中医辨证论治的研究

1. 病因病机：《医门补要·肛痈辨》卷曰："肛门四周红肿作痛……一处脓出者为肛痈。有数处溃开者，名盘肛痈。"肛痈是指发生在肛管直肠周围软组织或肛管直肠周围间隙内的急性炎症反应性疾病，多发病急剧，疼痛剧烈，伴有寒战高热，破溃后大多形成肛漏。在祖国传统医学中，肛痈可因发病部位的不同分类为脏毒、悬痈、坐马痈、跨马痈、臀痈等。外感六淫是肛痈发病的重要原因。《灵枢·痈疽》云："寒气客于经脉之中则血泣，血泣则不通，不通则卫气归之，不得复反，故痈肿寒气化为热，热胜则肉腐，肉腐则为脓。"风、寒、湿、热、燥、火等六淫邪气均可侵袭人体，引起经络阻滞，气血凝滞，郁而化热，热胜腐肉成脓。被后世医家称为"列症最详，论治最精"的外科专著《外科正宗》中言"夫脏毒者，醇酒厚味、勤劳辛苦……非药可疗，不可勉治也""夫悬痈者，乃三阴亏损、湿热结聚而成……终为难愈""臀痈生于小腹之后，位远僻奥……手按不知疼，神昏无治法"。陈实功认为肛痈为过食肥甘厚味、辛辣之品，损伤脾胃，脾失运化，湿热内生，流注肛门，致肛门经络阻滞，气血运行受阻，湿热熏蒸，热盛肉腐，发为此病。或因感受火热邪毒，随血下行，蕴结于肛门，经络阻隔，瘀血凝滞，火邪热毒腐肉成脓。"是为疾者，房劳过度，气竭精伤……以致真水真阴从此而耗散。既散之后，其脏必虚，所以诸火诸邪乘虚而入。既入之后，浑结为疮"，陈实功强调正气损伤也是肛痈的主要病因。

2. 中药内服辨证论治：肛痈属于中医疮疡的范畴，其病理变化过程同样表现为初期、中期、后期三个阶段，历代医家大都按照这三个阶段辨证施治。肛痈的中医内治法可同样依循消、托、补三个疮疡内治法总则。疮疡初期尚未成脓时，用消法使之消散，并针对病因病情运用清热解毒、和营解瘀等方法的治则。疮疡中期脓成不溃或脓出不畅时，用托法托毒外出。补法是指疮疡后期用补法恢复正气，使疮疡早日愈合。外治法初期可箍毒消肿、运用清热解毒的中医煎汤熏洗或湿敷。中期脓熟时宜切开排脓，并提脓去腐。后期毒邪尽出，可用生肌散、中药液熏洗等助生肌收口。

（1）肛痈初期（火毒蕴结证）：肛痈初期，湿热火毒蕴结于肛门，局部气血运行受阻，常出现局部红赤肿痛，兼见大便秘结，发热、口渴、纳差等症状，治以消法为主，常以仙方活命饮清热解毒，行气活血法来消肿散结。方药有金银花、当归尾、赤芍、乳香、没药、陈皮、白芷、防风、贝母、花粉、山甲、皂刺、甘草、黄连、黄芩、黄柏、栀子。

（2）酿脓期（热毒炽盛证）：此期手术治疗应占主导地位，同时可使用托法，补益气血、透脓托毒。托法分补托法和透托法。透托法是指运用透脓的药物使脓出毒泄，避免脓毒旁窜深溃，适用于毒邪炽盛正气未衰的证候，如透脓散（生黄芪、当归、川芎、穿山甲）等。补托法是指运用补益气血的中药扶助正气，使机体有力托毒外达，适用于患者机体功能低下，正虚毒盛，元气不足，疮疡难溃难敛的肛痈阴证。如补中益气汤、四物汤、托里消毒散（生黄芪、党参、白术、茯苓、白芷、金银花、皂角刺、当归、川芎）等。

（3）溃脓后期（阴虚毒恋证）：溃脓后期治疗当活血化瘀、消肿止痛、敛疮生肌。方选十全大补汤、青蒿鳖甲汤合三妙丸加减、补中益气汤等使机体气血充足，助养新肉生长，使疮口早日愈合。

3. 熏洗疗法：中药熏洗能"使气血得疏，瘀滞得通，毒气得解，腐肉得脱，疼痛得减"，有效促进创面愈合、消除局部水肿，而且相对于西医而言，有疗效显著、使用简便、不良反应少等优势。熏洗的具体温度是在长期临床实践总结出来的肛肠手术后局部切口、患者全身情况可耐受的适宜熏洗温度范围内选取的。经多年观察发现：40 ℃是熏和洗的温度适应分水岭，即熏洗液温度高于40 ℃时患者仅能局部熏蒸，温度低于40 ℃时患者大多能坐浴，浸泡局部病灶，总时长 20 ~ 30 分钟。

中药熏洗方选：五味消毒饮加减（蒲公英 30 g、紫花地丁 30 g、败酱草 30 g、白芷 20 g、荆芥 20 g、野菊花 20 g、忍冬藤 30 g、连翘 30 g、赤芍 20 g、紫草 20 g、侧柏叶 20 g、苦参 20 g），痔疮外洗方（五倍子 50 g、朴硝 30 g、莲房 30 g、桑寄生 30 g、荆芥 30 g、元胡 20 g、野菊花 30 g），银芷洗剂（金银花 20 g、白芷 20 g、大黄 20 g、细辛 6 g、莪术 20 g、三棱 20 g、花椒 15 g、荆芥 20 g、昆明山海棠 15 g、艾叶 15 g）。

4. 外敷法

（1）冲和膏、解凝膏、黄金万红膏：清热解毒，祛腐生肌，用于肛痈虚证，肿痛不甚，成脓时间长，溃后不宜愈合者。

（2）如意金黄膏（散）、黄连膏、四黄软膏：清热解毒，消肿止痛。外敷患处或直肠给药，用于肛痈实证所致肛门灼热疼痛者。

（3）红油膏、生肌玉红膏或生肌白玉膏纱条，用于肛痈术后或自溃后引流和生肌。

5. 针灸：针灸治疗针对肛痈引起的肛门疼痛的患者，可采用针刺加电针治疗止痛，可选八髎穴、长强穴等；对已成脓者可用火针或三棱针点刺肛痈处排脓。

（三）高频中药药理

连翘：连翘酯苷为主要生物活性成分的连翘具有对认知障碍及短暂性脑缺血的神经保护作用、改善学习记忆障碍、舒张血管、抗氧化、抗菌、抗感染、解热、抗 DNA 损伤、防护耳毒性等广泛的药理作用。

五味消毒散：现代医学已证实五味消毒散中药材主要成分为绿原酸、咖啡酸、秦皮乙素、蒙花苷等，具有较强的抗菌、抗炎、止血、抗氧化、消肿等作用。

紫草：具有抗菌、抗炎、促进肉芽组织增生及创伤愈合的作用。

茯苓：茯苓多糖具有抗胸腺萎缩及抗脾脏增大和抑制肿瘤生长的功能，在一定剂量下能够保护免疫器官，增强机体的免疫功能。还能清除自由基，延缓衰老。

川芎：川芎能够抑制血小板聚集，改善血液循环，发挥抗凝作用。阿魏酸是中药川芎有效成分之一，具有改善血液循环抗凝血并能抑制血小板聚集，有明显的抗血栓作用；还具有抑制巨噬细胞活化、抑制花生四烯酸代谢、拮抗组胺、降低血管通透性、抗氧化和清除自由基等广泛药理作用。阿魏酸能通过抑制细胞外调节蛋白激酶（ERK1/2），应激活化蛋白激酶而显著抑制由血管紧张素 II 诱导的血管内皮细胞 VSMC 增生。

苦参：对多种病原微生物具有抑制作用，对细菌抑制最明显。

皂角刺：具有抗菌抗炎、调节免疫系统功能、抗肿瘤、抗凝血以及降血脂等作用。

白芷：①白芷具有明显的解热、镇痛、抗炎作用，且解热作用优于阿司匹林。②白芷对冠状血管有扩张作用，其醚溶性成分对离体兔耳血管有显著扩张作用，水溶性成分有血管收缩作用及明显止血作用，但白芷无抗凝血作用。③白芷及其多种有效成分具有解痉止痛效果。④白芷有中枢兴奋作用。⑤白芷提取物对钙通道阻滞剂受体和 β - 羟基戊二酸辅酶 A 及肝药物代谢酶有抑制，此外还有调节免疫功能的作用。

黄柏：①抗菌、抗炎作用。能抑制多种细菌及真菌的生长，如大肠杆菌、金黄色葡萄球菌、犬小牙孢子菌等。②抗溃疡、抗肝炎。③显著提高吞噬细胞的功能，有明显的抗渗出及镇痛作用。

五倍子：对厌氧菌有较强的抑制效果，能够显著抑制 Pg LPS 诱导人单核细胞分泌 IL-6 的水平，具有抗炎作用，五倍子提取物的还原力和清除超氧阴离子的能力超过维生素 C，清除 DPPH 自由基和清除羟自由基的能力低于维生素 C，抗脂质过氧化的作用低于维生素 E。故五倍子醇提物有很高的抗氧化活性。

丹皮：现代医学研究发现，牡丹皮的主要成分有丹皮酚、丹皮酚苷、芍药苷、丹皮酚原苷等，其药理作用主要有以下几种：①抗肿瘤作用，大量相关研究表明，丹皮酚具有抗肿瘤功效，在研究中丹皮酚作用于大肠癌细胞株，其对后者抑制率可达 92.75%，药物的浓度与其作用的强度呈现正相关性。②增强免疫力，在有关实验中，使用雾化的方式给小鼠吸入丹皮酚，结果显示其肺部非特异性免疫功能有了很大的提升；另外，胸腺、脾脏等免疫器官的指数也大幅度提升，淋巴细胞转化率显著增加，表明丹皮酚可以有效增强机体的特异性免疫功能。③抗菌作用，丹皮酚具有镇痛、抗菌、消炎的功效。④抗心律失常，丹皮酚可以有效增强过氧化物酶以及超氧化物歧化酶的活性，降低室速及室颤发生率，有效减少心梗发作的次数，从而起到抗心律失常的作用。⑤抗动脉硬化症，丹皮酚对内皮细胞有一定的保护作用，可以治疗动脉硬化。另外在对鹌鹑做的实验中发现，丹皮酚可以降低鹌鹑血清中的脂质含量，促进血液循环，使主动脉中的斑块厚度大大降低，有效改善了动脉硬化症状。⑥改善机体微循环，在对大鼠做的有关实验中显示，丹皮酚可加快大鼠肠黏膜上微毛细血管里的血流速度，改善肠道的局部微循环。另外，其对血小板的黏附与聚集有很好的抑制作用，可改善血液的黏稠度，促进红细胞的变形，显著改善机体微循环。

四、动物模型的制备

参照参考文献的建模方法，先将 SD 大鼠用 10% 水合氯醛进行腹腔注射麻醉（0.3 mL/100 g），成功后对 SD 大鼠进行局部备皮，制作 1 个直径为 1.5 cm 的圆形创面，创口达到肌层，止血成功后在创面加粪液 0.5 mL（机体正常人的新鲜粪便 10 g，加生理盐水 5 mL，充分混匀，3500 r/min 离心 10 min，弃沉淀，收集上清液备用）。用敷料和油沙对创面进行覆盖，胶带进行固定，48 h 后去除覆盖物，创面有脓性分泌物和臭粪味。抽取大鼠股动脉血液，检测股动脉血清中的 HIS、5-HT 和 PGE2 的含量。同时采集大鼠创面分泌物进行细菌培养，采取创面组织进行 HE 染色，观察创面组织中的毛细血管数量、成纤维细胞变化、组织坏死情况和炎症细胞变化。若结果显示大鼠股动脉血清中的 HIS、5-HT 和 PGE2 的含量显著高于对照组（$P < 0.05$），且创面组织 HE 染色观察没有发现明显新生毛细血管及成纤维细胞产生，创面中有大量的坏死组织、炎性细胞浸润严重，分泌物培养结果显示有肠球菌、大肠埃希菌等，则建模成功。

第三节 肛 瘘

一、流行病学调查

肛瘘是肛肠科常见病，多发病，其在正常人群中的发病率为 1.04%～3.6%，病因中肛腺感染占 90%，术后或外伤因素占 3%，炎症性肠病占 3%，肛裂占 3%，结核相关的小于 1%。肛瘘临床表现以局部反复肿胀、疼痛、流脓以及病情多变、不能自行愈合为特点。复杂性肛瘘其瘘管走向复杂，分支多而范围广，病灶范围往往超过肛管直肠环以上，加上反复发作或长期保守治疗常导致瘘管纤维上皮化，治疗难度大，若治疗不当则会造成肛门失禁、肛门变形、肛门狭窄等并发症，严重影响患者的生活质量。

二、西医研究进展

（一）病因学说

肛瘘是自有医学史开始就有记载的一种疾病，为肛门疾病中常见病、多发病，其病程反复，治疗困难，常迁延不愈。肛瘘是肛管直肠与肛门周围皮肤之间的异常通道。现代医学认为，肛门直肠周围脓肿，自然破溃，或经手术切开排脓后，脓腔壁由结缔组织和肉芽组织增生，缩窄或管状，外口缩小，内口继续感染，不能自愈，即成肛瘘。故说肛瘘是肛门直肠周围脓肿的后遗症。经过 2000 多年的探索与研究，认为肛周脓肿与肛瘘的病因、病理相同，同属感染所致，但是肛周脓肿为急性期疾病，肛瘘为慢性期疾病。Chiari 与 Herrman 发现肛腺并提出隐窝腺体感染的概念，随后 Kloseerhalfen 对 62 例尸解标本进行常规染色和免疫组织化学染色，证实了肛门肌肉内的腺体与肛瘘有解剖上的联系。且人们一直认为隐窝肛腺感染理论是肛瘘的发病理论，直到 Morgan、Thompson 和 Shropshear 提出感染是由肛管沿着纵肌纤维扩散到肛管直肠周围组织形成肛瘘和脓肿的，Hiller 认为细菌首先穿过黏膜下间隙，然后沿血管周围间隙扩散到血供差的肛管直肠周围脂肪组织形成脓肿和肛瘘。所以隐窝肛腺感染学说，不能完全阐明肛瘘的发病过程。现代医学认为大部分肛瘘是由直肠肛管周围脓肿引起，因此内口多在齿状线上肛窦处，脓肿自行破溃或切开引流处形成外口，位于肛周皮肤上。由于外口生长较快，常假性合，导致脓肿反复发作破溃或切开，形成多个管和外口，使单纯性肛瘘成为复杂性肛。瘘管由反应性的致密纤维组织包绕，近管腔处为炎性肉芽组织，后期腔内可上皮化，主要有以下几方面：

1. 感染因素：肛腺为肛周脓肿的慢性阶段，最初总难离开肛周感染。

（1）肛腺感染：肛腺位于肛隐窝的底部，正常肛隐窝较浅（1～2 mm）异常肛隐窝可深达 3～10 mm，当大便干结时肛窦易受到损伤，容易存积粪渣，引起肛窦炎，发生感染后，炎症向肛腺蔓延，致肛腺继发感染，特别是肛腺囊肿时更易因阻塞而感染，容易潜伏细菌而引起隐窝炎，形成肛周脓肿溃破成瘘，约 95% 的肛瘘由肛腺感染引起，80% 的肛瘘内口在肛管后侧肛窦内。1981 年 Adams D 等研究总结 133 例肛瘘患者，其中大部分主要由隐窝感染引起，肛瘘内口在肛隐窝处者有 117 例，并对 80 例进行手术治疗，余 53 例保守治疗，结果保守治疗患者很快复发。Snefer 观察 52 例肛瘘患者，发现其隐窝异常加深，并形成了肥厚的不规则的齿状线。而 Ponson AE 等检查 5 例肛瘘患者，通过组织学和病原学检查证实与肛腺上皮样化有关，由此形成肛瘘称原发性肛瘘。

（2）中央间隙感染：Shafik（1980 年）据肛门解剖和排便机理的研究，提出病菌侵入肛周组织的门户不是肛隐窝，而是破损了的肛管上皮；不是肛门腺形成括约肌间脓肿，而是在中央间隙内最先形成中央脓肿，继而向四周蔓延形成肛瘘。

（3）损伤性肛门感染：因直肠内异物或外伤以及干硬粪便、会阴手术不当，术后护理不慎等均可引起损伤性感染形成肛瘘，这就是继发性肛瘘。

（4）邻近器官疾病：如骶骨结核、骨髓炎、骶前囊肿感染切开排脓或溃破后形成肛瘘。

（5）特殊感染：结核杆菌，放线菌感染直肠癌，多发性直肠息肉等感染可并发肛瘘。

2. 胚胎学因素：早在 1961 年 Parks 发现部分肛瘘患者在肛腺呈囊状扩大即怀疑有先天性因素存在的可能，后来 Firzagid（1985 年）观察 21 例肛瘘患者儿有 94%（20 例）发病年龄小于 18 个月；Shafer（1987 年）观察 52 例肛瘘患者，发现其肛隐窝异常加深，形成肥厚的不规则的齿状线；后来有人对上述情况进行了胚胎学解释，因此目前多数学者认为，肛瘘的发生与肛腺的先天发育异常有关。

3. 免疫学因素：临床上小儿肛瘘发病与免疫低下有关，从解剖学角度上讲，肛隐窝呈漏斗状，其底部有肛腺分管开口。肛腺属顶浆分泌腺，其分泌物中含丰富的多糖体，肛隐窝内除肛腺分泌物外还有来自肠道的 IgA，正常情况下肛隐窝内的黏液可防止异物浸入，起到抗菌作用，当人体抵抗力下降时，病菌即可入侵引起炎症。谷口（1985 年）从组织角度发现肛管自移行上皮至肛腺内有分泌 IgA 细胞，若肛管区发生炎症，则 IgA 分泌亢进起防御作用。一旦由于炎性损害造成上皮化生，破坏了 IgA 细胞，则已入侵的细菌向纵深发展，给炎症广泛蔓延提供条件。由此可见，肛瘘与免疫因素有关，而肛瘘的复杂性、长期性和自然愈合率低等特点，本身就说明全身或局部免疫机能低下，是肛瘘发病或愈而复发的重要因素。

4. 性激素因素：1976 年 Takatsuki 提出，雄激素分泌过量可能与男性好发肛瘘有关。据统计临床上新生儿肛瘘较多（男性多），儿童极少，青壮年男性最多，老人罕见，主要原因是新生儿母体雄性激素和新生儿副肾雄激素较强有关，青春期人体自身性激素开始活跃，随即一部分皮脂腺，尤其是肛腺开始发育增殖男性较女性明显，而老年人雄性激素水平下降，肛腺萎缩，肛腺感染机会减少。

5. 其他因素：如克隆氏病，慢性肛管直肠炎，结肠炎，溃疡性结肠炎，肛管直肠手术等引起肛瘘。

（二）诊断

1. 临床表现：肛瘘患者常有肛周脓肿自行破溃或切开引流的病史，此后伤口经久不愈。临床表现为肛瘘外口反复流出少量脓性、血性、黏液性分泌物，由于分泌物的刺激，使肛门部潮湿、瘙痒，有时形成湿疹。由于皮肤生长快常闭合，导致瘘管中脓液积聚，局部可有红肿热痛等炎性表现，甚至可伴寒热、乏力等全身感染症状，待脓肿穿破或再次切开引流后，症状缓解。由于症状反复发作，可形成多个外/内口，很少能自行治愈，长期不愈的患者可以发生肛周癌。

（1）流脓：脓液的多少、性质与管的长短、粗细、内口的大小等有关。一般初期流脓较多，质稠、味臭、色黄，随时间延长脓液渐少，或时有时无，呈间性流脓。若忽然脓液增多，表示有急性感染或有新管腔形成。内外口较大者有时可有莞便、气体从外口流出。黏膜下瘘口多在肛缘或肛窦内，脓液常由肛门流出。单口内瘘脓液与血混合，常由肛门流出，有时便上可见几条血丝。直肠阴道脓液有时从阴道流出。结核性肛脓液多而清稀，色淡黄，呈米泔水样，可有干酪样坏死物。

（2）疼痛：若瘘管引流通畅，一般不感疼痛，仅感觉肛门坠胀不适，行走时加重。若外口暂时闭合，或引流不畅，脓液积聚，可出现局部胀痛或跳痛。若内口较大，便进入瘘管，则引起疼痛，尤其排便时疼痛加重。内盲脓液不能引流时常出现直肠下部和肛门部灼热不适，排便时疼痛。黏膜下常引起肛门坠胀疼痛，向腰骶部放射。

（3）瘙痒：分泌物反复刺激，肛周皮肤潮湿、痒，甚至引起肛门湿疹，出现皮肤丘疹或表皮脱落。长期不愈可致皮肤增厚呈苔藓样变。

（4）排便不畅：一般肛瘘不影响排便。高位复杂性肛或马蹄形肛瘘因慢性炎症刺激引起肛管直肠环纤维化，或瘘管围绕肛管形成半环状纤维条索，影响肛门括约肌舒缩而出现排便不畅。

2. 检查：通常在肛门周围皮肤上有外口；在肛门直肠周围软组织中（间隙）因瘘管穿过而有肿块、索状物或硬结；在齿线处可发现充血或肿胀的黏膜，或因炎性刺激变硬的肛窦，即内口。

（1）视诊：观察肛外口数目、形态和分泌物情况。

①外口数目：一般如只有1个外口，是单纯性肛瘘；有多个外口，则是复杂性肛瘘。从病史了解最先穿破的那个外口是原发外口，原发外口常与主管道和内口相通。若两个外口左右分居，中间有索状物相连者，常为马蹄形肛瘘；若多个外口之间互不相通，或无索条相连，应考虑多发性肛瘘。

②外口形态：外口平坦，肉芽不高出皮肤，其管多简单而位置表浅。若外口肉高突，其瘘管一般较深，形成瘘管时间较长，多为肛窦感染引起的肛。若外口宽大，形状不整齐，有潜行性空腔，呈空壳样，皮肤暗黑色，多为结核性肛瘘。若外口凹陷不见肉芽、多为囊性外口。

③外口分泌物：脓液多而稠厚，多为急性炎症期，即活动期；脓液混有鲜血或呈淡红色，多为脓肿溃破不久；脓液清稀或呈米泔水样，可能为结核杆菌感染。脓液色黄白而臭秽，多为大肠杆菌感染；脓液带绿色，多为绿脓杆菌感染；若脓液呈透明胶冻样，或呈咖啡色血性黏液，恶臭，应考虑恶变。

（2）触诊：肛瘘管道穿行于肛周各间隙软组织中或括约肌间，因慢性炎症刺激常会形成纤维化条索。在肛周皮肤上常可触及索状物、肿块或硬结。

①肛外触诊：以食指从外口向肛缘方向触摸，瘘管较浅者轻按即可触及明显的索状物；重按时隐约触及或未能触及则说明瘘管较深；若索状物行径弯曲，内、外口不在相对部位，

是弯曲瘘；索状物较直，内、外口在相对部位，则为直行瘘。

②肛内触诊：若肛外触诊未发现索状物，可将食指缓缓伸入肛内进行肛内触诊，触诊时拇指在外，拇指与示指相对应在外口附近皮肤及深层组织触摸，常可触及位置较深的索状物。反复仔细触摸，可辨清瘘管走行和位置深浅。直肠黏膜下瘘可在直肠壁触及硬索或包块；高位肛因长期慢性炎症刺激，肛管直肠环常发生纤维化或与周围组织粘连，肛管直肠环触诊变硬无弹性。

内口多为肛瘘的原发病灶。肛窦感染引起的肛瘘内口一般位于齿线上肛窦处；损伤所致的肛瘘内口可发生在肛管、直肠的任何部位。一般肛瘘只有 1 个内口，少数为 2 个或 2 个以上。肛内触诊时，内口所在的位置往往可触及小硬结或凹，或有轻微压痛。如寻找内口困难时，可在麻醉下牵拉外口或管壁，触诊齿线部位有牵动感伴内陷，或肛镜下见牵动部位凹陷，即可确定内口位置。漏管道行走规律（索罗门氏定律）将肛门两侧的坐骨结节画一条连线，当漏管外口在连线之前且距离肛缘 4 cm 以内者，其内口多在齿线处，且内、外口在同一时位，其管道多为直行；如外口在距肛缘 4 cm 以外。或外口在连线之后者，其内口多在肛后正中齿线处，管道多弯曲或呈马蹄形。

③肛镜检查：常用双叶肛门镜检查，在原发内口处可见黏膜充血、水肿、陷、痕，有时还可见脓液自内口溢出；挤压管道或从外口注入双氧水或染色剂，可见有液、泡沫、染色剂自内口溢出。

④探针检查：探针检查的目的在于了解管行径、长短、深浅、与肛门括约肌的关系及内口位置等。探针有钩状和球头探针两种。术中常用球头探针从外口顺管道插入，食指伸入肛管内导引，寻找内口。检查时动作应轻柔，不可用力过猛，以免造成假瘘管或假内口。内口真假的确定以探针从内口探出时患者无疼痛感或不出血为准。若管道弯曲度太大，探针难以探入，可于瘘道弯曲处皮肤做一切口切开道，用另一探针由切口处探入，往往可达内口。管没有外口，或外口闭合，或管道弯曲难以从外口寻找内口时，可在双叶肛门镜下用钩状探针检查，如一探即入且有空旷感，即为内口。

⑤瘘管造影：常用 60% ~ 76% 的泛影葡胺或 30% ~ 40% 的碘化油经外口注入，在 X 线下观察肛瘘的走行及内口的位置。由于瘘管和脓腔内有坏死组织和脓液阻碍造影剂通过，对于瘘管支管和内口，还有 12% 的假阳性，所以一般瘘管造影并不可靠，尤其是随着内镜超声及磁共振的发展，临床上已不将其作为常规检查方法。

⑥美蓝染色：将美蓝以盐水稀释后注入外口，然后观察齿线上的肛窦处是否有染色，以确定内口的位置。因美蓝局部染色后不易清除，可改用双氧水观察局部溢液，更易于反复注射。

⑦EAUS：能清晰分辨肛瘘主管走向，支管的分布、数量及内口位置。但其准确率受限于超声探头的频率及病变的深度。王振军、Navarro-Luna，West 用 EAUS 或再加用双氧水做对比剂，发现能通过显示黏膜下缺陷或加强瘘管和内口的显影，有助于更准确地判断内口。数字彩色多普勒三维声像仪还可以记录肛门内外括约肌和肛提肌的立体即时影像，进行Parks 分类，其准确率高达 100%。

⑧MRI：它能准确描绘肛门内外括约肌、肛提肌及耻骨直肠肌的解剖结构并显示肛瘘与

肛门周围肌肉的关系并对术后疗效作出正确评估。Buchanan 等发现以术前 MRI 影像指导手术，将会使复发性肛瘘患者的术后再发率降低 75% 。而且，在对大样本肛瘘患者行术前评估后发现，MRI 的效果明显优于 EAUS（10 MHz 探头），对内口发现率分别为 97% 和 91% ，显示 MRI 是 EAUS 的很好补充。目前，MRI 已被发达国家学者作为对肛瘘进行评估和分类的金标准。

⑨肛门测压：肛门测压可术前评估肛瘘患者的肛门括约肌的功能，在术前及术后进行肛门测压，对我们了解患者术后肛门功能的变化、比较手术方式、评估手术疗效是很有意义的。

3. 鉴别诊断：肛门部汗腺炎、毛囊炎肛门周围皮肤的汗腺、毛囊发生炎症，常可在肛周皮下形成窦道和外口，流脓，并不断向周围蔓延，但肛管内绝无内口。

4. 分类

（1）低位肛瘘

①低位单纯性肛瘘：内口在肛门隐窝，仅有一个管道并通过外括约肌深层以下者。

②低位复杂性肛瘘：有两个以上外口，有两个或两个以上的管道与内口相连，肛瘘管道在外括约肌深层以下者。

（2）高位肛瘘

①高位单纯性肛瘘：内口在肛门隐窝，仅有一个管道，走行在外括约肌深层以上，侵犯肛提肌以上者。

②高位复杂性肛瘘：有两个以上外口。有两个以上管道与内相连或并有支管空腔，其主管通过外括约肌深层以上，侵犯肛提肌以上者。

（三）非手术治疗

非手术治疗：主要是通过药物治疗控制感染，减轻症状，控制病情的发展，但不能彻底治愈，或一时相对治愈，以后极易复发。西药治疗用于肛瘘急性感染期，常用针对革兰阴性菌的抗生素或广谱抗生素如磺胺类药物、庆大霉素及第二、第三代头孢菌素类或喹诺酮类等。厌氧菌常用甲硝唑、替硝唑等治疗。

手术治疗：手术方案、医治材料等技术随着医疗水平的提高而发生改变，多年临床经验发现，肛瘘手术治疗主要存在以下几个问题：①术后创口愈合不良：创口表面需要被健康的肉芽组织填补才可痊愈，其需要创面引流通畅等前提条件，若是引流不畅，就会减慢新生上皮组织的生长速度，不利于创口愈合，导致创口不愈。②肛门功能损伤：肛门失禁、肛门狭窄、瘢痕形成等都是肛门功能损伤的常见表现。③疾病复发：高位复杂性肛瘘复发率最高。

（四）手术治疗

1. 肛瘘切开术：是将瘘管全部切开开放，通过肉芽组织生长使伤口愈合的方法。适用于低位肛瘘，因瘘管在外括约肌深部以下，切开后只损伤外括约肌皮下部和浅部，不会出现肛门失禁。

2. 肛瘘瘘管切除术：最早由 Parks 提出，作为一种治疗经括约肌高位瘘的手术方式，将瘘管管壁全部切除，直至健康组织，并使创面成为内小外大，以利引流。目前较适用于因炎性肠病、结核等疾病引起的继发性肛瘘，并常与其他术式联合应用。

3. 挂线疗法：是目前临床上应用最广的手术方法，尤其适用于高位单纯性肛瘘。它是利用拉紧的橡皮筋使结扎处组织发生血运障碍，逐渐缺血坏死。由于挂线会导致局部纤维化和瘢痕形成，使组织在被切割过程中，基底创面同时开始逐渐愈合，从而避免肛门括约肌被切断后回缩，造成术后肛门失禁。术后复发率在 2% ~ 15%。另外，结扎线作为瘘管的引流物，可以使瘘管内渗液排出、急性炎症消退、创面缩窄。临床上常用结扎线留置在瘘管内松的结扎，引流 3 ~ 6 周后，再做二期肛瘘切开术。对于一些复杂性肛瘘的患者，由于手术导致术后肛门失禁的可能性较大，也可以选择长期留置挂线引流，作为姑息性治疗。

4. 肛瘘切除黏膜瓣成形术：鉴于高位肛瘘患者术后肛门失禁率较高，很多种保留肛门括约肌的手术方法应运而生。黏膜瓣成形术过去曾用来治疗直肠阴道瘘，Aguilar 等最早将此技术应用在肛瘘的治疗上，并且取得了相当满意的疗效（复发率仅 2%，术后肛门失禁率 10%）。他是借助插入瘘管的探针切开皮肤肛管和黏膜直到内口，从切开的内口远端开始游离黏膜和部分内括约肌，做成占直径周径 1/3 底宽上窄，呈梯形的中厚层黏膜瓣（包括部分内括约肌），然后缝闭因内括约肌缺损的内口，抬高黏膜瓣覆盖内口，再将瓣缝到肛管末端，外面伤口开放引流，每天冲洗。但对于此术式的疗效仍存在争议，近年有研究报道其复发率较高，肛门失禁率最高可达到 30% 以上。Ortiz，Marzo（103 例）报告复发率 7%，肛门失禁率 8%。Mizrahi（94 例）报告复发率 40%，肛门失禁率 9%。

5. 瘘管切除术：2001 年土耳其伊斯坦布尔大学 Ihsan Tasci 研制了一种机电一体小型可操纵的导管，其头部有一类似牙科钻插入瘘管（每分钟旋转 150 圈），可将瘘管内 2 mm 厚的黏膜上皮、残存异物及周围坏死的肉芽组织等研磨打碎，再以碘络酮及生理盐水冲洗出体外，缝闭内口，使肛瘘形成一个圆柱状空腔。

6. 纤维蛋白胶：1992 年，Hjortrup 等首次应用纤维蛋白胶治疗会阴瘘获得成功。到 1999 年，已有很多关于纤维蛋白胶治疗肛瘘的报告。方法多是先用探针确定内口及外口，以刮匙搔扒瘘管内肉芽组织，再以双氧水及生理盐水反复冲洗后，注入生物蛋白胶，以肠线缝合关闭两端瘘口。如果在术前先行挂线引流一段时间，成功率更高。还有些作者习惯在术前行机械性肠道准备并予适量预防性抗生素，但其对治愈率的影响并无统计学差异。关于纤维蛋白胶的治愈率，各文献报道差异较大。Lindsey 等分析 1993—2002 年间文献，治愈率在 40% ~ 85%。这主要是因为各研究所针对的不同病因及分类的肛瘘人群所占比例不同。目前，大多数研究认为纤维蛋白胶对肛门腺非特异性感染所致肛瘘治愈率较高，而对 Crohn 病、HIV 等特异性感染导致的肛瘘治愈率较差；对括约肌间及经括约肌的简单肛瘘的治愈率要优于具有多瘘口、多支管、高位的复杂性肛瘘。Swinscoe 等总结了 1966—2004 年的多中心综述中报告，总治愈率为 53%（10% ~ 78%）。而近几年对患者的长期随访后发现，治愈率竟低至 15%。对于失败的原因，有些人认为是由于纤维蛋白胶的液体黏稠度较低，当患者早期咳嗽或局部括约肌收缩用力时，即使瘘口已封闭，也会很容易使之流出瘘管，导致修补失败。

7. 英夫利昔单抗（Infliximab）：属于人—鼠嵌合式 TNF-α 单克隆抗体，能高亲和性地与巨噬细胞和 T 淋巴细胞表面的 TNF 特异性地结合，阻断抗体和补体依赖性细胞毒效应，此外，它还能结合可溶性 TNF-α，抑制其与受体的结合。Infliximab 具体的抗炎作用机制可能是通过促进单核炎症细胞凋亡从而最终抑制 TNF-α 诱发的炎症反应：如抑制细胞因子、黏附分子释放以及白细胞附壁等，从而调控炎症过程。Present 等报道，用 Infliximab 来治疗 Crohn 病引起的继发性肛瘘。方法是先以挂线等手术疗法彻底引流已形成或有潜在脓肿的急性炎症期瘘管，同时在 0，2，6 周静脉输注 Infliximab（5 mg/kg），最终可使 46% 的肛瘘完全愈合，无严重并发症及不良反应出现。

8. 利用生物材料进行肛瘘修复手术

（1）脱细胞猪胶原网塞瘘管填塞：Lynn 和 Johnson 等提出了一种全新的治疗肛瘘的方法。首先在麻醉下，以探针或美蓝染色等，确定内口位置。然后，不做窦道搔刮，轻柔而又尽可能彻底地用无菌盐水或双氧水冲洗瘘管。将一个用猪小肠制备的胶原材料网塞填塞瘘管，缝合内口，其成功率为 83%。

（2）脱细胞真皮基质材料肛瘘栓填塞：王振军汲取生物蛋白胶封堵和 Johnson 的方法的优点，设计了采用异种脱细胞真皮基质材料填塞瘘管的方法，通过瘘管搔刮、消毒和抗生素盐水冲洗、瘘管填塞的方法，治疗 30 余例肛瘘患者获得成功。这种方法具有显著的微创、愈合快、成功率高、不影响肛门功能、节省患者恢复时间等优点，目前国内有数家肛肠中心采用本方法治疗简单和复杂性肛瘘获得成功，是一种非常有前景的方法。

无论利用脱细胞猪胶原网塞还是脱细胞真皮基质材料进行肛瘘的治疗，都代表了肛瘘治疗模式的重大转变，这种微创的、修复性的、不损害肛门功能和外观的治疗方式可能会在很大程度上取代创伤大的、破坏性的、损害肛门功能和外观的传统术式。这种方法也可能挑战目前对肛周脓肿采取的切开加一期挂线的治疗方法，而采用在小的引流手术的基础上再继以脱细胞胶原基质肛瘘栓治疗。

三、中医辨证论治

（一）《中医病证诊断疗效标准》

肛漏系肛痈成脓自溃或切开后所遗留的腔道。亦称痔漏、痔瘘。

1. 诊断依据

（1）有肛痈病史。病灶有外口、管道、内口可征。

（2）分类

①低位单纯性肛漏：只有一条管道，且位于肛管直肠环以下。

②低位复杂性肛漏：具两条以上管道，位于肛管直肠环以下，且有两个以上外口或内口。

③高位单纯性肛漏：只有一条管道，穿越肛管直肠环或位于其上。

④高位复杂性肛漏：管道有两条以上，位于肛管直肠环以上，且有两个以上外口或内口。

（3）肛周溃破流脓，可暂时外口愈合，导致蓄脓呈急性发作的肛痈表现。

2. 证候分类

（1）湿热下注：肛周经常流脓液，脓质稠厚，肛门胀痛，局部灼热。肛周有溃口，按之有索状物通向肛内。舌红，苔黄，脉弦或滑。

（2）正虚邪恋：肛周流脓液，质地稀薄，肛门隐隐作痛，外口皮色暗淡，漏口时溃时愈，肛周有溃口，按之较硬，或有脓液从溃口流出，且多有索状物通向肛内，可伴有神疲乏力。舌淡，苔薄，脉濡。

（3）阴液亏虚：肛周有溃口，颜色淡红，按之有索状物通向肛内，可伴有潮热盗汗，心烦口干。舌红，少苔，脉细数。

3. 疗效评定

（1）治愈：症状及体征消失，创口愈合。

（2）好转：症状及体征改善，创口未愈。

（3）未愈：症状及体征均无变化。

（二）中医辨证论治的研究

肛瘘，中医又称"肛漏"，最早记载见于《素问·生气通天论》："陷脉为，留连族。"以后，历代医家均有论述，如《神农本草经》中说"夫大病之主…痈肿恶疮、痔瘘，瘿瘤。"《太平圣惠方·治痔瘘诸方》中还说："夫痔役者，由诸病毒气。"结聚边穿穴之后，疮口不合，时有脓血，肠头肿疼，经久不差，故名痔也。"肛漏之名，始见于《外证医案汇编》。中医认为内伤七情、外感六淫等所致的机体阴阳失调是形成肛瘘的主要原因。

1. 中医对肛漏病因病机的认识

（1）风湿燥热之邪所致。《河间六书》云："盖以风、热、燥、火、湿邪所致，故令肛门肿满，结如梅核，甚至乃变而为瘘也"。

（2）痔久不愈而成瘘：《诸病源候论》云："痔久不瘥，变为瘘也"。

（3）过食肥甘厚味，醇酒，劳伤忧思，房劳过度所致。《外科正宗》云："夫脏毒者，醇酒厚味，勤劳辛苦，蕴毒流注肛门结成肿块。"中医学认为肛漏的病变过程为肛门直肠周围痈疽溃后久不收口，湿热余毒未尽，蕴结不散，血行不畅所致；或因肺脾肾三阴亏损，湿热乘虚下注肛门所致。

2. 治疗方法

（1）挂线疗法：在现存最早的中医学文献《五十二病方·牡痔》中所述的"牡痔"与肛瘘极为相似，它描述的治疗方法是将外口增生的炎性息肉"扎以小绳，剖以刀"，然后用药膏纳入管道中以治之。可见，自古以来，手术治疗肛瘘就是中医的重要方法。宋《太平圣惠方》有药捻脱管法。金元四大家多主张清热散、凉血祛毒，如李东垣以风热湿燥合而治之；朱丹溪则以补阴凉血为主。他们都以辨证施治为基础，为内治法总结了许多有效的方法。从明清时代开始，外治法和手术治疗肛了有了新的突破，取得了很大的成就，如脱管法、挂线法等。明·徐春甫《古今医统》载有"芫花线"脱管治疗肛瘘法；明《永类钤方》中的挂线法有"用芫根煮线……单探一孔引线系肠外，坠铅锤悬取速效，药线日下，肠肌随长，僻外既补，水逐线流，末穿疮孔，管内消。七日间，脏全如旧…线脱如期，在疮远近，或日半月，不出二旬，线既过，如锤脱落，以药生肌，百治百中"。自此，中医的内、外综合治疗方法，尤其是挂线术，历代延用不衰。

挂线疗法是中医学治疗肛瘘的传统疗法，也是目前国内常用一种术式，适用于高位单纯性肛瘘、肛瘘外口距肛门 5 cm 以内者，以及复杂性肛瘘的配合治疗。其操作较为简单，对患者的身体损害较小，安全可靠，而且相对来说，其适用范围也较广。但是其最大的缺点就是挂线法手术治愈的时间一般都比较长，患者受到的痛苦也较大。伍磊等人使用瘘管切开手术联合高位挂线的术式，利用探针，根据肛瘘位置区别，低位肛瘘患者需将瘘管切开，继而切除所有的管组织；高位肛瘘患者将肛管直肠环下段的瘘管组织全部切除，对于环上段的瘘管组织则需要进行刮除处理，在手术的过程中需要进行高位橡皮筋挂线处理，在操作时避免损伤直肠环上段组织。该术式有助于帮助患者肛门功能的恢复，治愈率较高。

（2）中药内服：中医保守治疗适用于无法手术或暂时不能手术者。肛瘘的中医辨证大体可分虚实两证，因过食醇酒厚味，脏腑受伤，元气耗损，以致邪热滞，气血不湿热流注肛门郁而化热，热盛肉腐成脓溃后余毒未尽，溃口不敛而成，此为实证；若因三阴亏损未复，或因痨病、克罗恩病所致，则为虚证。治疗实证以清热利湿解毒，虚证以养阴益气补血为基本原则。

①湿热壅滞型：证见局部焮肿，灼热跳痛，凸起，脓多而稠。伴有恶寒发热，口渴欲饮不多，便秘溲赤。舌质红，苔黄腻，脉滑数。主方龙胆泻肝汤加减。

②肺肾阴虚型：证见瘘管外口呈锯齿形，向下凹陷，周围晦暗，脓水清稀，伴形体消瘦，潮热盗汗，心烦不寐，食欲不振。舌质红，苔薄白或无苔，脉细数。主方青蒿鳖甲汤。

③气血两虚型：瘘管经久不愈，肉芽不鲜，脓水时多时少。面色无华，唇甲苍白，四肢无力，气短懒言，寒喜暖，纳呆食少。舌淡苔薄白，脉细弱。主方八珍汤或归脾汤加减。

（3）其他疗法

①药物熏洗或坐浴，能有效减轻术后并发症。李文利等人使用中药熏洗方（土茯苓、芒硝、马齿苋、苦、大黄）结合挂线手术治疗，具有清热活血、化瘀消肿的作用，能保持括约肌的完整性，值得床推广应用。

②李丹等用黄芩油膏联合痔瘘熏洗剂，曹阳等用至圣膏配伍麝香，苏进霞等用紫草三黄膏等，明显缩短了术后创面愈合时间，促进肉芽生长，减少渗液，减轻术后创面疼痛、水肿。

四、临床研究

动物模型的制备：

Arikaki 首次发现了人工肛瘘的上皮化。通过大鼠造模后，病理来证实瘘管的形成及特点。10 个样本病理学上均证实存在肉芽组织包绕的肛瘘管腔，其中 2 例样本的瘘管完全上皮化，1 例样本的瘘管 50% 上皮化，6 例样本的瘘管仅外口处上皮化，另 1 例样本的瘘管上皮化不明显。同时，他们认为鼠尺寸较小且拥有与人类相似的内外括约肌结构，制瘘过程操作简单、方便，是一个实用的动物模型。

临床上，想要通过手术获取完整的瘘管进行病理分析很困难，但动物实验则可以实现，所以制作出一种肛瘘实验模型具有重要的意义。十余年来，许多新颖的、创伤小的肛瘘术式，如纤维蛋白胶法、皮瓣推移法、LIFT 术式、肛瘘镜术式等在临床中不断地推广、应用，发现该类术式复发率较传统术式高。学者们试图通过进一步的实验研究优化这一类的术式，而肛瘘造模的成功，进一步推动了微创术式的发展。Han 等提出的脱细胞真皮基质、自体成纤维细胞及药线疗法。

第四节　肛　裂

一、流行病学

肛裂是肛肠科的一种常见疾病。发生于肛管皮肤的全层纵行裂开并形成感染性溃疡者，称为肛裂。随着近些年环境的变化，工作压力的增大以及不良饮食习惯等多种因素的影响，肛裂有着较高的发病率。有流行病学调查显示该病的发病率约为肛肠疾病的 16.1%，男性发病率比女性发病率约为 1∶1.6。本病主要见于中青年。

二、西医研究进展

（一）病因学说

1. 解剖学因素：局部解剖学证实，肛门外括约肌浅部起自尾骨，向前至肛门后方，呈 Y 字形分成左右两条肌束，沿肛管两侧，对肛管两侧有强有力的支持作用，直肠的末端自后向前与肛管相连，形成肛管角，排便时肛管前后尤其是后壁承受更大的压力，容易损伤，再加上肛管后多为韧带组织，血供差，弹性弱，容易破裂，一旦损伤不易修复，逐渐形成溃疡而形成肛裂。

2. 局部损伤：局部损伤是形成肛裂的直接原因。粪便干结，异物，分娩，排便时过于用力，肛门检查或手术不当均可造成肛管皮肤损伤，继发感染而成肛裂。直肠内超声检查发现部分经产妇肛管前部的内括约肌明显变薄甚至损伤，主要是 20~40 岁的生育期妇女大多有分娩史，这可能是女性发生于前正中线的肛裂比男性多的原因之一。

3. 感染：局部感染被认为是慢性肛裂形成的主要因素。感染多原发于肛窦，但也可原发于肛周皮肤。排便、粪便产生的刺激作用，而且肛周丰富的细菌等均易导致感染等情况所产生。感染时炎性渗出等，阻止上皮组织的延伸与再生，因此也容易造成肛裂较难愈合，使其病程更加长久。肛门损伤，湿疹皮炎，肛门瘙痒症、肛窦炎、肛乳头炎、直肠炎等慢性炎症会引起肛管皮肤弹性降低，脆性增加，容易损伤，造成肛裂创面局部缺血及难以愈合等。

4. 栉膜带学说：1919 年 Miles 提出的肛裂病因学说。栉膜带是指齿线与括约肌沟之间的肛管上皮而言，宽 0.5~1.5 cm，是皮肤与黏膜之过渡地区，皮薄而致密，色苍白而光滑，上皮是移行上皮，固有层内没有皮肤的附属结构，如毛囊、皮脂腺、汗腺等。在临床上栉膜带的含义不仅包括此区的上皮，还包括上皮下的结缔组织，其中有来自联合纵肌参与而组成的黏膜下肌，有肛腺及导管以及丰富的淋巴管、静脉丛和神经末梢。肛管最狭窄的地带，栉膜区是肛裂的好发地。

5. 内括约肌痉挛：肛裂患者有过度的内括约肌收缩增强活动，反射性的内括约肌收缩是肛裂不易愈合的主要原因之一。

6. 肛管狭窄：由于先天畸形、外伤或手术造成肛管狭窄、干硬粪便通过时容易造成肛管皮肤撕裂损伤，细菌侵入感染后形成溃疡，从而造成肛裂。

7. 松紧力学原理：由于人体发育的差异，一些人黏膜下肌增厚，连同肛门皮肤及括约肌群加大了肛管阻力，降低了肛门伸展度，当粪便干硬通过肛管时，扩张力和约束力对抗增强；要使粪便排出，必须加大腹压，粪便对肛管的挤压扩张力必然加强，粪便直径如果超过皮肤和黏膜下肌的伸展力，就可使肛管皮肤和黏膜下肌撕裂而形成损伤。如果反复撕裂损伤，创面逐渐加深，创面继发感染，组织纤维化后伸展度越来越小，如大便干燥得不到控制，反复发作引起恶性循环，则形成肛裂。

（二）诊断

1. 临床诊断

（1）病史：患者多有排便困难史，病情反复发作，以青年女性居多。

（2）症状：肛裂疼痛呈明显的周期性，排便时疼痛，后逐渐缓解，随后因括约肌痉挛而再次疼痛，常持续数十分钟或数小时方解。肛裂出血量一般不多，或粪便上附有血迹或血染便纸。肛裂患者因对排便剧痛的恐惧，主观上推迟排便时间，减少排便次数，使粪便水分被充分吸收，粪便变干硬，使排便困难。

（3）体征

①局部视诊：肛管局部可见有一纵行梭形裂口或椭圆形溃疡。初期溃疡颜色鲜红、底浅，边缘无明显增厚，无哨兵痔形成。后期肛裂患者的溃疡创面颜色灰白、底深、边缘增厚明显，可形成哨兵痔。

②指检：由于肛门指检可引起肛裂患者疼痛加剧，一般患者不宜施行，或进行指检时使用一定的麻醉剂。初期肛裂指检可在肛管内触及边缘稍有凸起的纵行裂口；后期肛裂可摸到裂口的边缘隆起肥厚、坚硬，并常能触及肛乳头肥大；可触及皮下瘘管，在肛缘裂口下端轻压可有少量脓性分泌物溢出。

③肛门镜检查：一般患者不宜施行肛门镜检查，或进行肛门镜检查时使用一定的麻醉剂。初期肛裂的溃疡边缘整齐，底红色，后期肛裂的溃疡边缘不整齐，底深，灰白色，溃疡上端的肛窦呈深红色，并可见到肥大肛乳头。

（4）实验室检查：肛裂一般通过询问病史及专科检查，可明确诊断，但需手术治疗时，常可进行如下实验室检查。

①一般检查：常用的有血常规、尿常规、肝肾功能、出凝血时间、心电图、超声波和X线胸片检查等。

②肛管压力测定肛裂患者的肛管静息压明显高于正常人，并且肛裂患者有着较正常人明显增强的肛管收缩波。

③肛管直径测量即以肛管直径测量仪测量肛裂患者肛管直径。

（5）分类

二期分类法

①早期肛裂：发病时间较短，仅在肛管皮肤见一个小的溃疡，创面浅而色鲜红，边缘整齐而有弹性。

②陈旧性肛裂：早期肛裂未经适当治疗，继续感染，由于括约肌经常保持收缩状态，造成创口引流不畅，于是边缘变硬变厚，裂口周围组织发炎、充血、红肿，使浅部静脉及淋巴回流受阻，引起水肿及结缔组织增生，形成赘皮性外痔，在裂口上端齿线附近并发肛窦炎、肛乳头炎，形成单口内瘘及肛乳头肥大。溃疡基底因炎症刺激而使结缔组织增生，栉膜增厚变硬形成栉膜带，妨碍括约肌松弛，致使裂口边缘不整齐，缺乏弹性，形成较深较大的溃疡而不易愈合。裂口、栉膜带、赘皮性外痔，单口内瘘、肛窦炎、肛乳头炎和肛乳头肥大的病理改变是陈旧性肛裂的特征。

三期分类法

①一期肛裂：肛管皮肤浅表纵裂，创缘整齐、鲜嫩。触痛明显，创面富有弹性。

②二期肛裂：有反复发作史。创缘有不规则增厚，弹性差。溃疡基底紫红色或有脓性分泌物，周围黏膜充血明显。

③三期肛裂：溃疡边缘发硬，基底紫红有脓性分泌物，上端临近肛窦处肛乳头肥大，创缘下端有裂痔，或有皮下瘘管形成。

2. 病理诊断：肛周组织细胞形态分布散乱，周围组织边界不清楚，视野下布满大量炎性细胞浸润，有少量纤维组织增生及局灶性坏死。

3. 鉴别诊断

（1）肛管结核性溃疡：溃疡的形状不规则，边缘不整齐，有潜行，底部呈暗灰色并可见干酪样坏死组织，有脓性分泌物，疼痛不明显，溃疡可发生在肛管任何部位，多有结核病史，分泌物培养可发现结核杆菌，活组织病理检查可以明确诊断。

（2）肛门皲裂：该病可发生于肛管任何部位，裂口表浅，仅限于皮下，常见多个裂口同时存在，疼痛轻，偶有少量出血，瘙痒症状明显，无溃疡、裂和肛乳头肥大等并发症，多因肛周皮肤病引起，如肛周湿疹、皮炎等。

（3）肛管皮肤癌：溃疡形状不规则，边缘隆起，坚硬，溃疡底部凹凸不平，表面有坏死组织覆盖，有特殊气味；如癌细胞侵至括约肌，可并发肛门松弛或失禁；患者有持续性疼痛；病理检查可确诊。

（4）克罗恩病肛管溃疡：克罗恩病肛管皮肤可发生溃疡，位置可在肛管任何部位，特点是溃疡形状不规则，底深，边缘潜行，无痛，常并存肛瘘。同时伴有贫血、腹痛、腹泻、间歇性低热和体重减轻等克罗恩病的特征。

（5）肛管上皮缺损：曾有内得或其他肛门手术史，肛门无疼痛，或有感觉性失禁现象。肛管周围有全周或部分环状瘢痕，直肠黏膜外露，常充血糜烂。

（6）梅毒性溃疡：该病常见于女性患者，初期为肛门部的发痒刺痛，抓破后脱痂形成溃疡。溃疡色红，不痛，底灰色，常有少量脓性分泌物，呈椭圆形或梭形，常位于肛门两侧的皱褶中，质地较硬，边缘微微凸起，双侧腹股沟淋巴结肿大。患者有性病史，分泌物涂片可发现梅毒螺旋体，Wasserman 试验阳性。

（7）软性下疳：有多个圆形或椭圆形溃疡同时存在，质软，有潜行边缘，底部有灰色坏死组织，常伴见少量脓性分泌物，肛门疼痛明显，排便时更剧，患者双侧淋巴结肿大，在阴茎或阴唇常可发现同样的溃疡。分泌物涂片检查可发现有杜克雷嗜血杆菌。

（三）非手术治疗

1. 西药制剂：近年来，为了避免手术的创伤，一些西药制剂（含硝酸甘油）被应用于临床，称为"化学性括约肌切开术"。哈楠林等报道用 0.1% 硝酸甘油药膏局部治疗 106 例慢性肛裂患者，使用 10 天后，有效率为 74.5%。硝酸甘油药膏的制作是将 0.5 mg 硝酸甘油片 40 片碾成粉末，放入 20 g 自配的消炎油膏（飞甘石 15 g，滑石 15 g，血竭 3 g，朱砂 3 g，儿茶 3 g，乳香 1.5 g，铅丹 6 g，冰片 0.9 g）。同时，作者指出通常用于治疗肛裂的硝酸甘油软膏的浓度在 0.2%~1.0%，副作用比较明显。Carapeti 等也曾研究表明，硝酸甘油软膏的剂量超过 0.2% 时，治疗效果无提高。H. M. ABD ELHADY 等在治疗慢性肛裂时，将手术和化学括约肌切开术做了一项对比研究，指出：化学括约肌切开术易于被患者接受，虽然复发很常见，但因其安全、副作用小，能迅速减轻疼痛，没有麻醉风险和手术并发症，因此优于手术。

2. 注射法：即用药物注射到肛裂周围，以解除疼痛和内括约肌痉挛，达到修复肛裂创面的目的，适合各期肛裂。该法是保守治疗中比较成熟的一种方法。临床使用的注射药物较多，有单方，也有复方。如川芎嗪注射液、强的松龙注射液、美蓝注射液、维生素 E 注射液、安氏肛痛宁注射液、复方丹参注射液、复方薄荷脑注射液等。另外，利用肉毒杆菌毒素治疗成年人肛裂在临床上的报道也较多，大多数也取得了良好的效果。Uwe Wollina 研究指出慢性肛裂患者其肛裂创面愈合情况取决于肉毒杆菌毒素的剂量，短期愈合率（≤6 周）是 60%~90%，50% 的患者在跟踪治疗 1 年后，表现出满意的治疗效果。

（四）手术治疗

1. 肛管扩张术：肛管扩张术分为手法和器械两种扩张方法。手法扩张指在麻醉状态下，医生戴橡皮手套，两手食指和中指涂润滑剂，先将右手食指伸入肛门内，再将左手食指伸入肛门内，医生两手腕部交叉，两手的食指掌侧向外侧扩张肛管，再渐渐深入两手中指，持续扩肛 3~5 min，使括约肌松弛，解除痉挛，术后即可止痛。器械扩肛指用分叶肛门镜持续扩肛，意义同手法扩肛法。扩张术可松弛括约肌，改进血液循环，促进肛裂愈合，用于急性肛裂效果好。但肛管扩张术没有可靠的标准，容易造成肛门失禁，且复发率较高。临床上，常使用扩张法治疗Ⅰ~Ⅱ期肛裂。此法操作简单，不需要特殊器械，能迅速有效地缓解肛裂症状。但易引起出血、肛周脓肿、痔脱垂及短时间大便失禁的并发症，且复发率较高。在扩肛之前，评估和测量肛管最大静息压对扩肛具有很强指导作用，它能避免治疗后大便失禁的问题，尤其是针对老人、有阴道分娩史的妇女、有过括约肌损伤或会阴割伤、肠道炎症和慢性腹泻的患者。

2. 内括约肌切断术：肛门内括约肌为直肠环肌在下部增厚的部分，能于肛门缘稍上方内外括约肌间沟触及，厚（0.48±0.004）cm，宽约3 cm，属平滑肌，只需要以极少的能量消耗即可以维持长时间收缩状态而且不疲劳，可以维持肛管的闭合状态。研究表明若切断内括约肌不会产生明显地控制排便功能损害。

（1）内括约肌侧方切断术：内括约肌侧方切断术可以分为侧位内括约肌挑出切断术和侧位内括约肌闭式切断术。目前认为肛裂外科治疗的首选方法即为内括约肌侧方切断术。

①侧位内括约肌挑出切断术：指在截石位4点距肛缘1.5～2.0 cm作弧形切口（或放射切口）长约2 cm将蚊式血管钳由切口插入皮下潜行至括约肌间沟达内括约肌下缘向上钝性分离至齿线平面。退出血管钳再于内括约肌下缘向肠腔方向作肛管皮下分离至齿线上0.5 cm，再将内括约肌挑出切断，切口可间断缝合或开放，注意缝合不留死腔。于截石位8点位切断右侧内括约肌。此种方法具有创面较小、引流较充分、术后疼痛轻、愈合快等优点，且可以在直视下完成。

②侧位内括约肌闭式切断术：指在截石位3点或9点距肛缘1.5 cm用白内障剥离刀刺入皮下，在左手食指引导下沿皮下向肛内刺入至齿线下方，不要刺破皮肤和黏膜，再将刀刃转向内括约肌侧，向外切断内括约肌，取出尖刀后扩肛约2 min，使肛门可以通过三横指为度。此种方法具有创伤较小、出血少、疼痛较轻、愈合较快等优点。若为单纯肛裂，可将此种方法列为首选。但此种方法要求术者具有较丰富的临床经验，否则可能造成感染、肛管血肿等并发症。

（2）内括约肌后方切断术：该方法适用于位于后中位的肛裂，尤其是伴有后侧哨兵痔以及肥大肛乳头的陈旧性肛裂，也是国内使用多年的传统术式。主要操作方法：首先用分叶肛门镜扩张肛门，暴露裂痔的位置，在6点位沿齿状线至肛缘作一长度约1.5 cm的纵向切口，同时切除并发的哨兵痔及肥大的肛乳头，在手指的引导下用止血钳挑断部分内括约肌，开放切口，通畅引流，创面填塞油纱。有研究表明，肛门前后正中位循环差，后侧括约肌切断术创面较大，术后愈合慢，且容易形成畸形愈合。因此，在指南中更加推荐使用肛门内括约肌侧切术。

3. 纵切横缝术：指患者取截石位或侧卧位，沿肛裂纵形做一切口，上至齿线，下至肛缘，将肛裂连同裂痔、肥大肛乳头、皮下瘘切除，切断松解部分内括约肌纤维；扩肛至肛门可容纳3指，修剪创缘，再游离切口下端的皮肤；然后用细丝线从切口上端进针，稍带基底组织；再从切口下端皮肤穿出，拉拢切口两端丝线结扎，横行缝合伤口使纵向切开变成横行伤口，一般缝合3～4针，以扩大肛管直径。此种方法是目前治疗慢性肛裂伴肛管狭窄的首选。而且操作较为简单，术后恢复较快。

4. 肛裂切除术：指患者取截石位，自肛裂裂口外侧做"△"形切口，从肛缘外1.5 cm到齿线上0.3 cm，钳夹肛裂底边皮肤，向齿线方向钝性分离肛裂溃疡面和瘢痕组织，一并切除外痔及肛乳头，若有瘘管，一起切除。

5. 外括约肌皮下部切断术：指患者取截石位，若合并肛乳头肥大或哨兵痔者，先行将其切除，然后沿肛裂裂口向肛外方向扩大切口，将外括约肌皮下部充分暴露，用止血钳挑出外括约肌皮下部，并切断，再修剪切口两侧皮肤，使之对合良好。此种方法适用于外括约肌狭窄型肛裂。

6. 挂线术：指患者取截石位，在肛裂外肛缘皮肤处做放射状切口，长约 1.5 cm，用球头探针从小切口插入穿过外括约肌皮下部及内括约肌，用左手食指于肛内引导，寻找后位肛窦处，左手食指抵住探针头轻轻从裂口上端肛窦处穿出。将探针折弯固定，切开肛缘皮肤、切除栉膜带，将肛裂两侧潜行皮缘、哨兵痔、肥大的肛乳头及皮下瘘剪除，使创面呈"△"型。将带有橡皮筋的丝线圈挂在球头探针上，然后退针，引线至肛外，将橡皮筋内外两端拉紧、钳夹，钳下粗丝线结扎，剪去多余橡皮筋及丝线。此种方法操作简单易行，患者痛苦小，恢复快治愈率高，复发率低。

7. 其他术式：其他用于治疗肛裂的手术还有皮瓣修复术、潜行三断法、肛管搭桥术、激光括约肌切开术等，临床应用较少，在此不详述。总之，肛裂的手术方法较多，应该根据肛裂不同症状和其病理改变以及肛管在麻醉状态下选择适当的手术方法，并且应该将缓解内括约肌痉挛，改善局部血液供应，促使肛裂创面愈合作为治疗本病的基本原则。

8. 手术注意事项：①肛裂的溃疡不规则，有特殊肉芽组织增生，肛乳头肥大，表面凹凸不平，质硬，基底有炎症浸润。患者术前应该做病理检查，排除肿瘤、结核等疾病后再确定实行手术治疗。②肛裂合并有肛窦炎、肛瘘、肛乳头肥大者，术中应一并切除。③在肛裂切开术中，切口长度上至齿线，下方略超出裂口下端，并延长至肛缘，有利于肛管创口引流及愈合。切口的深度应以切断部分内括约肌为度。切除的范围只将溃疡潜行边缘的瘢痕组织切除即可，注意保留肛管上皮，不宜切除过多，以免形成较大瘢痕，影响肛门功能。④在纵切横缝术中必须做指诊，以麻醉下能通过 2 指为度，以防肛管狭窄。在肛缘皮肤与直肠黏膜对合时应注意黏膜在肛管的高度，要让肛门缘皮肤经缝合后上移于肛管内。⑤肛裂手术后若有新的肛乳头炎发生应注意肛门直肠是否又有新的感染和炎症刺激。如肛裂术后不愈合者应注意对并发症的处理，如瘘管、内痔、肛窦炎、肛门皮肤皮革样变等均可影响创口的愈合，都应及时做相应的处理。

三、中医辨证论治

（一）《中医病证诊断疗效标准》

参照中华人民共和国中医药行业标准《中医内科病证诊断疗效标准》制定如下：

1. 诊断依据

（1）排便时疼痛明显，便后疼痛可加剧，常有便秘及少量便血。好发于肛门前后正中部位。

（2）肛管皮肤浅表纵裂，创缘整齐、基底新鲜、色红，触痛明显，创面富于弹性。多见于Ⅰ期肛裂。

（3）有反复发作史。创缘不规则，增厚，弹性差，溃疡基底紫红色或有脓性分泌物。多见于Ⅱ期肛裂。

（4）溃疡边缘发硬，基底色紫红，有脓性分泌物。上端邻近肛窦处肛乳头肥大；创缘下端有哨兵痔，或有皮下瘘管形成。多见于Ⅲ期肛裂。

2. 证候分类

（1）血热肠燥证。血热为本，肠燥为标。整体症状：大便二三日一次，腹满胀痛，粪质干硬，小便短赤，舌质红，苔黄燥，脉象弦数。局部症状：肛门裂口鲜红，肛门灼热痉痒，排便有剧痛，便后滴血或手纸染血，色鲜红。

治则：泻热通便，滋阴凉血，属"热则寒之"范畴。

方药：予以凉血地黄汤加减。

（2）阴虚津亏证。阴虚为本，津亏为标。整体症状：口、舌、咽干燥不适，排便不规律或数日一行，质地干燥且常呈粪球状，五心烦热或失眠盗汗；舌红苔少或无苔，脉象细数。局部症状：裂口深红，排便疼痛，点滴下血。

治则：补血养阴，润肠通便，属"虚则补之"范畴。

方药：予以润肠丸加减。

（3）气滞血淤证。气滞与血淤互为标本，整体症状：舌质暗，苔薄，脉弦或涩。局部症状：此证以肛门明显的刺痛为典型症状，尤以便时为重及便后加重；有既往史如肛门裂口紫暗及紧缩，外伴有裂痔，便时见条索状物脱出。

治则：行气活血、润肠通便。属"菀陈则除之"。

方药：可用六磨汤加减。

3. 疗效评定

（1）治愈：症状消失，裂口愈合。

（2）好转：症状改善，裂口或创面缩小。

（3）未愈：症状无改善，裂口无变化。

（二）中医辨证论治的研究

1. 病因病机：中医认为肛裂痔多因血热肠燥、阴液亏虚或气机阻滞导致大便干结，排便努挣，致使肛门皮肤的一种机械性裂伤，而湿毒邪气趁此，侵袭筋络皮肤，导致局部气血瘀滞以及破溃处气血滋养缺乏，溃裂面经久不愈而发病。其中血热肠燥，多因饮食不节，过食辛辣肥厚甘味导致湿热下注，则耗损津液大肠不得濡润，最终导致大便秘结，而临厕努挣时，导致肛门撕裂而出现便血症状等。另阴液亏虚与平素血虚、津液亏虚，长久以往则导致津伤化燥，大肠濡润失常，排便时伤及肛门而致肛裂且气血为生肌之本，则阴虚血亏则生肌迟缓，导致创面久久不愈合。又有气滞血瘀时，气不行血，血不载气运行，气滞以及血运不畅，导致肠道气机阻滞，不通则痛，则便后肛门刺痛明显。

（1）外力伤害：便秘努责、肛门异物刺激等不良行为、女性产伤等各种机械因素作用于肛管皮肤引起皮肤黏膜的撕裂造成肛裂。慢性便秘者便质干燥，在排便过程中，用力过度导致肛管皮肤的损伤，反复皮肤裂伤逐渐累及全层皮肤造成慢性溃疡，外加细菌等感染因素形成慢性肛裂。肛裂患者因疼痛害怕排便，导致便秘加重，两者互为因果。此外，肛门手术（如PPH等）术后肛门疤痕增生、肛门口径变小也可导致肛裂的发生。

（2）饮食起居：饮食不节，过食肥甘厚味、嗜饮醇酒等损伤脾胃，脾失健运，内生湿邪，湿阻气机，蕴而化热，阻于魄门，经络阻滞，气机失调，血行瘀阻，瘀久成毒，毒瘀互结。或素喜辛辣之品，或起居不慎，感受燥热之邪、燥热内侵等，均可致燥热内生结于肠腑，煎熬津液，肛门失去阴液濡养，复加干便而裂。

（3）体质因素：体质是一种客观存在的生命现象，具有相对稳定性和可调性，这种特质决定着人体对某种致病因子的易感性及其病变类型的倾向性，所以对肛裂患者来说，存在患该病的易感体质。如素体阴液不足，血虚津亏而生燥，或素体血热，耗伤阴液成燥，均可致无水行舟而大便干结，损伤肛门而致肛裂，而素体气血不足亦致裂口生长缓慢，经久难愈。

（4）情志因素：肝气郁结，气机阻滞，血行不畅，气血凝滞，肛门紧缩。张东铭等证实，紧张、痛苦、焦虑等不良情绪均可兴奋情感中枢促进交感神经纤维释放前列腺素 E_2。前列腺素 E_2 作用于内括约肌，引起内括约肌的兴奋，增加 β_1 - 催动激素的敏感性，导致非随意性极度活跃的内括约肌静息性收缩，肛门括约肌张力升高，长此以往，易致肛裂的发生。

2. 治疗方法：中医药治疗肛肠疾病有着悠久的历史，其治疗肛裂方法多样，且疗效显著，有着西医难以替代的优势。

（1）中药内服：采用中药内服治疗肛裂是临床常用的方法。肛裂按证型主要分为血热肠燥证，治以清热润肠通便，方用凉血地黄汤合脾约麻仁丸；阴虚津亏证，治以养阴清热润肠，方用润肠汤；气滞血瘀证，治以理气活血，润肠通便之法，方用六磨汤加红花、桃仁、赤芍等。袁敏报道用止痛如神汤（秦艽15 g，桃仁15 g，炒苍术10 g，防风10 g，炒黄柏6 g，当归尾5 g，福泽泻5 g，槟榔5 g，熟大黄15 g）加减治疗肛裂30例，总有效率为93.4%，该方具有凉血润燥，活血止痛，清热化湿的功效，对Ⅰ期、Ⅱ期肛裂疗效较满意，且仅适用于湿热蕴结及血热肠燥者，对于虚证则无效。邓森田以芍药甘草汤治疗肛裂106例，总有效率84.91%。现代药理学研究证明：白芍含安息香酸等成分，有缓解胃肠道平滑肌、骨骼肌痉挛及中枢镇静作用；甘草所含甘草甜素具有肾上腺皮质激素样作用，甘草黄酮基和甘草黄碱酮基，能缓解胃肠平滑肌痉挛，抑制胃酸分泌。因此，芍药甘草汤具有抗变态反应、消炎、抑菌、解痉止痛、镇静等作用，值得进一步开发应用。

（2）外治法

①中药膏剂：膏药一般具有消炎止痛、生肌收敛的作用。《外科正宗》记载用生肌凤雏膏（鸡蛋黄油10 g，轻粉3 g，乳香、血竭、龙骨末各1.5 g，和匀外敷），具有祛腐生新、生肌收口的作用。杨孝先用自制中药油蜡膏［当归、壮年头发（洗净垢）、紫草、白芷、乌梅、川楝子各10 g，生地黄、龟板各30 g，黄、白蜡各10 g］治疗各期肛裂40例，全部病例均痊愈。其中Ⅰ期肛裂在5~7天内治愈，Ⅱ期肛裂6~12天内治愈，Ⅲ期肛裂术后创面愈合时间一般在7~10天。

②中药散剂：把具有清热解毒，活血止痛，化腐生肌的中草药，制作成散剂，局部外敷于肛裂创面，对早期、急性肛裂具有很好的疗效。马忠利用甘石创愈散（主要成分为天然麝香、乳香、血竭、炉甘石等）治疗肛裂50例，结果是早期肛裂28例总有效率为96.43%；陈旧性肛裂22例总有效率为90.9%。

③熏洗法：熏洗法又称坐浴法，是指将药物水煎或用开水浸泡后，趁热熏蒸，熏后用药液洗涤患部的治疗方法。其作用机制是药液中的药物借助热力缓缓渗入肛裂创面，以增强局

部的血液循环，缓解括约肌的痉挛，同时还具有局部清洁作用，适用各期肛裂。李长禄总结了熏洗治疗肛肠疾病最常用的 10 种中药，依次是黄柏、五倍子、芒硝、苦参、大黄、明矾、川椒、防风、冰片、当归，研究证实用以上药物组方煎剂熏洗，可以取得确切疗效。

（3）其他疗法

①针灸疗法：针灸疗法是极具中医特色的治疗方法，临床上常选用的穴位是承山、长强、三阴交、天枢、大肠俞。其作用机制是通过刺激穴位，以疏通经络，调整肛门的局部气血，对急性期疼痛较剧的肛裂可优先选用该法。王继元等用火鍉针治疗肛裂 426 例，痊愈率为 100%。治疗用具为针、铍针、镊子、酒精灯、分叶式肛门镜。操作方式是：对单纯性肛裂，用火鍉针在肛裂处直接灼刺，使组织变为白色即可；对溃疡性肛裂，用火鍉针点灼裂口至灰白色；对伴发性肛裂，用火鍉针将裂口一次性全部彻底点灼成灰白色使其结痂。何调等则采用针刺长强、大肠俞、曲池三个穴位，原理是督脉起于小腹，下出入会阴，若胃肠湿热内阻，导致经气瘀滞，聚结肛门而生痔，故取督脉位于会阴部的长强，宣导气血，祛瘀通络；大肠俞为大肠气机转输之处，有调理肠胃，清热润燥之功。曲池为大肠经合穴，可清利大肠湿热，诸穴合用具有可清热祛风除湿润燥之功效。

②耳穴压豆：耳与五脏六腑、十二正经、奇经八脉均有密切联系，为精气血汇集之处。因此，刺激耳周穴位具有调和五脏六腑阴阳，活血通络，行气舒经等作用。现代医学认为，耳穴压豆能刺激下丘脑神经系统，双向调节神经平衡以镇静止痛，并能激发自我修复能力，影响体液中激素水平，释放脑啡肽、内啡肽，阻断神经元病理性冲动，从而减轻疼痛，缓解肛门括约肌持续痉挛。孟繁会采用耳穴压豆（神门、皮质下、肺、肛门等穴）联合背部穴位挑治法治疗肛裂 80 例对比单纯背部穴位挑治法 80 例，研究结果显示：联合耳穴压豆治疗，耳穴压豆治疗肛裂有镇静镇痛、改善机体机能具有良好效果；其并发症发生率明显低于对照组，结果具有统计学意义（$P < 0.05$）。

3. 高频中药药理

（1）黄柏：清热燥湿，解毒疗疮。黄柏具有抑菌抗炎、抗真菌、调节免疫、抗氧化等功效。主要对大肠杆菌、痤疮丙酸杆菌、金黄色葡萄球菌等多种常见致病菌均有作用，抗菌谱较广。柏中主要的抗炎成分来自小檗碱，此外还有其他生物碱参与调节，小檗碱约占总生物碱含量的 85%。黄柏的抗炎功效与总生物碱的含量有关，而不是单独取决于小檗碱的含量。此外黄柏还含有黄酮类、甾醇类、微量元素、挥发油等活性物质。

（2）苦参：具有清热利湿，抗菌消炎，驱虫止痒的临床效果。现代药理学研究发现，苦参根含有苦参碱，它可以提升机体内白细胞与吞噬细菌效果，提高机体免疫力、抑制细菌繁殖、抗心律失常、抗肿瘤、止泻痢、降血脂等临床功用。

（3）五倍子：其收敛止血之效可用以便血痔血。五倍子鞣酸在体外具有抑菌作用，对于大肠杆菌及金黄色葡萄球菌均具有较良好的抑制效果，其抑菌作用可能和其收敛作用有关。相关研究还发现五倍子鞣酸还可以与细胞中的蛋白结合形成保护膜从而起到止血、抗菌、减少渗出的效果。

（4）大黄：涤肠泄热，凉血化瘀。大黄当中的是 α - 儿茶素及没食子酸在人体的凝血机制当中也能起到一定的作用，通过加快血小板的聚集，增加凝血因子，降低抗凝物质活性，加快凝血速度。再者，大黄还能通过加强受损部位外周毛细血管的收缩及其致密性，缩短出血时间。

（5）冰片：清热解毒、防腐生肌。冰片具有抗菌作用，冰片可抑钶或杀灭金黄色葡萄球菌、乙型溶血性链球菌等种常见细菌。对创面有明显的止痛作用，同时能够促进其他药物的透皮吸收。

（6）白及：收敛止血，补肺生肌。白及具有止血，抗菌，促进各种生长因子，促进创面愈合，促进骨髓造血功能，抗肿瘤作用，防龋作用等。

（7）防风：具有解表祛风，止痉之作用。防风在阻止细菌真菌的生长繁殖及其抑制炎症反应等方面有明确效果，对金黄色葡萄球菌及肺炎双球菌等尤其明显。防风丁正醇够通过降低血液粘度起到活血化瘀的功效。除此以外，防风对退热、疼痛、癌症患者及其机体免疫力低下等均有治疗作用。

（8）赤芍：有清热凉血之功，可治疗温毒、血热引起的吐衄发斑、骨蒸潮热、跌打肿痛以及疮疡肿毒之症。搭配其他药物对火热之邪引起的疮疡肿毒有良好的效果。赤芍中的有效成分有抗炎及止痛的效果。赤芍中的有效成分可以改善局部血管通透性从而起到抗炎的作用，同时也有止痛的作用。

（9）当归：具有补血活血、调经止痛、润燥滑肠、生肌健骨的功效，对气血虚弱之疮疡久溃不敛者疗效尤佳。现代科学证明本品可以扩张外周血管，降低血管阻力，增加循环血量。此外本品有抗血小板凝集和抗血检作用，并能促进血红蛋白及红细胞的生成，提高皮肤温度，促进创面愈合。当归萃取液可以通过抑制缺血、缺氧所导致的神经元受体功能异常增高来保护神经元。淋巴细胞是机体内重要的免疫细胞，可介导细胞免疫应答。当归多糖及其硫酸醋对活化的细胞增殖有直接促进作用，作用程度与剂量有良好的正相关性。

（10）甘草：甘草中所含的活性药理成分具有止惊、消炎、保肝利胆、促进脑细胞活性及抗抑郁等多重功效。甘草中的多糖类不但可以直接杀灭机体内病毒，而且可以抑制病毒在体内的复制，阻止其进入细胞内，提高机体的免疫力。

（11）血竭：活血定痛，化瘀止血，敛疮生肌。其入血分而散瘀止痛，为伤科要药。本品既能散瘀，又能止血，止血不留瘀，适用于瘀血阻滞，血不归经的出血病证，如外伤出血，血痔肠风等。龙血竭现代药理研究表明其具有改善机体微循环，增加体内凝血因子，特别是其含有的龙血竭阜武和植物防卫素具有很强的抗炎镇痛及祛腐生肌的作用，从而促进肉芽组织及上皮生长，加速伤口愈合的作用。

四、临床研究方法

1. 动物模型的制备：SD 大鼠进食、限水致大鼠形成便秘，用手术刀在肛门后中线切一深 0.2 cm、长 0.5 cm 的切口，用 40% 冰醋酸 0.1 mL 涂抹创面，连续刺激 3 d，形成溃疡面，造成肛裂模型大鼠。

2. 对照研究方法：根据研究要求，将符合纳入标准的患者数量，采用随机对照试验的方法均等分为治疗组和对照组，并将治疗前后的两组试验结果进行对比，运用适当的统计方法，得出结论。

第五节 脱肛病

一、流行病学调查

脱肛病又称直肠脱垂，是指肛管、直肠黏膜、直肠全层和部分乙状结肠向下移位，脱出肛门外的一种慢性疾患。根据脱出组织分为两型：不完全性直肠脱垂和完全性直肠脱垂。该病症状主要表现为不同程度的脱出、坠胀、出血、肛门潮湿瘙痒、嵌顿、肛门失禁、便秘或腹泻。这些症状会随病情迁延日久而逐渐加重。经过专科检查及排粪造影检查，可以确诊。据 2015 年统计，我国城乡成人脱肛病发病率为 0.03%，其中东北和华中地区相对高发，均为 0.08%。中医称直肠脱垂为"脱肛"。

二、西医研究进展

（一）发病机制

西方医学认为直肠脱垂的发生主要在于直肠黏膜层与肌层的附着力减弱，黏膜分离脱出，长期反复向外牵拉直肠。使直肠周围的固定牵拉力减弱发生直肠全层的脱垂。直肠脱垂多与以下因素密切相关：

（1）小儿骶骨曲尚未形成，直肠与骨盆几乎笔直，在久泻久痢等增加腹压的因素诱导下易于患发脱肛。

（2）全身性营养不良，坐骨直肠窝内脂肪组织分布较少，骨盆底部支持组织空虚，直肠获得的支持固定作用较弱，易发生直肠脱垂。

（3）年老体弱、多次分娩或手术损伤者存在盆底肌松地无力，易发此病。

（4）直肠前凹陷处的腹膜反折较后位低，因而当有腹压增加等因素时，直肠前壁直接受到较大的压力面向外推移。

（5）长期便秘、久泻久闹、长期咳嗽等可使腹压持续增高，向下推移直肠，盆底系统难以承受负荷时面发生脱肛。

（6）内痔、肛乳头瘤以及直肠息肉等发生脱出而向外牵引直肠黏膜。

（7）骶尾神经损伤。神经营养障碍或先天发育不全，肛门神经失调。括约肌松弛无力，也导致直肠脱重。

滑动疝学说：1912 年 Moschcowitz 提出直肠脱垂是直肠膀胱陷凹或直肠子宫陷凹的股膜皱襞在腹内压力作用下逐渐下垂，覆盖于腹膜部分的直肠前壁被压于直肠壶腹内。使直肠前壁突入肠腔形成一滑动疝，疝囊向后压向直肠后壁和骶骨，随直肠下降形成套叠。经肛门脱出。其解剖基础是有过深的凹陷，过长的结肠系膜。松弛的提肛肌，过长的直肠、乙状结肠。

肠套叠学说：1968 年 Broden 和 Snellmen 认为直肠脱垂是乙状结肠、直肠连接处发生的大肠环状套叠。这种套叠开始于直、乙肠交界处，在造成腹内压的因素长期存在时，上段肠管套入下段肠管，当腹内压力消食后。套叠的肠管回复到接近正常状态，如此往复，直肠侧韧带。肛提肌受损，套叠固定点逐渐向下移动，最后直肠脱出肛门。

分类：直肠脱垂是指直肠的黏膜层或者全层发生的移位，属于盆底紊乱性疾病。如果仅直肠黏膜层发生脱出者，称为直肠黏膜脱垂（不完全性直肠脱垂）；若脱出物涉及直肠全层者，则称为完全性直肠脱垂。直肠脱出于肛外者，称为直肠外脱垂；未移出肛外者，称为直肠内脱垂（肠套叠）。直肠脱垂在人群中的发生率 0.5%。国外关于直肠脱垂的描述最早见于公元 1500 多年前的《埃伯斯纸草文稿》。直肠脱垂本身（脱出时肛门有夹塞肿块感）以及盆腔不适、粪便失禁（50%~75%）、排便困难（15%~50%）、肛门有分泌物排出等伴随症状，均会严重影响患者的生活质量。多达一半的直肠脱垂患者会表现出阴部神经病变，其他相关症状可能包括排便不尽感和尿失禁。除上述不适症状外，还有少部分直肠脱垂患者会发生嵌顿，在发生嵌顿的患者中还有极少一部分患者不能人工复位，嵌顿处因此发生缺血坏死，需要紧急手术。

1. 不完全性直肠脱垂

（1）骶骨曲未形成婴儿期脊髓发育较慢，骶骨曲尚未形成，骨盆和直肠几乎笔直。当长期增加腹压时较易引起直肠黏膜或直肠全层脱垂。这是婴儿发病的主要原因。随着骶骨曲发育完善，发病率也随之降低。

（2）肛门括约肌松弛无力和直肠周围脂肪含量过少。Parks 指出，由于老年人体弱无力。括约肌松弛和骨盆直肠窝、坐骨直肠窝中脂肪量减少，这是老年人发生不完全性直肠脱垂的原因。

（3）肛门直肠部手术后Ⅲ期内痔易引起直肠黏膜松弛。痔环切术（whileheads）后易发生直肠黏膜脱垂的后遗症。肛瘘切开或手术破坏肛门直肠环也见有直肠黏膜脱垂的发生。

（4）骶尾神经损伤手术损伤或肿瘤侵犯了骶尾神经导致肛提肌麻痹，也可造成直肠脱垂，通过动物实验也能证实。

（5）其他腹泻、便秘、慢性咳嗽、精神疾病及妇女分娩等也可导致直肠脱垂。

2. 完全性直肠脱垂

（1）直肠膀胱（子宫）陷凹过深在所有完全性直肠脱垂病例中这是一个最明显的特征。Jeannel（1896 年）首先强调这是一个可能的病因。Moschcowitz（1912 年）根据脱垂的直肠前壁中常发现小肠袢，提出滑动性疝理论。这观点被当时很多学者所接受。

（2）直肠与乙状结肠交界部松弛脱垂起始部是在直肠与乙状结肠交界部。

（3）盆腔组织和肛管的松弛无力。Jeame（1896 年）提出由于骨盆盆底肌群和肛管松弛，失去支持固定直肠作用。当腹压增高时，直肠发生移动而引起脱垂。Mir Ripitin 支持这观点。近年来一些学者对肛门外括约肌、耻骨直肠肌的肌电图进行研究以及应用组织学的神经切除术，证明了骨盆盆底肌群或括约肌麻痹也是发病的原因。

（4）直肠、乙状结肠的息肉。Nigre 指出这虽然不是主要的病因，但息肉引起直肠脱垂的情况也是存在的。

（二）诊断

1. 临床诊断

（1）症状

①脱出：最常见是直肠脱垂本身，四分之三的患者的主诉是肛门凸出肿物。初始肿物可自行还纳，随着病情发展需用手还纳，甚至咳嗽、喷嚏、举重物的增加腹压时也可脱出。

②坠胀、疼痛：本病发展缓慢，早期有肛门下坠感或里急后重。若脱出未及时复位，可发生水肿、嵌顿或绞窄，疼痛剧烈，甚至脱出的黏膜可出现溃疡出血。

③黏液、潮湿不适：直肠反复脱出，可致肛门括约肌松弛，常有分泌物流出污染内裤，肛周皮肤出现潮湿、瘙痒、皮肤增厚。

④排便功能障碍和失禁：因反复脱出，未及时治疗，肛门括约肌松弛，患者控便能力下降，出现排便功能的问题和失禁。

（2）专科检查

视诊：肛门外观正常或者周围皮肤散在潮红或剥脱（严重者，肛门外观呈洞状）。嘱患者做用力排便的动作或者蹲位时，则会见肛门扩张与直肠脱出，直肠黏膜常水肿，有时见伴有溃疡或者息肉。指诊：肛门括约肌松弛，甚至无力，嘱患者做收缩肛门的动作时，有堆积感。镜检：直肠黏膜无明显异常，或黏膜轻微水肿、散在的糜烂点或者息肉。

如果嘱患者做用力排便或者蹲位等均未脱出者，建议患者自行在家里拍摄脱垂情况。如果脱出肠管呈现同心圆皱褶，则提示为直肠全层的脱垂；而如果脱出的肠管呈现放射状皱褶，则为直肠黏膜层的脱垂。除了观察脱出物的形状鉴别外，还可结合扪诊法和双合指诊法。扪诊法具体为用手掌顶住脱出物的远端，稍稍加压（类似做复位动作）的同时，嘱患者咳嗽，有强烈冲击感者为直肠全层的脱出，否则为直肠黏膜层的脱出。双合指诊法即示指伸入脱出物腔内，拇指在腔外作对指，若触感坚韧者为直肠全层的脱出，否则为直肠黏膜层的脱出，同时注意检查脱出物的前壁有无疝组织。

（3）辅助检查

①排粪造影：排粪造影是直肠脱垂的主要检查方法，尤其是直肠内套叠的"金标准"。排粪造影检查需要先进行钡灌肠，嘱患者模拟排粪，分别摄取被检者静息、提肛、力排动作时，其肛管直肠的动、静态变化，并可动态观察排粪状态下肛直角的变化、直肠脱垂重演以及观察有无会阴下降、直肠前突等。直肠脱垂在直肠镜检下可见黏膜充血水肿及松弛堆积，但患者未作力排时，黏膜套叠环可不显示，而影像学改变可明确显示，当增粗而松弛的直肠黏膜脱垂在直肠内形成厚约 3 mm 深的环状套叠并呈漏斗状影像时即为直肠内黏膜套叠，当环形套叠环的厚度 >5 mm 者考虑为直肠全层套叠。

②肛管直肠测压：是评估肛门括约肌静息压与收缩压、直肠肛管抑制反射、直肠顺应性以及容量的客观方法。直肠脱垂患者肛管静息压下降，肛管最大收缩压常有下降，直肠肛管抑制反射减弱甚至消失，以及直肠容量下降。有实验证明该项检查既可为术前情况提供客观指标，又可为术后肛门直肠的功能恢复进行疗效评估。

③盆底肌电图：盆底肌电图可以记录盆底肌系统在静息状态下及收缩时的电活动情况，

尤其适用考察肛门外括约肌与耻骨直肠肌的功能状态及神经支配变化。

④结肠传输实验：即通过口服标志物，观察标志物在胃肠道中的运行及分布情况，来推算正常胃肠道内容物在各个部位的运行速度，进而判断消化道的传输情况。结肠传输实验是临床上诊断慢传输型便秘的主要检查手段。结肠传输试验和排粪造影两种检查方法联合应用将有助于做出更准确全面的诊断，为临床医师鉴别引起直肠脱垂患者便秘的原因提供更可靠的客观依据。

⑤结肠镜、钡灌肠了解结肠情况，排除炎症、肿瘤等其他结肠疾病。

（4）分类

①Ⅰ度：单纯的直肠黏膜脱出，是一种不完全性直肠脱垂。表现为排便时或腹压增加时直肠黏膜脱出肛外，便后可自行回纳。脱出长度为 3～6 cm。

②Ⅱ度：直肠各层完全脱出，而肛管未脱出，属完全性直肠脱垂。表现为长期排便时反复脱出，需用手回纳。直肠黏膜充血、水肿、溃疡、糜烂，常有带血及黏液分泌物流出肛外。脱出长度 6～8 cm。

③Ⅲ度：为肛管、直肠、甚至乙状结肠下端同时脱出。表现为不仅在排便时直肠脱垂，而且在咳嗽、打喷嚏、矢气、行走、久站时直肠都脱出，完全不能自行回纳。脱出长度 10 cm 以上。

国外：关于直肠脱垂的四种类型：

1 级：直肠脱出至肛门边缘；

2 级：直肠移出肛门外，但可自行还纳；

3 级：直肠移出肛门外，但需手动复位；

4 级：直肠脱出至肛门外，无法手动复位（手动复位后仍能再次排出）。

国内：依据排粪造影发现直肠内脱垂多见于在直肠下段，亦可出现在上段和中段，直肠全层内脱垂多见于直肠下段等规律，并对直肠内脱垂进行了具体分类：按照套叠部累及直肠壁的层次可分为直肠黏膜内脱垂和直肠全层内脱垂；按照套叠部累及的肠腔范围可分为直肠前壁内脱垂和直肠环状内脱垂；依据部位的不同，脱垂又有直肠内和肛管内之分，且后者多为全层的脱出。除此之外，国内关于直肠脱垂的分型分度，还有依据 2002 年 11 月在厦门市经中华中医药学会肛肠专业委员会、中国中西医结合学会肛肠专业委员会、中华医学会外科专业委员会肛肠学组讨论通过的标准制定的，具体为：

一型：不完全性直肠脱垂（即直肠黏膜脱垂），仅黏膜层发生移位，脱出物表面见放射状黏膜沟。

二型：完全性直肠脱垂（即直肠全层脱垂），是直肠全层发生的移位，脱出物表面见同心圆排列的环形黏膜沟，二型又分为三度：

Ⅰ度：直肠未移出于肛门，即直肠内的肠套叠（隐匿性直肠脱垂）。

Ⅱ度：仅直肠移出于肛门外，不伴肛管的移位，肛门括约肌的功能正常。

Ⅲ度：直肠、部分乙状结肠及肛管均移出于肛门外，肛门括约肌功能受损。

2. 鉴别诊断

（1）环形痔：病史不同，该病容易出血，脱出物短，呈梅花瓣状，暗红色，痔块之间出现凹陷的正常黏膜。直肠指诊，肛管括约肌不松弛，收缩正常，而直肠脱垂括约肌松弛，这是鉴别的一个要点。

（2）直肠息肉脱出：带蒂息肉可脱出肛门外，呈球形或分叶状，多有糜烂、出血。但触之呈实质感，质中等。直肠指诊可扪及息肉及其蒂，直肠腔正常，而直肠脱垂的肠腔在脱垂顶端的中心部位。

（3）内痔脱出：内痔脱出多呈颗粒状或花瓣状，无环状黏膜皱襞，痔核色暗红或青紫，痔核之间有凹陷的正常黏膜。

（4）肛乳头瘤：是肛肠科常见的良性肿瘤之一，多以排便不尽感、肛门瘙痒或肿痛为主要临床症状，其肿物基底位于齿线上，色多灰白，随瘤体增大而脱出肛外。

（5）肠套叠：直肠脱垂可归纳为肠套叠，然其多发生于直肠与乙状结肠交界处，而一般的肠套叠发生部位较高，多位于结肠或乙状结肠，并多伴有严重腹痛。

（三）非手术治疗

1. 一般治疗：便秘患者多进食粗纤维食物，保持大便通畅；腹泻患者对症治疗缓减症状；因肝硬化腹水等引起腹压增加的患者，积极治疗原发病。

2. 注射疗法

（1）黏膜下点状注射法

适应证：黏膜脱垂，部分Ⅱ期脱垂。

禁忌证：脱垂黏膜急性炎症，糜烂、肠炎、腹泻等。

注射药物：6%～8% 明矾注射液，消痔灵注射液、5% 鱼肝油酸钠等。

操作：肛门局麻后消毒皮肤和肠腔，采取定点注射法，在齿线上 1.0 cm 处黏膜的前后左右四处，分别于黏膜下层注药，每点注药的剂量取决于选用的注射药。如果黏膜脱出在 3～5 cm 时，宜采用多点注射法，注射点选择不同平面，斜形交叉。

（2）黏膜下柱状注射术

适应证：Ⅰ～Ⅱ度脱垂。

禁忌证：脱垂黏膜急性炎症，糜烂、肠炎、腹泻等。

注射药物：6%～8% 明矾注射液，消痔灵注射液、5% 鱼肝油酸钠等。

操作：肛门局麻后消毒皮肤和肠腔，适当扩肛，手指进入肠腔作引导，用长针头在齿线上 1 cm 处进针黏膜下层。从上至下，边注药、边退针，使黏膜下层形成柱状串珠样注射区。分别在直肠前后左右作 4 条柱状注射。

（3）直肠周围注射法

适应证：Ⅱ～Ⅲ度脱垂。

禁忌证：脱垂黏膜急性炎症，糜烂、肠炎、腹泻等。

注射药物：6%～8% 明矾注射液，消痔灵注射液、5% 鱼肝油酸钠等。

操作：肛门局麻或骶麻后消毒会阴部皮肤。在截石位 3 点肛门外侧 1.5 cm 处进针，用 7.5 cm 腰穿针头和 20 mL 注射器，进针 4～5 cm，针尖遇到阻力，即达肛提肌。当通过肛提肌时有落空感，即进入骨盆直肠间隙。左手指进入直肠壶腹，触及针头位置，确定针尖在直肠壁外侧，以针尖可自由滑动而为固定为准。再进针 2 cm 然后缓慢注入药物。一侧药液用量为 15 ~ 20 mL，使药液呈扇形均匀分布。对侧肛门外侧（9 点位）以同样方法注射。直肠后间隙注射时，从尾骨尖至肛缘之中点处进针，在左手引导下进针 6 ~ 7 cm，证实未穿入肠壁及骶前筋膜后，边注药、边退针，剂量为骨盆直肠间隙注射法一侧的一半量。

注射前准备：患者术前 1 日流汁饮食，注射当日禁食，清洁灌肠，会阴部备皮。

注意事项：严格执行无菌操作，每步注射完毕后要更换手套。掌握肛管直肠及其周围组织的解剖，切忌将液注入肠壁肌层、骶骨前筋膜和腹腔内。切忌刺穿肠壁。

注射后处理：术后当日禁食或给予无渣饮食，注射一周内口服抗生素，控制排便 3 ~ 5 天。第一次排便如排出困难则用温盐水 1000 mL 灌肠。患者注意卧床休息，避免用力下蹲及过度增加腹压。

（四）手术治疗

1. 肛门紧缩术：Thiersoh（1891 年）采用银质小环植入肛周皮下组织。近年来常用铬制线和硅橡胶代替银线，使松弛的括约肌紧缩。该方法的优点是手术简便；最大问题是复发率高，近期复发率为 36%，而且并发症多，部分患者因植入线断裂、感染、粪嵌顿而需拆除植入线。故为适用于轻度直肠脱垂及老年体弱患者的一种姑息疗法。

2. 封闭直肠膀胱（子宫）陷凹：Moschcowitz（1912 年）根据滑动性疝学说，经会阴部封闭直肠膀胱（子宫）陷凹治疗直肠脱垂。由于手术后复发率较高，同时有继发性出血、直肠瘘和脓肿等并发症，近年来很少被采用。

3. 直肠黏膜切除或缝缩术：Rehn-Delorme 通过结扎或切除缝三个母痔区的直肠黏膜治疗直肠脱垂，近年来仍被采用。复发率为 27%，适应证为轻度直肠脱垂。

4. 直肠、乙状结肠切除或悬吊固定术：过去认为直肠脱垂是滑动性疝，手术仅注意修补盆底缺损和封闭疝囊，复发率高。近年来根据肠套叠学说，着眼于直肠本身病变，手术多以直肠、乙状结肠切除或悬吊固定为主。

5. 经会阴切除术：Aufre（1882 年）首次经会阴部切除脱垂的直肠。Miles（1933 年）改进了手术方法，使切除术逐渐推广，手术后复发率 28%，死亡率 1.3%。并发症有继发性出血、缝合部狭窄、腹膜后出血、结肠刺激征、大便失禁等。Altemeier 主张在切除肠管的同时加固骨盆底，但术后感染和直肠狭窄仍不能避免。

6. 经腹部切除术：Muir（1955 年）首先报道从腹部切除直肠与乙状结肠。以后 Swinton 和 Palmer 认为肠切除复发率低于肠固定，但术后死亡率及并发症较多，手术复杂，目前已少用。

7. 直肠悬吊固定术：Ball 和 Dural（1910 年）报道将过长的肠腔和肠系膜固定在前腹壁或后腹壁上治疗直肠脱垂。之后一些学者认为脱垂是由于直肠与邻近组织分离所致，故将直肠固定在骶骨凹陷和尾骨韧带上，手术较肠切除安全且操作方便，适合老年患者。术后复发率 11% ~ 12.4%。Ripstein（1952 年）用筋膜作悬吊带，将直肠悬吊固定在骨筋膜上。Ripten 用 T 型聚四氯乙烯（Telon）带绕直肠上部并固定在骶骨隆凸筋膜上。并发症有伤口感染、大便失禁等。一般认为此方法原理不是直肠与骶骨间产生粘连，而是使直肠变硬，阻止套叠发生。目前，西医治疗直肠脱垂基本上仍以手术方法为主。但无论上述哪种手术方法，都存在以下一些问题：①复发率高。②并发症多，如梗阻、粪嵌塞、大便失禁，功能改善差，甚至死亡。③后遗症不能避免。

三、中医辩证论治

（一）中医病证诊断疗效标准

1. 诊断依据：起病缓慢，无明显全身症状，早期大便时直肠或肛管脱出肛外，便后能自行回纳，以后逐渐不能自行回纳，需用手托回。日久失治，脱出物逐渐增长，甚至咳嗽远行时也可脱出。病情严重时可伴有大便不尽，或下腹坠胀感，因直肠黏膜反复脱出，常发生充血、水肿、糜烂、渗液，甚至渗血。查体可见肛门松弛，收缩力减弱，肛门镜检可看到直肠内黏膜折叠。

（1）Ⅰ度脱垂：为直肠黏膜脱出，脱出物色较红，长 3～5 cm，触之柔软，无弹性，不易出血，便后可自行还纳。

（2）Ⅱ度脱垂：为直肠全层脱出，长 5～10 cm，呈圆锥状，色淡红，表面为环状而有层次的黏膜皱襞，触之较厚有弹性，肛门松弛，便后有时需用手托回。

（3）Ⅲ度脱垂：直肠及部分乙状结肠脱出，长达 10 cm 以上，色淡红，呈圆柱形，触之很厚，便后需用手托回。

2. 证候分型

（1）气虚下陷型

症候：便时肛内肿物脱出，轻重程度不一，色淡红，伴有肛门坠胀，大便带血；神疲乏力，食欲不振，甚则头昏耳鸣，腰膝酸软；舌淡，苔薄白，脉细弱。

治法：补气升提，收敛固涩。

方药：补中益气汤加减。

（2）湿热下注型

症候：肛内肿物脱出，色紫黯或深红，甚则表面溃破、糜烂，肛门坠痛，肛内指检有灼热感；舌红，苔黄腻，脉弦数。

治法：清热利湿。

方药：萆薢渗湿汤加减。

（3）肾气不固型：兼见腰膝酸软，畏寒嗜卧，头眼昏花。遗精早泄，五更滑泻。舌淡苍白，脉沉细时。

治则：补肾固脱。

方药：金匮肾气丸加减。

（4）气血两虚型：临床伴见头晕目眩。面色苍白或娄黄，唇淡甲枯。疲倦乏力。

治则：养血益气，固摄止脱。

方药：人参养营汤加减。

3. 疗效评定

痊愈：症状和体征全部消失，肛门括约肌功能良好。

好转：症状及体征改善。

未愈：症状和体征无变化。

（二）中医辨证论治的研究

1. 中医病因病机：中医认为本病的发生与肺、脾、肾功能失调有直接关系。各种原因导致的肺、脾、肾虚损均可引发本病。主要病因病机如下：小儿先天不足，气血未旺，或老年气血衰退，或因劳倦，久病体虚，妇人生产用力努责，以致气血不足，中气下陷，不能固摄而成。

古代中医对脱肛的病因病机形成了深刻的认识。巢元方《诸病源候论·痢疾诸候·脱肛候》载有："脱肛者，肛门脱出也，多因久痢后大肠虚冷所为。肛门为大肠之候，大肠虚而伤于寒痢，而为气偃，其气下冲，则肛门脱出"，指出脱肛因于久痢致虚，气虚而升提无力，则肛门脱出。又有孙思邈《千金要方》云："妇人产育过多，力尽血枯，气血下陷，及小儿久痢，皆能使肛门突出"，说明了妇人产育用力耗气，过多则耗损气血，气陷血枯，固摄无力而至脱肛。《薛己医案》记载："脱肛，属大肠气血虚而兼湿热，有久痢气血俱虚而脱者，有因肺虚而脱者，有因中气虚而脱者"，这是将脱肛的病机归纳为虚、实两端，虚者中气下陷，失于固摄；实者大肠湿热，下迫直肠肛管。张景岳《景岳全书》加以总结，并提出久病体弱、房事过度及肾虚等所致脱肛。"大肠与肺为表里，肺热则大肠燥结，肺虚则大肠滑脱，此其要也。故有因久泻久痢，脾肾气陷而脱者；有因中气虚寒，不能收摄而脱者；有因劳役吐泻，伤肝脾而脱者；有因酒湿伤脾，色欲伤肾而脱者；有因肾气本虚，关闭不固而脱者；有因过寒冷，降多亡阳而脱者；有因湿热下坠而脱者。然热者，必有热证，如无热证，便虚证，且气虚及阳虚，非用温补，多不能效。凡小儿元气不实者，常有此证。"

2. 高频中药药理

（1）五倍子：具有涩肠止泻，敛肺降火，收湿敛疮，止血，敛汗功效。用于肺热咳嗽、肺虚久咳、便血痔血、外伤出血、皮肤湿烂、自汗盗汗、久泻久痢、消渴、疮毒等症。药理学研究表明五倍子具有抗菌、抗炎、抗氧化、抗病毒和抗癌等作用。有研究发现五倍子对表皮葡萄球菌、假单胞铜绿杆菌、白色念珠菌、金黄色葡萄球菌等多种致病菌具有体外抑菌杀菌作用，另有报道发现在皮肤癣菌病的模型中，五倍子显著改善了皮肤损伤，且菌体的根除率超过85%，常用于治疗细菌龋齿和肛肠疾病等。

（2）甘草：作为中医药王国之重臣，具有活性高、作用广的特点。主要活性成分为甘草酸、甘草次酸、甘草甜素及甘草黄酮等。甘草具有补脾益气、清热解毒、润肺止咳、缓急止痛及调和诸药的作用。甘草对蛇毒、白喉毒素、破伤风毒素等也有较强的解毒作用，能缓和炎性刺激而镇咳。既增强药物抗菌消炎作用，又缓解药物的毒性或偏性。

（3）白术：白术多糖具有抗肿瘤、免疫调节、神经系统保护、胃肠黏膜保护、肝脏保护以及抑菌、降血糖、抗氧化作用。

四、动物模型的制备

动物模型的建立通过饮食和药物致泻方法建立兔、犬直肠脱垂模型。

1. 兔动物模型的建立：初期仅设试验组，无对照组。选 6 月龄健康兔 5 只，雄兔 2 只，雌兔 3 只，体重 2.36～2.50 kg，由山东农科院兔饲养中心提供。5 只兔分笼单只饲养，保持适宜的环境，室温 15～25 ℃，白菜由市场购买；兔专用饲料由本院动物饲养中心提供。先以兔专用饲料喂养，平均每日 60 克/只，饮水 100 毫升/只，持续喂养 15 d，注意有无特殊变化，包括神态、精神、纳食、二便等情况。后每日给予新鲜白菜 3 kg，分 3 次喂养，当出现大便变软或稀时停止喂养白菜，改用正常饲料喂养，持续 7 d，再重复上述过程。选择反复发生腹泻，饲养期 1 月以上的兔，放置在特制的实验台上，取俯卧位将其固定，将特制的椭圆形金属固定装置放于兔的后半身，然后再将血压计气囊带置于兔腹部，充气后观察兔全身的变化。逐渐加压至 50 mmHg，停留 2 分钟，放气，恢复至初始状态，停留 5 分钟，再逐渐加压，每次在原有基础上增加 50 Hg，直至 200 mmHg 左右，每次出现腹泻均进行上述实验。兔第二阶段动物模型的建立：通过第一阶段实验，发现 6 月龄兔不易人工建立直肠脱垂模型，故改为 1 月龄兔为实验动物。选一般家兔 25 只，分为 5 组，新西兰大白兔 5 只，共 6 组为实验组；一般家兔 30 只为对照组。兔体重 0.5～1 千克/只，雌雄无严格区分，按组单独饲养，即每 5 只在一饲养处饲养，观察时间为 30～45 d。实验组兔开始饲以专用饲料，后饲以白菜等。对照组饲以专用饲料和胡萝卜。由于兔龄的改变，1 月龄可能与人类儿童年龄相当，故此阶段实验仅用饮食致泻法，不用加压装置亦可建立直肠脱垂模型。饲养方法：按第一阶段方法实验组前半月饲以专用饲料和胡萝卜，半月后饲以白菜，1 月龄兔食白菜后约 5 d 有的即产生腹泻。

2. 犬动物模型的建立

第一阶段：选一般家犬 5 只，雄性 3 只，雌性 2 只，均为 2 月龄，仅设实验组，无对照组。此组犬在前半月正常饲养阶段，感染急性出血性胃肠炎，经检查为细小病毒所致。5 只幼犬先后发生严重腹泻，有的排出血样便，此期因缺乏经验，经一般对症治疗未能控制病情发展，4 只犬先后死亡。存活的 1 只雌犬是以专用单克隆抗体治愈。此实验组犬腹泻较重，但未发生直肠脱垂即死亡，存活的 1 例亦未发生直肠脱垂。

第二阶段：选一般家犬 6 只均为雄性，2 月龄，为实验组；贝格犬 2 只，雄性，3 月龄，为对照组。采用饮食致泻法未取得预期效果，后采用抗生素干扰肠道微生态平衡，再加致病菌攻击或单用抗生素干扰，均取得了致泻的效果。人工加压试验同前。实验中 1 例犬发生意外死亡，为急性窒息而死。

3. 人工动物模型建立的结果兔和犬均为轻度直肠脱垂，近似人类的一度直肠脱度黏膜外翻，如有的兔在加压试验时子宫亦脱出，但直肠却脱垂不重。在幼龄兔（2 月龄左右）人工脱垂试验中，5 组兔（每组 5 只）所获得的自然脱垂标本为肛门膨隆，长者可达 2 cm，一般为 1 cm，无 1 例黏膜外翻。

第六节　锁肛痔

一、流行病学

结直肠及肛管癌在西医又称为锁肛痔。资料显示，全国结直肠癌新发病例数约为 27.48 万，发病率为 20.90/10 万，占全部恶性肿瘤的 8.89%，位于全国恶性肿瘤发病第 6 位，次于肺癌、乳腺癌、胃癌、肝癌和食管癌。其中男性新发病例数约为 15.74 万，女性为 11.75 万；男性中标率为女性的 1.38 倍，城市为农村的 1.49 倍。全国结直肠癌死亡病例数约为 13.21 万，死亡率为 10.05/10 万。随着年龄的增长，结直肠癌发病的危险性增加。英国 90% 以上患者年龄在 50 岁以上，美国发病高峰为 75 岁，40 岁龄为 70%，5%~10% 为 80 岁。

二、西医研究进展

（一）病因学说

与结直肠癌发病有关的因素主要包括：饮食因素、疾病因素、家族遗传因素及年龄等。

1. 饮食因素：研究表明，高脂肪、高蛋白的摄入与结直肠癌的发病有关。其中，高脂肪饮食致病的原因，可能是脂肪能促进胆汁酸的合成，间接地抑制了肠道对胆汁酸的重吸收，使其在结直肠中的浓度增加，而高浓度的胆汁酸具有促癌作用。其促癌机制为：①促进肠黏膜细胞、癌细胞增生。②致 DNA 损伤及干扰 DNA 代谢。③抑制肠黏膜固有层淋巴细胞增生，减弱免疫功能等。同时，在胆汁酸增高的情况下摄入高蛋白，会被肠道细菌降解产生致癌性的氨基酸产物。饮食中膳食纤维的含量也是结直肠癌发病的重要因素，高膳食纤维降低结直肠癌发病机制的可能原因是其可吸收水分，增加粪便体积，稀释粪便中致癌物浓度，使致癌物与肠黏膜不能充分接触。另外，膳食纤维可吸附肠道有害物质，便于其排出。但并非所有的膳食纤维都有相同的抑癌作用，有学者认为不溶性纤维素对结直肠癌的预防作用较可溶性纤维素效果好。也有学者认为蔬菜类纤维素对结直肠癌的预防作用较谷类及水果类纤维素效果显著。

2. 维生素的缺乏：维生素是人体必需的营养物质，其与多种疾病的发生有关，在肿瘤的防治方面也显露出重要作用。①维生素 A 及其衍生物有调控上皮组织分化，维持其正常形态的功能，同时也有抑制癌变的作用。国内有学者通过检测结直肠癌组、肠腺瘤组、健康组血清中的维生素 A 含量，发现结直肠癌组、肠腺瘤组血清中的含量明显低于健康组。国外的研究也表明，维生素 A、视黄醇对结直肠癌的发生、发展有保护作用。②维生素 D 是一种脂溶性维生素，对骨骼等组织的发育具有重要作用。研究发现，维生素 D 还与多种癌症风险增加有关。Hibler 等对 1000 多例结直肠癌患者进行 Gc 基因的分析发现，该基因的多个位点与血清中维生素 D 水平显著相关。但有学者对结直肠癌患者的家族人员进行 Gc 基因多态性分析发现，该 Gc 基因的多个位点与结直肠癌风险并无相关性。国内有学者通过研究发现，老年、右半结肠和分期较晚的结直肠癌患者血清25（OH）D水平明显降低，并推测其血清中的含量可能与结直肠癌患者年龄、发病部位、临床分期有关。③叶酸的活性形式是四氢叶酸，在体内的功能是作为一碳单位的载体。长期叶酸缺乏可导致胃肠道细胞核变形，甚至发生癌前病变。国内有学者通过实验发现，叶酸缺乏可能与结直肠癌的发生有关，其可能的机制是叶酸可导致肠黏膜上皮细胞的DNA甲基化状态发生改变；也有学者通过Meta分析发现，补充足量叶酸有助于减少溃疡性结肠炎相关结直肠癌和非典型性增生的发病率。四氢叶酸还原酶是参与叶酸代谢的关键酶之一，而C677T是四氢叶酸还原酶编码基因中的一个多态位点，研究表明该位点T能够降低结直肠癌风险，且TT基因型的结直肠癌风险比其他基因型显著降低。

3. 肠道菌群的失调：随着微生态学的发展，肠道菌群与结直肠癌的发病关系得到了越来越多的重视。健康人体肠道内的细菌种类有成百上千种，这些寄生在人体肠道中的微生物在维持健康方面有重要作用，如营养、能量代谢、免疫功能等。研究表明，结直肠癌患者的肠道菌群出现失调状态，粪便中的检查表现为厌氧菌与需氧菌的比值明显下降。另外，与健康人的肠道标本相比，具核梭杆菌在结直肠癌患者肠道中的比值很高，且与结直肠癌淋巴结转移有关。国内有学者提出肠道菌群失调致结直肠癌发生的可能机制为：肠道菌群通过慢性炎症刺激促进结直肠癌发病；肠道菌群通过酶与代谢产物致癌。同时，该学者还提出，益生菌能改善肠道菌群结构，影响肠道代谢，降低诱发结直肠癌的风险。

4. 亚硝酸盐类化合物：亚硝酸盐类化合物中有不少是致癌物质，可诱发多种器官发生肿瘤。该类化合物广泛存在于食品添加剂以及用硝酸盐腌制过的肉、鱼、菜等食品中。硝酸盐在胃内被细菌还原成亚硝酸盐，再与胺结合生成致癌物亚硝胺，参与了结直肠癌在内的多种消化系统恶性肿瘤的发生。

（二）发病机制

溃疡性结肠炎、大肠息肉和腺瘤等疾病均与结直肠癌有关，目前认为腺瘤性息肉、绒毛状腺瘤、家族性多发息肉病等是结直肠癌的癌前病变。癌变的形成遵循着"炎症—增生—癌变"途径且是一个多步骤、多阶段的演变过程，而这一过程伴随着DNA甲基化水平、生长因子等方面的改变，导致细胞的分化和生长异常，最后形成了以具有侵袭及转移能力为特征的恶性肿瘤。

1. DNA的甲基化：结直肠癌是多种因素共同作用的结果，近年来的研究表明，其发生发展不仅与癌基因的激活、抑癌基因的失活有关，还与表观遗传学的改变有关。表观遗传基因的沉默在肿瘤发生中起重要作用，而基因异常甲基化可导致基因沉默乃至肿瘤的发生。DNA甲基化是胞嘧啶的第5位碳原子在DNA甲基转移酶催化下，使胞嘧啶转化为5甲基胞嘧啶的过程，是表观遗传修饰的一种类型。

过去的研究表明，DNA甲基化与结直肠癌的关系密切，在结直肠癌的各个阶段均能检测到DNA甲基化的存在。在结直肠癌中，DNA甲基化的改变常常表现为整个基因组的低甲基化、癌基因的低甲基化以及与细胞周期、生长、分化有关的基因的高甲基化这几种现象。国内外的研究表明，直肠癌患者血清及粪便中甲基化SEPT9阳性率（Sept9是Sept基因家族的成员，主要参与细胞膜重构等过程）明显增高；GATA5 是 GATA 家族的一员，在胚胎期能可促进肠上皮细胞分化。以前认为，GATA5 在胃肠道细胞系及其肿瘤组织中沉默表达，有国内学者研究发现，结直肠癌患者血浆和粪便中 GATA5 甲基化率明显高于健康者，并提出 GATA5 甲基化可能成为结直肠癌一个潜在的标记物。国内有学者通过对硫醚 - β - 合酶基因启动子去 CpG 岛的甲基化水平的研究发现，该处基因的甲基化水平不仅与结直肠癌的发生、发展及肝转移的过程相关，且有可能成为一种新的肿瘤标记物，并对结直肠癌早期筛查、预后评估方面有重要意义。DNA 甲基化作为表观遗传学的一种修饰类型，参与了结直肠癌发生、发展及转移的各个过程，在结直肠癌的病因、诊治、预后等方面得到越来越多的关注。过去的遗传学不能完全地解释肿瘤疾病的全部问题，表观遗传学的发展让我们对结直肠癌的了解不拘泥于基因水平的变化，并对结直肠癌的研究开辟了新视野。

2. 胰岛素样生长因子（insulin-like growth factors，IGF）：IGF 具有调节细胞增殖、分化、凋亡等功能，研究表明 IGF 参与了结直肠癌的发生、发展及转等过程，并有可能用于结直肠癌的早期诊断。IGF-1 是一种在分子结构及功能与胰岛素类似的多肽蛋白物质。近年来的研究表明，IGF-1 有抑制细胞凋亡、促进肿瘤扩散等功能。有学者提出，IGF-1 在结直肠癌合并 2 型糖尿病患者血清中表达显著提高，这提示 IGF-1 与结直肠癌的发生可能存在某种关系；IGF-2 基因在多种癌症疾病中表达升高，miR-483 位于 IGF-2 基因的内含子中，研究表明，miR-483 的部分片段在结直肠癌患者中表达显著提高，这表明 IGF-2 可能参与了结直肠癌发生。研究发现，胰岛素样生长因子结合蛋白 - 2（insulin-like growth factor binding protein 2，IGFBP-2）在结直肠癌等多种消化道癌组织及患者体液中均有表达，这表明 IGFBP-2 可能与消化道癌症疾病的发生有关。

3. 遗传因素：遗传相关的结直肠癌的发病率约占结直肠癌的20%。其可分为遗传性非息肉病性结直肠癌（hereditary nonpolyposis colorectal cancer，HNPCC）和遗传性结肠息肉病两大类，目前对 HNPCC 的研究较多。HNPCC 约占结直肠癌的2%~4%，是一种由 DNA 错配修复基因（matrix metalloproteinase，MMR）缺陷导致的常染色体显性遗传病。研究表明，对结直肠癌患者的 MMR 蛋白的进行免疫组化染色，并结合 BRAF 基因检测，是一种筛查 HNPCC 的有效方法。有学者对 MMR 基因中 h-MLH1 和 h-MSH2 的蛋白表达进行研究发现，在 HNPCC 患者中，h-MLH1 和 h-MSH2 蛋白表达缺失与结直肠癌的浸润深度相关，与预后无关。

（三）诊断

1. 症状和体征

（1）排便习惯的改变：排便习惯的改变是结直肠癌最常见的主诉。人们总是不重视这些发现，直到发生了疼痛、便血等明显的改变。一般来说，与近侧大肠肠段的病变相比较，较远侧肠段的病变更易引起明显的症状。出现这种情况的原因有如下三条：①与近侧肠腔内相对较稀的大便相比，远侧肠腔内成形的大便通过狭窄的肠腔更困难。②近侧肠腔本身较远侧肠腔大。③由于远侧肠段的肿瘤出现的其他症状更容易使患者注意到排便习惯的改变。

（2）便血：便血是结直肠癌仅次于排便习惯改变的最常见症状。便血可为肉眼可见的血便或为便隐血。颜色可为鲜红色、紫色、红褐色、黑色或看不出颜色改变。病变部位越靠近结直肠远端，血液的变化越少，看起来越鲜红。虽然便血是肠癌相对早期的症状之一。但却经常被忽视。Halfand 等确认了 24% 的便血患者患有"严重疾病"，包括良恶性肿瘤及炎症性肠病。患者经常将便血看作是痔造成的，尤其是曾有痔病史的患者。

（3）黏液便：另一个症状是出现黏液便。黏液可以是单独排出（提示远端大肠病变）或与大便混合，此症状常伴随便血出现。黏液血便应被看作对大肠癌有高度提示意义的联合症状。

（4）疼痛：肛门直肠疼痛不是癌症常出现的症状。肛门直肠疼痛最常见的原因是血栓性痔、肛裂、肛周脓肿和痉挛性肛门痛。当直肠癌造成疼痛时，往往是病变部位非常靠近远端或非常大。疼痛可能是因为感觉非常灵敏的肛管受到浸润或病变侵犯肛门括约肌，这种浸润还可导致里急后重，即一种疼痛性的排便急迫感。

（5）腹痛：腹痛是肿瘤引起的病变部位部分梗阻或完全梗阻造成的。这种疼痛的性质往往是绞痛，并伴有腹胀、恶心和呕吐。5% ~ 15% 的结直肠癌患者主诉中出现肠梗阻的相关症状。升结肠或降结肠癌牵拉后腹膜造成的后背痛是一个不常见并且是晚期的症状。

（6）腹部肿块：腹部肿块达到一定体积时，通过腹部触诊可直接触及。它有三种情况：①肿块为肿瘤本身。②肿块为肿瘤与网膜或周围脏器粘连而成的包块。③肿块为腹腔肿大转移的淋巴结。

（7）贫血：贫血与肿瘤出血时间长短、出血量多少有关。临床发现右半结肠癌肿瘤易破，出血较多，易与稀粪相混故临床多表现为贫血重而肉眼血便轻。左半结肠癌出血较少，血粪不易相混，故临床上多见贫血轻而肉眼血便重。

（8）体重减轻：无症状而发生体重减轻提示预后不良。精神差、乏力和食欲减退提示出现转移灶，最常见的是肝转移。大约 5% 的结直肠癌患者表现出转移肿瘤的相关症状：最常见的是肝大。当单独发现肺转移、脑转移和骨转移时，常常在进一步的检查中检出原发结直肠癌。

2. 辅助检查

（1）直肠指诊：是最重要的体格检查方法。因为在我国 3/4 的直肠癌位于直肠中段以下，易被指诊所触及，此外尚可与其他肛瘘、痔等疾病行鉴别诊断，故指检是诊断直肠癌不能省略的检查手段。

（2）大便潜血检查：可作为筛查手段。当消化道每日出血量大于 5 mL 时，此检查即可出现阳性，对消化道肿瘤具有提示作用。

（3）血清肿瘤标志物检查：与胃癌相似，目前尚无特异的结直肠癌的肿瘤标志物。目前较为常用的是 CEA 和 CA19-9，二者联合检测的敏感性达到约 86.3%，特异性可达约 88.79%。

（4）气钡双重对比灌肠造影 X 线摄片检查：是诊断结肠癌常用且有效的方法。不同形态的癌肿在 X 片中可呈现出不同的形态，对病灶的定位诊断优于纤维结肠镜。

（5）CT 和 MRI：可判断肿瘤浸润肠壁的深度及邻近组织、远隔器官是否有受累。为手术前分期、制定手术方案及是否行放化疗提供参考。MRI 还可以更敏感的检测出直肠癌淋巴结转移的情况，为肿瘤分期、分级做准备。

（6）纤维结肠镜检查：是诊断结直肠癌的最有力工具，不仅可以直接观察到病灶，还能取得活体组织，进一步明确病理诊断。

（7）体表或经直肠超声检查：超声成像可见直肠肠壁的每一层肿瘤通常变现为直肠壁的低回声缺损。一般来说，超声无法观察到正常淋巴结，因此，当直肠周围组织中出现任何低回声结构，就应怀疑转移。与原发肿瘤相比较，淋巴结常常表现为低回声，多为圆形或不规则形。淋巴结需与表现为环状低回声区的血管相鉴别，当稍向近端或远端移动探头时，血管表现为向他处延伸并可以看到血管分支。超声显像可显示直肠壁的5层结构。最内侧的白色环是直肠黏膜和水囊的界面，内侧的黑色环是黏膜层和黏膜肌层，中间的白色环是黏膜下层，中间的白色环对于观察肿瘤是否有侵袭性至关重要，外侧的黑色环是肌层，而其外侧的白色环是固有肌层与直肠外脂肪的界面。一旦确认中央的白色环被破坏，就可以确定侵袭性肿瘤的存在，并可以测量浸润深度。

3. 病理诊断

（1）形态学分类：直肠癌肉眼观大体分为溃疡型、肿块型、浸润型三型。

①溃疡型：形状为圆形或卵圆形，中心陷凹，边缘凸起，向肠壁深层生长并向周围浸润。早期可有溃疡，易出血，此型分化程度较低，转移较早。

②肿块型：亦称髓样癌、菜花形癌。向肠腔内突出，肿块增大时表面可产生溃疡，向周围浸润少，预后较好。

③浸润型：亦称硬癌或狭窄型癌。癌肿沿肠壁浸润，使肠腔狭窄，分化程度低，转移早而预后差。

（2）病理学分类

①乳头状腺癌：癌细胞呈粗细不等的乳头状结构，乳头中央为中心索。根据其生长方式又可分为两种类型：一种为腺癌组织向黏膜表面生长呈绒毛状；另一种为肿瘤深部腺腔扩大呈囊状，囊内呈乳头状增生。乳头状腺癌预后较好故从一般腺癌中划分出来。

②管状腺癌：癌组织呈腺管状结构者。根据其分化程度分为三级。

高分化腺癌：癌组织由大小不一的腺管构成。癌细胞分化好。柱状，排列为单层，核多位于基底部。胞质内常有较多黏液，可出现散在的杯状细胞。

中分化腺癌：癌细胞分化较差，大小不甚一致，呈假复层。细胞核大，排列不整齐，常直达胞质顶端。胞质少，胞质内缺乏或仅有少量黏液。癌细胞构成大小不一、形态不规则的腺管。有时部分肿瘤细胞（约1/8）呈实性条索状或团块状结构。

低分化腺癌：癌组织中腺管状结构不明显，仅小部分（小于1/3）可呈腺管状结构。癌细胞大多形成大小不一形态不规则的实性团块，癌细胞分化更差，异形性更明显。

③黏液腺癌：此型癌肿以癌组织内出现大量黏液为特征。根据其形态又可分为两种亚型：一种表现为大片"黏液湖"形成，其中漂浮小堆癌细胞；另一种表现为囊腺状结构，囊内充满黏液、囊壁衬覆分化较好的粘液柱状上皮。后者可伴有高分化腺癌或乳头状腺癌。

④印戒细胞癌：肿瘤由弥漫成片的印戒细胞构成，不形成腺管状结构。

⑤腺鳞癌：腺癌与鳞癌见于同一肿瘤内，两种成分混杂相间并可见移行过渡。如腺癌内仅见小灶性鳞癌分化，则仍属腺癌。

⑥鳞状细胞癌：肿瘤全部或绝大部分由鳞状细胞构成，诊断此型癌肿应见到明确的细胞间桥及角化。

⑦未分化癌：癌细胞不具有腺上皮或其他上皮的分化特征。细胞可多形性或较一致，常弥漫成片生长或呈团块状或条索状排列。此型癌甚为罕见，诊断此型癌肿应做黏液染色及神经内分泌细胞免疫组化标记，排除低分化腺癌及神经内分泌肿瘤。

（3）扩散与转移：扩散与转移主要有淋巴转移、血行转移、种植转移和直接浸润。淋巴转移是结直肠癌主要的扩散途径。结肠癌的淋巴转移首先到结肠壁和结肠旁淋巴结，再逐步转移到肠系膜血管周围以及肠系膜血管根部的淋巴结，再逐级向外转移。直肠癌因其淋巴走向及分布，上段直肠癌向上沿直肠上动脉淋巴结、肠系膜下动脉以及腹主动脉周围淋巴结进行转移，若淋巴液正常流向的淋巴结发生梗阻，有时候也会出现逆向转移。齿状线周围的癌肿可向上，向侧方，向下方进行转移，向下方转移多数情况下表现为腹股沟淋巴结肿大。通过种植转移的机会较小，肿瘤一般不会向下段种植，可沿门静脉走向转移，如肝、肺、骨和脑等相应器官。直接浸润发生较晚，估计癌肿浸润肠壁一圈约需 1.5~2 年。

（4）病理分期：目前主要有两大系统：Dukes 分期系统、TNM 分期系统。

①Dukes 分期系统

DukesA 期：癌肿浸润深度未穿出肌层，且无淋巴结转移。

DukesB 期：癌肿已穿出深肌层，并可侵入浆膜层、浆膜外或直肠周围组织，但无淋巴结转移。

DukesC 期：癌肿伴有淋巴结转移。

C1 期：癌肿伴有肠旁及系膜淋巴结转移。

C2 期：癌肿伴有系膜动脉结扎处淋巴结转移。

DukesD 期：癌肿伴有远处器官转移，或因局部广泛浸润或来不及广泛转移而切除后无法治愈或无法切除者。

②TNM 分期系统

T——原发肿瘤：Tx：原发肿瘤无法估计；T0：无原发肿瘤证据；Tis：原位癌；T1：侵及黏膜及黏膜下层；T2：侵及肌层；T3：侵及浆膜下层；T4：侵及浆膜层或其他器官组织；

N——区域淋巴结：Nx 区域淋巴结无法估计；N0：肿瘤局限于肠壁内，无区域淋巴结转移；N1：1~3 个淋巴结转移；N2：4 个以上淋巴结转移；

M——远处转移：Mx：远处转移情况无法估计；M0：无远处转移；M1：有远处转移，最常转移到肝和肺。

4. 鉴别诊断

（1）肠结核：肠结核的全身中毒症状明显，大多数患者有肺结核病史，患者身体多消瘦，钡灌肠检查中 X 线表现为黏膜溃疡，有明显的激惹痉挛，其病变多发生在回盲部。增殖性结核由于黏膜下层的肉芽组织和纤维组织增厚可使肠壁增厚，肠腔狭窄等。病变区与正常肠管分界不清，逐渐移行，不像癌症那样分界明显。必要时可行结肠镜检查。

（2）溃疡性结肠炎：溃疡性结肠炎的主要临床表现是腹泻、黏液脓血便、腹痛，与结肠癌的症状极为相似，二者之间的鉴别主要靠纤维结肠镜及活组织检查来区分。

（3）细菌性痢疾：细菌性痢疾的临床表现有全身的中毒症状和结肠的局部刺激症状，如腹痛、腹泻、里急后重以及脓血样便等症，尤其是慢性菌痢与结肠癌的临床症状相似。菌痢具有以下几点可作为与结肠癌的鉴别点：①菌痢患者多为幼儿和青壮年。②菌痢里急后重及腹泻症状明显，大便细菌培养可呈阳性。③菌痢经药敏试验后，使用抗生素治疗效果良好。

（4）阑尾炎、克罗恩病、血吸虫病肉芽肿等。阑尾炎、阑尾脓肿，克罗恩病有与右半结肠癌相似的症状，临床中可通过钡灌肠或结肠镜来鉴别。左半结肠癌与血吸虫病肉芽肿等病可通过粪便化验、结肠镜、活组织检查来鉴别。

（5）结肠腺瘤与息肉：结肠腺瘤和息肉是常见的结肠良性肿瘤和瘤样病变，二者均可单发或多发。腺瘤可以发生癌变，息肉多不转变为癌。在气钡双重造影检查时，呈光滑锐利的圆形或椭圆形充盈缺损，凸突入肠腔内。若要有效地区别于结肠癌，则需行结肠镜检查并取活组织送病理检查。

（四）非手术治疗

结直肠癌的治疗原则以手术治疗为主，可同时配合放、化疗、免疫治疗以及中医药治疗等非手术疗法。

1. 放、化疗：结直肠癌确诊时无肝转移（及其他远处转移）术前新辅助放化疗。术前通过新辅助治疗杀灭未被影像学检测到的微小转移灶，可以最大限度地减少根治性手术后的远处转移。

（1）中低位直肠癌：联合放化疗或放疗建议对术前诊断为 T3 期及以上或任何 T 分期但淋巴结阳性的直肠癌患者，在不伴有明显出血、梗阻症状、穿孔以及其他远处转移等情况时进行联合放化疗或放疗。

①联合放化疗：放疗作用于局部使肿瘤降期甚至缓解；化疗可在术前杀灭"微转移灶"，预防肿瘤远处转移，还能提高放疗敏感性。总剂量 45.0 ~ 50.4 Gy，采用常规分割剂量（通常每周 5 d，共 5 周），并应用以 5-FU 或卡培他滨为主的化疗。放化疗治疗结束后 6 ~ 8 周行直肠癌根治性手术。

②单纯短程放疗：短程放疗较联合放化疗更少出现急性不良反应，但短程放疗不能降期，更适用于可手术切除的 Ⅱ / Ⅲ 期直肠癌。短程放疗后再手术者晚期并发症发生率较高，应予以重视。常给予直肠癌肿瘤部位及淋巴引流区短程（5 d）总剂量 25.0 Gy 的放疗，并于放疗后 1 周内行根治性手术。

③全程新辅助治疗：近年来，局部进展期直肠癌出现新治疗模式，将直肠癌术后辅助化疗提前至术前，即进行新辅助化疗和同步放化疗，可获得更高的完全缓解率，有助于器官保留，还可减少远处转移，改善长期生存。

④肝动脉和肿瘤区域动脉联合灌注：对于术前分期Ⅲ期，且不伴有出血、梗阻症状或无穿孔的患者，在有条件的单位可考虑应用。采用 5-FU（或其前体药物），可联合奥沙利铂，

经肝动脉、肿瘤区域动脉分别灌注，化疗后 7 ~ 10 d 施行根治性切除术。该方案虽不能明显降期，但对Ⅲ期结直肠癌患者有预防肝转移的作用，建议在有条件的单位开展，不作为常规推荐。

（2）结肠癌及高位直肠癌：结肠癌的新辅助治疗尚无明确的循证医学证据，对于术前判断为Ⅲ期的患者可考虑肝动脉和肿瘤区域动脉联合灌注化疗，以减少肝转移的发生。

①无转移结直肠癌患者术中门静脉化疗、腹腔化疗：对于该治疗方案，目前有了令人鼓舞的数据，如联合术后辅助化疗可以减少肝转移的发生，但该结果仍需进一步临床研究证实，故不作为常规手段推荐，临床研究可关注。

②无转移结直肠癌根治术后的辅助治疗：对于Ⅲ期结肠癌，术后辅助化疗能提高 5 年无病生存率及总生存率，因此结肠癌确诊时未发生转移的患者在手术治疗后应进行 3 ~ 6 个月的辅助化疗，可选择的治疗方案有 FOLFOX、CapeOX、5-FU/LV 或卡培他滨单药。对于Ⅱ期不存在复发转移高危因素（T4、组织分化差、肿瘤周围淋巴管神经侵犯、肠梗阻、T3 伴有局部穿孔、切缘不确定或阳性、淋巴结活检数量少于 12 个）的结肠癌患者，术后两药联合的辅助化疗在多项临床研究中效果不显著，故建议进行临床观察和随访，或氟尿嘧啶单药治疗（除外 MSI-H 患者）。对于 T3 及以上或任何 T 分期但淋巴结阳性的中低位直肠癌患者，如术前没有进行放化疗，术后辅助化疗或放化疗能提高 3 年无病生存率及降低局部复发率。

2. 分子靶向药物：在无法达到 NED 状态的结直肠癌肝转移治疗中应用分子靶向药物已被证实安全有效，但目前的研究资料不建议多种靶向药物联合应用。目前中国批准使用的分子靶向药物有如下几种：

（1）西妥昔单抗：西妥昔单抗为人鼠嵌合型的 EGFR 单克隆抗体，单用或联合化疗治疗结直肠癌肝转移均有良好的临床效果。但西妥昔单抗只对 RAS 基因野生型患者治疗有较好的效果，而在 RAS 基因突变型患者中应用并不提高疗效。

（2）贝伐珠单抗：贝伐珠单抗为人源 VEGF 单克隆抗体，联合化疗作为不可切除的结直肠癌肝转移一线治疗有良好的效果。贝伐珠单抗在肿瘤进展后二线治疗中的疗效也得到证实。但贝伐珠单抗易引起出血和伤口延迟愈合，如在其治疗后需进行手术，建议手术时机选择在最后 1 次贝伐珠单抗使用后的 6 ~ 8 周。

（3）瑞戈非尼：瑞戈非尼是一种口服多靶点酪氨酸激酶抑制剂 TKI，可以阻断数个促血管生成的血管内皮生长因子受体 VEGF、抑制与肿瘤生成和肿瘤微环境相关的多种激酶的活性。对于 RAS 野生型的转移性结直肠癌患者，初始化疗进展后应用瑞戈非尼序贯二线化疗联合分子靶向药物治疗有更好的生存获益，但仍需更多的临床研究证实。

（4）呋喹替尼：呋喹替尼也是一种口服 TKI，高度选择性抑制 VEGFR（1、2、3）3 种亚型。呋喹替尼可抑制 VEGFR 磷酸化，从而抑制肿瘤血管生成，最终抑制肿瘤生长。全国多中心 FRESCO 研究发现，对于二线或以上标准化疗失败的转移性结直肠癌患者，呋喹替尼单药治疗显著延长生存期，且安全性良好，不良反应可控。呋喹替尼常见的严重不良反应为高血压、手足综合征和蛋白尿等。目前呋喹替尼已获批用于既往接受过氟尿嘧 VEGF 治疗或啶、奥沙利铂和伊立替康为基础的化疗，以及无论既往是否接受过抗 EGFR 治疗的转移性结直肠癌患者。

（五）手术治疗

手术原则：自全直肠系膜切除术（total mesorectal excision，TME）的概念提出后，TME已成为低位直肠癌根治手术的金标准。直肠系膜是一个完整的包膜，含有淋巴及脂肪组织，其与周围组织之间存在天然的解剖间隙（即 Toldt 和 Gerota 筋膜之间的间隙）。在这个间隙分离，既能保证切除组织的完整性，同时又减少出血及损伤周围的组织。而直肠癌复发多为直肠系膜内含有未切除的淋巴和脂肪组织，因此 TME 可提高手术的根治性。

1. 局部切除术：因为直肠黏膜层不存在淋巴引流，而黏膜下层淋巴转移的概率约 7%，因此对于低位直肠癌术前评估为 T1（或 T2）N0 的患者可选择经肛门局部切除术或经内镜下切除，这样不但可避免患者行人造肛门给患者生活带来不便，而且有费用低、手术创伤小的特点。对于肿瘤活动度好，位于黏膜层或黏膜下层、肿瘤距离肛缘 7 cm 内、术后病理提示肿瘤分化程度好，无浸润肌层及肿瘤直肠小于 3 cm，呈溃疡型或隆起型的患者可选择局部切除术。对于那些术后病理提示肿瘤浸润超过黏膜层的患者，则需术后追加根治性手术，如患者要求保留肛门的愿望强烈，并且术后病理显示切缘阴性无瘤组织，则予术后行放射治疗，严密观察随访。

2. Hartman 术：针对体质不能耐受根治性手术及术前存在肠梗阻不宜行一期吻合的直肠癌患者，进行肿瘤上段造口，中段（肿瘤部位）切除，下段（肿瘤以下至肛门处）封闭的手术方式。这样不仅肿瘤切除了，同时切除范围小，创伤小，患者能耐受。对于术后梗阻解除、全身情况改善，术前评估，能耐受手术者，可考虑行二期吻合手术。

3. Miles 术：即腹会阴联合切除术，其手术范围大，根治效果好，但术后腹部造口挂袋给患者生活质量带来很大的影响。随着对直肠癌淋巴结转移特性的认识、双吻合器的使用、术前新辅助治疗（术前放化疗）的应用及腹腔镜手术的发展使得很大一部分原本需要行 Miles 的手术如今能行保肛的直肠癌根治术，但腹会阴联合切除术也有其绝对的适应证。适应证：①肿瘤下缘距齿状线小于 2 cm。②病理分化为低分化高度恶性。③肿瘤侵及肛门括约肌及肛提肌。④术前已存在大便失禁者。合理及正确的选择保肛手术不能凭患者个人主观的意愿，要做到具体情况具体分析。

4. Dixon 术：此术式是应用最多的直肠癌根治术，一般要求癌肿距齿状线 5 cm 以上，远端切缘距癌肿下缘 2 cm 以上，以能根治、切除癌肿为原则。由于吻合口位于齿状线附近，在术后的一段时期内患者出现便次增多，排便控制功能较差。近年来有人采用 J 形结肠袋于直肠下段或肛门吻合，近期内可以改善控便功能，减少排便次数。是否制备 J 形结肠储袋，主要是根据残留的直肠长度；残留的直肠长度少于 3 cm，J 形储袋与直肠吻合在术后一年内的控便能力较直肠吻合好。此手术的损伤性小，且能保留原有肛门，较为理想。若癌肿体积较大，并已浸润周围组织，则不宜采用。如癌肿较大，分化程度差，或向上的主要淋巴管已被癌细胞梗死而有横向淋巴管转移时，这一手术方式切除不彻底，仍以经腹会阴联合切除（Miles 手术）为好。

5. 保留植物自主神经的直肠癌根治术：直肠癌根治性切除术后，即使保留了肛门，患者仍存在排尿和性功能障碍的潜在危险。扩大根治术后，这两种并发症更为常见。随着医学模式的转变，对提高术后生活质量的要求已从仅保留排便控制功能向保留排便、排尿和性功能三个方面发展。直肠癌根治术中的自主神经保留问题也因此越来越受到重视。保留盆腔自主神经的手术目前在日本已成为定型手术，但我国尚未普遍开展。作为自主神经的保留手术主要有：①所有交感、副交感神经及盆神经丛的全部神经保留手术。②保留交感神经及单侧盆神经手术。③只是单侧 S，保留手术及术式。①和②保留手术主要以保留排尿功能和性功能即勃起、射精为目的。④术式主要以保留排尿和勃起功能为目的。

6. 姑息性手术：如直肠癌已有广泛浸润及远处转移或是患者一般情况极差，不能行根治性切除者，可考虑行姑息性手术。其手术原则应尽量利用局部切除，恢复肠道的连续性，保留肛门的功能。癌肿不能切除者，可考虑做结肠造口术，其手术方式有直肠癌经会阴切除、腹部人工肛门手术、直肠癌经阴道会阴切除术。也可配合电凝或冷冻治疗。

7. 腹腔镜手术

（1）腹腔镜或开放经括约肌间直肠切除术：ISR 手术在 20 世纪 90 年代初由 Braun 及 Schiessel 提出，是保肛手术的重大进展。ISR 的手术指征与低位直肠癌手术基本相同，但当肿瘤下缘根据游离括约肌间隙的方式不同，又可分为三种入路，即完全经腹入路、经腹经肛混合入路及完全经肛入路。借助腹腔镜的放大效果及视野优势，腹腔镜 ISR 暴露更加充分，操作较开放手术更为精准。ISR 与开腹手术相比，前者住院时间和术后恢复排便时间更短，术中出血量更少；腹腔镜 ISR 3 年和 5 年的局部复发率分别为 5.8% 和 6.7%，5 年总体生存率和 5 年无病生存率分别为 91.9% 和 83.2%。若当腹腔镜下分离直肠达盆底水平往下继续分离存在困难时，可以经会阴直视下于肿瘤下缘足够处切开肛管内括约肌全层达肛门内外括约肌，在肛门括约肌间向上游离直肠达肛提肌处，与腹腔镜组会合，即为经腹经肛混合入路。

总体上看，ISR 手术的出现为保肛手术提供了更多的选择，但由于该术式对手术技巧、局部解剖结构的识别要求高，建议在有经验的中心开展，不宜盲目扩大指征，避免造成较高的局部复发率及无效肛门。

（2）腹腔镜或开放经肛门外翻式低位直肠切除：低位直肠癌保肛手术的难点主要在于对手术远切缘的精确判断及盆腔狭小空间的限制，经腹使用闭合器操作困难或者强行关闭而造成远端切缘不够。在这种情况下，可以考虑经肛门拖出外翻吻合术。按照根治手术要求，在近端离断结肠后，可以将远端肠段由肛门外翻拖出，肉眼下确定齿状线与肿瘤之间的合适部位并离断肠管，然后翻回直肠残端到盆腔内，通过吻合器行结—直肠吻合。此术式优点显而易见：①可以在直视下确切定位肿瘤下缘，保证肿瘤远端肠管切缘阴性。②与 NOSES 手术理念不谋而合，由于根治标本可以经肛取出，可以免除腹部额外切口，实现创伤最小化。③直视下操作可以尽可能保证直肠末段黏膜及肛门括约肌的完整性，降低术后大便失禁的发生率。但是，应当注意此术式对于直肠系膜肥厚、肿瘤较大的患者并不适用，强行外翻可能造成肿瘤破碎或肛门括约肌受损。另外，由于肿瘤外翻时造成的挤压，可能造成肿瘤细胞对肠腔的污染，因此在外翻后需要对肠管，尤其预留的远切缘进行充分的冲洗，避免肿瘤残留和种植。

（六）术后并发症预防与治疗

术后主要并发症有伤口感染、吻合口瘘、造口并发症、骶前静脉出血、泌尿系统及其相应并发症。

1. 伤口感染：伤口感染是直肠癌最常见的并发症之一，感染的主要原因是骶前渗血、渗液引流不畅以及术中直肠破裂污染盆腔所致，盆腔内感染可造成吻合口瘘。因此术中保护好肠管及阴道不受损伤，盆腔创面止血要彻底，伤口缝合严密，避免无效腔存在，术中大量无菌蒸馏水冲洗盆腔可减少感染和癌细胞种植转移的机会。

2. 吻合口瘘：吻合口瘘是结直肠手术的严重并发症。对于围手术期的准备，肠道的清洁度，保障肠道的收缩功能及管腔的通畅，肠壁无水肿，术前有效抗生素的预防性运用，吻合器规格评估，肠管断端血运良好，充分止血和局部冲洗引流是预防吻合口瘘的有效措施。一旦发生吻合口异常，应积极给予有效引流，加强营养支持和抗感染治疗，必要时可开腹探查及行近端再造瘘手术。

3. 骶前静脉出血：低位直肠癌行根治术时注意防范骶前静脉大出血。应在骶前筋膜前沿直肠系膜分离直肠后壁，在直视下操作。一旦发生大出血应明确出血部位及来源，予以有效压迫、缝扎来源血管、使用止血明胶、静脉快速输血抗休克等对症治疗，维持生命体征平衡。

4. 术后尿潴留：患者直肠癌术后发生排尿困难与多种因素有关。膀胱移位、盆腔神经损伤、前列腺增生以及术前未进行床上解便训练，肛提肌及盆底肌肉的协调运动功能丧失都会引起尿潴留。术后常规保留尿管 4~7 d，3 d 后进行膀胱冲洗及功能训练，可适当口服 α-受体阻止剂，如可多华、哈乐等。另外导尿时严格遵守无菌操作，预防泌尿系统感染也非常重要。

5. 其他并发症：直肠癌手术的并发症因其分型、肿瘤位置、年龄还会出现应激性溃疡、性功能障碍等。应激性溃疡多发生于高龄患者，临床中对高龄、手术时间长的患者，术后常规给予洛赛克或施他宁等治疗。

三、中医辨证论治

（一）《中医病证诊断及疗效标准》

锁肛痔系发生在肛管直肠的恶性肿瘤。相当于肛管直肠癌。

1. 诊断依据

（1）早期排便习惯改变便次增多或减少可伴有肛门坠胀。

（2）继则发生便血色鲜红或暗红伴有黏液且便次增多。有里急后重感或有脓血便。

（3）晚期排便困难粪便变细变扁甚至出现肠梗阻征象。

（4）可转移至肝、肺等部位。侵及骶丛时可有剧烈疼痛全身出现恶病质。

（5）肛门指检多可触及肿块及溃疡指套染血。

（6）直肠镜检查可见肿块及溃疡。活组织病理检查可明确诊断。

2. 证候分类

（1）湿热蕴结：肛门坠胀便次增多大便带血色泽暗红或挟黏液或有里急后重。舌红苔黄腻，脉滑数。

（2）气阴两虚：面色无华消瘦乏力便溏或排便困难便中带血色泽紫暗肛门坠胀或伴心烦口干夜间盗汗。舌红或绛少苔，脉细弱或细数。

（3）气滞血瘀：肛周肿物隆起触之坚硬如石坠痛不休，或大便带血色紫暗里急后重排便困难。舌质紫暗脉涩。

3. 疗效评定

（1）治愈：症状消失肿块消失或完全切除伤口愈合。

（2）好转：症状减轻肿块缩小或未能完全切除。

（3）未愈：症状及体征均无变化。

（二）中医辨证论治的研究

中医病因病机

直肠癌属中医学"肠覃""肠风""脏毒""锁肛痔""下痢"等范畴。

《外科大成·锁肛痔》曰："肛门内外，如竹节锁紧，形如海蜇，里急后重，便细而带扁，时流臭水，此无治法。"《外科真诠》曰："脏毒乃湿热相火内灼肺经而成……又有生平性情暴急，纵食膏粱，或兼补术，蕴毒结于脏腑，火热流注肛门，结而为肿。"直肠癌患者以黏液脓血便为其典型症状，多为邪毒滞留，久聚成块，阻塞肠道，化热伤及血络，热毒炽盛，肉腐络损所致湿热流注，传导失司，日久恶变而成。

饮食和情志因素也是锁肛痔形成的重要原因。《景岳全书·积聚》谓："凡脾肾不足，及虚弱失调之人，多有积聚之病。盖脾虚则中焦不运，肾虚则下焦不化，正气不行，则邪滞得以居之。"《医部全录·饮食门》谓："若察受怯弱，饥饱失时，或过餐五味，鱼腥乳酪，强食生冷果菜，停蓄胃脘，遂成宿滞……或泄或痢，久则积结为癥瘦。"饮食不节，过食肥甘厚味，嗜食辛辣醇酒，损伤脾胃，运化失司，酿湿生热，湿热下注，搏结于肠道，渐成肿块湿热熏灼肠道，脉络受伤，疲毒内结，故可见下利赤白，或见脓血。情志不畅则肝失疏泄，中焦气机失调，气滞血痕，则形成肿块。《外科正宗·脏毒论》谓："生平情性暴急，纵食膏粱，或兼补术，蕴毒结于脏腑，火热流注肛门，结而为肿。其患痛连小腹，肛门坠重，二便乖违，或泻或秘，肛门内蚀，串烂经络，污水流通大孔，无奈饮食不餐，作渴之甚，犯此未有见其生者。"

故中医认为本病的发生是由于素体脾肾不足，或饮食不节，或忧思抑郁，久泻久痢，致使湿热蕴结，下注浸淫肠道，引起局部气血运行不畅，湿毒痕滞凝结而成肿瘤。湿热、火毒、痕滞属病之标，脾虚而致积，因积而益虚，久则积渐大而体更虚。故大肠癌之病，其本为脾虚、肾亏、正气不足，其标为湿热、火毒、疲滞。标本之间互为因果。

（三）辨证论治

扶正祛邪，辨证论治是锁肛痔的治疗原则。通常情况下，肿瘤的早期，正盛邪实，当以攻削"瘤邪"为主，或祛邪兼以扶正，采用先攻后补或攻补兼施的方法，注意使祛"邪"不致伤"正"。对中期患者，邪实正虚，应以扶正为主，兼以祛邪，使扶正不致助邪，采用先补后攻或攻补兼施的治疗方法。对进入晚期的患者，邪愈盛而正极虚，已呈现"正气衰败"，此时若继续祛邪，攻邪不达，不但不能祛邪，反易伤正，使病情恶化。因此，应以扶助正气，改善全身状况，增强抵御"瘤邪"的能力为主。

1. 中药内治法：对于锁肛痔的辨证论治应首分虚实，一般早期，体质健壮、声高气粗、大便脓秽臭、赤白相兼，多为实证。实证中又分湿热下注型、毒邪壅盛型、瘀血内结型。虚证又分气血两虚型、脾肾阳虚型、肝肾阴虚型。其次应在辨证立法、主方治疗的基础上灵活加减，如大便秘塞不通应用大黄、肉苁蓉、首乌等通润大便；泻下无度，滑脱不禁应用米壳、诃子、无花果等涩肠止泻；如腹痛难忍应加沉香、炒延胡索等。

（1）湿热内蕴证

证候：腹部阵痛，便中夹血，里急后重，肛门灼热，身热不扬，恶心欲吐，胸闷不舒。舌红，苔黄腻，脉滑数。

治法：清热利湿。

方药：槐花地榆汤加减（槐花、地榆、白头翁、败酱草、马齿苋、黄柏、生薏仁等）。

（2）癖毒结阻证

证候：腹泻，泻下脓血，色紫黯，量多，里急后重，烦热口渴。舌质紫，或有瘀点，脉涩滞而细数。

治法：化癖解毒。

方药：桃仁四物汤加减（归尾、赤芍、桃仁、红花、双花、忍冬藤等）。

（3）脾肾阳虚证

证候：腹痛绵绵，血便泄泻，面色苍白，少气乏力，畏寒肢冷。舌质淡胖，苔薄白，脉浮细无力。

治法：温补脾肾。

方药：参苓白术散，四神丸加减（党参、白术、茯苓、生薏仁、肉豆蔻、补骨脂、吴茱萸、诃子等）。

（4）气血两虚证

证候：腹痛隐隐，时有便溏，脱肛下坠，气短乏力，面色苍白。舌质淡，脉沉细。

治法：补气益血。

方药：八珍汤、当归补血汤加减（当归、赤芍、熟地、太子参、白术、茯苓、生姜、丹参等）。

（5）肝肾阴虚证

证候：腹痛隐隐，五心烦热，头晕耳鸣，便秘，形体消瘦，耳鸣，腰膝酸软，遗精带下，盗汗。舌质红或绛，少苔，脉弦细。

治法：补肝益肾。

方药：知柏地黄汤加减（知母、黄柏、生熟地、枸杞子、女贞子、麦冬、泽泻等）。

2. 中药灌肠：中药灌肠是药物通过肠道的直接吸收，对下消化道肿瘤起到局部治疗作用。

（1）中药内服配合灌肠治疗：陈培丰采用肠癌方内服配合灌肠治疗晚期直肠癌 18 例。患者年龄 32~74 岁，均经病理活检确诊为直肠癌，且均无手术指征。治疗：①肠癌方：白头翁 30 g，马齿苋、白花蛇舌草、山慈菇各 15 g，黄柏、贝母、当归、赤芍、广木香、炒枳壳各 10 g。临症加减。每日 1 剂，水煎服，3 个月为 1 疗程。②灌肠方：槐花、鸦胆子各 15 g，败酱草、土茯苓、白花蛇舌草各 30 g，花蕊石 60 g，血竭、皂角刺各 10 g。浓煎 200 mL 后保留灌肠，1 次/日，疗程同内服。结果：患者的临床症状皆有不同程度的改善，如里急后重、脓血便、肛门坠痛、腹胀腹痛等症状减轻。其 5 年生存率达 38.9%。

（2）化疗联合中药灌肠治疗：张雨等采用化疗联合中药灌肠治疗晚期结直肠癌 28 例。患者年龄 45~70 岁，均经病理学检查确诊，其中 16 例为化疗无效或治疗后复发病例。治疗：①化疗（CF、5-FU、HCPT 双周方案）。方法：用 CF 200 mg/m² 静滴 2 h，d1；5-FU 400 mg/m² 静滴，d1（用 CF1h 后执行）；5-FU 1.6 mg/m² 静滴 46 h（接 CF 后执行），d1、d2 天；HCPT50 mg/m² 静滴 2 h（另开一路静脉通道），d1。以 15 天为 1 周期，重复 4 周期评定疗效。②灌肠方：半枝莲、生薏苡仁、生牡蛎各 50 g，白花蛇舌草 100 g，莪术 30 g，白花蛇舌草 100 g，莪术 30 g。方法：煎汁 200 mL，待冷却至 39~40 ℃时再加蟾酥注射液 20 mL，行保留灌肠，1 次/晚，疗程配合化疗周期进行。结果：部分缓解 12 例，近期疗效 42.86%；其次毒副作用（主要是轻度骨髓抑制、消化道反应、口腔炎、膀胱炎）控制在 50% 以下，经对症治疗很快恢复。

杨曦采用化疗加中药灌肠治疗晚期大肠癌 43 例。灌肠方药物组成：红藤、三七、赤芍、白花蛇舌草、败酱草、白芍、白茅根、地榆、地丁等，并随症加减。循对照组方案化疗结束后用中药煎剂保留灌肠，方法：浓煎约 100 mL，插管深度 15~20 cm，缓慢注入，保留时间 15 min 左右，1 次/日，行 10~15 次。结束后进行下 1 周期化疗，序贯治疗至少 2 个周期后评价疗效。结果：治疗组近期有效率、KPS 评分改善率、中位缓解期均高于对照组，而周围神经毒性和消化道反应治疗组较低，其余不良反应两组相似。

（3）单纯中药灌肠治疗

王洪水等采用中药灌肠治疗直肠癌 20 例。病理确诊腺癌。临床症状主要为便血。灌肠方：大黄 3 g、仙鹤草 3 g、葛根 2 g、白花蛇舌草 2 g。上药加工成 120 g 细粉，按 10% 浓度配制成稠药糊，煎煮 5 min。自然降温至 38 ℃。注射器取 50 mL 或 100 mL，接导管插入肛门内 15 cm，缓入，1 次/日，药物保留时间一般在 3~8 h。观察 10 天评定疗效，治疗期间不用其他止血药物。结果：治疗 5 天，便血消失 12 例（占 60%），10 天止血 8 例（占 40%），肛门下坠疼痛、黏液等临床症状显著好转，瘤体缩小。

郭小培等采用化岩汤灌肠治疗晚期直肠癌 32 例，以观察对 T 淋巴细胞免疫活性的影响。患者均为无手术指征或不愿接受手术的晚期直肠癌患者（直肠镜确诊）。临床表现除有不同程度排便习惯、粪便性状改变以及腹痛、便血、消瘦等症状外，3 例为不完全性肠梗阻。灌肠方：仙鹤草、土茯苓、猫爪草、龙葵、生薏苡仁各 30 g，山慈菇、蛇莓各 24 g，白花蛇舌草、白头翁、苦参、大蓟、小蓟各 20 g，补骨脂、蚤休、虎杖、蜂房各 12 g，守宫 9 g，蜈蚣（焙干研末）5 条、三七粉（冲）6 g。方法：煎取 150~200 mL，1 次/晚，灌肠后保留

1 h 以上，10 天为 1 个疗程，隔 1 天继续，治疗 3 个疗程。结果：临床治愈 11 例，显效 19 例，总有效率为 93.75%，其中 3 例肠梗阻患者均解除梗阻。

3. 针灸疗法：针灸通过调节人体经络运行、传导，起到顾护正气，提高人体的免疫功能，从而达到治疗疾病的目的。张双燕等将肠癌根治性术后患者 105 例随机分为针灸、中药和常规组。结果：针灸组恢复肠癌术后胃肠功能、双向调节外周血淋巴细胞及淋巴细胞和中性粒细胞等功能均优于中药组和常规组。丁邦友等观察足三里化脓灸对结肠癌免疫功能的调节作用。其将中晚期结肠癌随机分为对照组 32 例和治疗组 31 例，治疗组加用足三里穴化脓灸治疗。结果：经治疗后对照组 $CD^{8+}T$ 细胞水平显著降低，治疗组躯体疼痛、精神健康维度评分升高。

4. 穴位注射：穴位注射是以传统经络理论为基础，将中药注射入穴位内，通过经络运行，起到调节人体正气，提高免疫力，治疗疾病的目的。薛青临床上观察用黄芪注射液足三里穴位注射治疗晚期恶性肿瘤的疗效，将 108 例晚期恶性肿瘤患者随机分为治疗组 60 例、对照组 48 例。治疗组采用黄芪注射液 2 mL 行足三里穴位注射。结果：近期疗效有效率治疗组为 41.7%，对照组为 33.3%。

5. 中药外涂：中药外涂类似于古代外治的调敷疗法，通过局部用药缓解症状。邓宏等用中药五生酊（处方：生附子、生半夏、生南星、生川乌、生草乌、冰片、没药、乳香、延胡索分别为 50 g）。外涂治疗 40 例癌性疼痛，总有效率为 82.5%。

6. 中药坐浴：赖世忠用中药熏洗治疗直肠癌术后的排便异常方药组成：马齿苋，龙葵，败酱草等，冰片。方法：将中药煎透后倒入高颈痰盂中，患者坐于痰盂之上进行熏蒸，待没有蒸汽后将药液过滤，并倒入坐盆中行坐浴。31 例患者治疗 1 个月后，显效 7 例，有效 20 例，无效 4 例，总有效率为 87%。

7. 热奄包、封包：热奄包、封包是通过热力的作用，使肌肤、腠理吸收药物，从而达到治疗疾病的目的。杨国华运用中医外治方消瘤Ⅰ号封包与消瘤Ⅱ号（热奄包）治疗大肠癌，疗效显著。消瘤Ⅰ号具有活血化瘀、软坚散结、消肿止痛功效。方药组成：大黄、虎杖、桃仁、红花、川芎、赤芍、羌活、黄芩、冬青叶。消瘤Ⅱ号具有活血通络、解毒止痛散结功效，方药组成：透骨草、当归、川芎、桂枝、细辛、地龙、赤芍、独活。

8. 其他疗法

（1）饮食疗法：饮食疗法在生活中简单易行，适合生活中推广使用。大肠癌主要提倡天然饮食，粗纤维素饮食。孙丽红总结了近年来饮食因素对大肠癌发病的影响：肉类、高脂肪饮食（特别是动物脂肪）和饮酒会增加结肠癌的危险性。而摄入全谷食物（高淀粉性膳食）、膳食纤维（蔬菜水果）、叶酸、硒、钙可降低大肠癌的发病率。多个国家的研究也进一步证实了高纤维摄入量对肠癌的保护作用。

（2）中药联合心理干预疗法：李大鹏等研究中药联合心理干预疗法对老年大肠癌患者生活质量的影响，观察组加予康莱特注射液并对患者及家属实施心理干预疗法，使患者心态放松，恢复患者治疗信心，并积极配合治疗。结果显示，生活质量方面，观察组改善率为 62%，而对照组仅为 16%。饮食疗法通过食物中的成分起到对大肠癌的保护作用，心理疗法通过心理干预恢复患者治疗信心，使患者心情愉悦、配合治疗。这 2 种疗法为无创性，使用简便，临床上具有确切疗效，可在大肠癌患者中推广应用。

（三）高频中药药理

败酱草：败酱草含有多种化学成分，具有清热解毒、利湿排脓、活血化瘀及镇静安神多种功效，常用于治疗肠痈、肺痈和痈疮肿毒。现代药理学研究也证实其能抗肿瘤、镇静、抗菌、抗氧化、促进胃肠功能、保护胃肠黏膜及对胃肠道起到双向调节作用，但因化学成分的不同，在药理作用方面也有一定差异。

鸦胆子：现代研究发现，鸦胆子具有广泛的抗癌作用，可以抑制细胞增殖、诱导细胞凋亡、抑制肿瘤转移和血管生成以及增强化疗的作用。鸦胆子油乳可以抑制结肠癌的发展，其机制为鸦胆子油乳可以抑制自噬载体 LC3 蛋白的表达，通过抑制细胞自噬从而抑制结肠癌 HCT-116 细胞的发生发展。鸦胆子苦醇与化疗药物顺铂联合作用于结肠癌 CT-26 细胞时，可加强顺铂的抗肿瘤作用，诱导细胞凋亡。近期研究发现，鸦胆子苦醇能够通过抑制转录因子 Nrf 2 抑制结肠癌 HCT 116 和 CT 26 的生长以及通过抑制 HIF-1α 信号通路来促进结肠癌 HCT 116 和 RKO 细胞死亡。

马齿苋：马齿苋具有提高免疫力的作用，研究发现，马齿苋可以增加小鼠胸腺和脾脏的指数，促进胸腺和脾脏组织发育和转化能力，提高免疫细胞的应答能力。马齿苋可抑制 TNF-α、ICAM-1 的释放，另外，马齿苋含有 ω-3 脂肪酸，可使血管内细胞合成抗炎物前列腺素，抑制组胺及 5 - 羟色胺等炎症介质的生成。此外崔旻等通过体内外抑瘤试验，发现马齿苋多糖可提高机体免疫系统功能，增加抗肿瘤活性，抑制肝癌细胞 SMMC7721 体外增殖，诱导细胞凋亡，干扰细胞周期，阻止部分 S180 进入分裂期。表明马齿苋具有抗癌作用。其他作用还包括：抗氧化、抗衰老、抗病毒、保肝等作用。

白花蛇舌草：现代研究表明白花蛇舌草具有明显的抗炎、抗肿瘤作用。抗炎机制主要涉及 NF-B、MAPK、5-LOX 等信号通路，抗肿瘤研究主要为抗肠癌、抗肺癌、抗肝癌、抗乳腺癌、抗胃癌等，涉及 PI3K/AKT、TGF/Smad、MAPK、STAT、VEGF 等信号通路，并可能通过 NF-B、MAPK、VEGF 等途径在"炎—癌"转化过程中发挥重要作用。

半枝莲：中药半枝莲的抗肿瘤效果明确，不良反应小，应用范围较广。现代研究表明，半枝莲在头颈部肿瘤、肺癌、乳腺癌、食管癌、胃癌、肝癌、胰腺癌、结直肠癌、卵巢癌、子宫内膜癌、宫颈癌、膀胱癌、黑色素瘤等肿瘤中有抗癌作用。其作用机制涉及抑制细胞增殖和生长、诱导细胞自噬、激发细胞凋亡、抑制肿瘤细胞转移、调节免疫功能、抑制肿瘤血管生成等。现代中医发展了一些包含半枝莲的抗癌复方和产品，为临床科学合理应用半枝莲治疗肿瘤提供了基础，也为开发新的抗肿瘤中药制剂提供了新的思路。

芍药：芍药苷是中药芍药的主要有效成分，大量研究证明芍药苷具有抗抑郁、抗炎、镇痛、抗肿瘤、保肝、保护神经、调节免疫、镇静催眠等多种药理作用。刘琦等研究表明芍药苷可显著减轻溃疡性结肠炎小鼠症状并促进体质量和脾脏指数恢复，降低周血单核细胞比例，减少结肠和肠系膜中巨噬细胞浸润的数量，并通过抑制结肠巨噬细胞中核苷酸结合寡聚化结构域样受体家族 pyrin 结构域蛋白 3 炎症小体活化进而降低结肠组织上清中 IL-1β 含量，表明芍药苷可改善 UC 小鼠病理症状。

山豆根：性寒，味苦，归肺、胃经，具有清热解毒，消肿利咽之功效，主治火毒蕴结，咽喉肿痛，齿龈肿痛。化学成分研究表明，山豆根中主要含有生物碱、黄酮、皂苷类化合物及多糖等活性成分。动物试验表明，山豆根水提取物及其所含有的多种生物内外多种实验性肿瘤均有不同程度的抑制作用。山豆根总碱对革兰阳性球菌、革兰阴性杆菌等 12 种菌均有明显抑制作用，对咽喉部常见的柯萨奇病毒、腺病毒、合胞病毒，以及对流感、副流感病毒均有抑制作用。此外，山豆根毒副作用需引起注意。毒副作用的临床症状主要表现为神经毒性反应、胃肠道反应及过敏性药疹等。山豆根中苦参碱具有菸碱样毒性作用，能使胆碱能自主神经系统兴奋，出现胃肠道平滑肌收缩，胃肠蠕动加快，唾液腺、汗腺等分泌增强，瞳孔缩小，神经肌肉接头阻滞，而出现一系列临床表现。金雀花碱能反射性兴奋呼吸中枢和血管运动中枢，使呼吸急促，心跳加快，血压升高等。有报道认为，苦参碱能作用于大脑引起痉挛，可麻痹横膈膜和呼吸肌运动神经末梢。

黄连：黄连味苦，性寒，具有清热燥湿、泻火解毒功效，可治疗挟热下痢脓血。李洪梅等在西药美沙拉嗪的基础上联合中药单体盐酸小檗碱治疗 UC 大鼠，结果发现与模型组、美沙拉嗪组、盐酸小檗碱组比较，盐酸小檗碱联合美沙拉嗪组大鼠血清 IL-9、结肠组织 TLR2 mRNA、TLR2 蛋白表达下降程度最为显著，说明盐酸小檗碱可能是通过降低 IL-9 水平以及 TLR2 mRNA、TLR2 蛋白表达来增强美沙拉嗪治疗 UC 的作用。惠毅等研究证实黄连有效成分小檗碱、干姜有效成分 6 - 姜烯酚单独或联合应用均能有效修复受损结肠黏膜。

苦参：苦参碱和氧化苦参碱具有广泛的生物活性，如抗菌、抗病毒、抗炎、免疫调节、抗肿瘤、保护心、肝、肺、肾、脑、血管作用，对心脏有正性肌力、负性频率、抗心律失常作用，还有升高白细胞，平喘，抗溃疡，抗纤维化以及镇静、催眠、镇痛等中枢神经药理作用。研究表明，对很多种类肿瘤来说，苦参碱和氧化苦参碱是肿瘤细胞凋亡和分化的诱导剂，在低剂量时以诱导分化为主，随着剂量的提高，诱导分化的作用逐渐提高并开始诱导细胞凋亡，随着剂量的进一步提高，主要表现为诱导肿瘤细胞凋亡、甚至坏死。

四、动物模型制备

1. 异体移植瘤模型：CDX 模型和 PDX 模型都属于异体移植瘤模型，因此需要使用免疫缺陷小鼠来作为受体。既往结直肠肿瘤研究中广泛使用了 CDX 模型，PDX 虽然出现时间较短，但因其更加符合真实的肿瘤生长环境而在临床中占有一席之地。

（1）CDX 模型：肿瘤细胞具有不死性、迁移性和丧失接触抑制性，因此，从结直肠癌患者组织中提取的经典结直肠肿瘤细胞系，在培养基和适宜培养条件下可无限增殖传代，很容易获得，将其注射在裸鼠皮下成瘤成为结直肠癌 CDX 小鼠模型，一般需要计数约每只 2×10^6 个细胞，之后将肿瘤细胞悬浮在磷酸盐缓冲溶液中，使用 1 mL 注射器接种到裸鼠皮下，位置多数为腋下或腹股沟两侧脂肪垫较厚处。约 1 周后，肉眼即可在裸鼠皮下看到肿瘤结节。在药物研发时，研究者通常先用人源肿瘤细胞系进行细胞增殖实验检测药物抑制效果，之后再使用相同细胞系建立小鼠 CDX 模型进行体内初步验证。如黄永卓团队为了证明其设计的双氢青蒿素和阿霉素共给药脂质体对耐药结肠癌的作用就运用了此模型；同时，在研究肿瘤发生发展机制中也经常使用该模型。也有团队将稳定表达 LncRNA-FEZF1-AS1 的细胞系接种至裸鼠皮下和静脉，证实了 LncRNA-FEZF1-AS1 可以通过 PKM2 途径促进结直肠肿瘤增殖和转移。CDX 小鼠模型建立方法简单，成瘤耗时短，一般 1～2 周即可肉眼观察到皮下结节状突起，成瘤率高（基本为 100%）。而且在 CDX 模型中，肿瘤皮下移植瘤形态较为规则，成瘤后可以通过游标卡尺测量肿瘤长径、短径，计算肿瘤的质量体积，便于进行基因及药物对瘤体增殖作用的相关研究。CDX 模型是结直肠肿瘤基础研究中应用最为广泛的动物模型。有相关研究发现，人源肿瘤细胞系经长期体外培养后，其肿瘤细胞生物学行为及基因谱表达水平，以及肿瘤异质性都与原始肿瘤组织存在较大差异，在预测临床药效方面不甚理想。因此，为了避免发生上述情况发生，在模型建立之前，需要确保细胞系的来源及可靠性。

（2）PDX 模型：近年来，在肿瘤研究中使用病例来源的移植瘤模型在学术界和工业界都引起了相当高的关注，从包括结直肠癌在内的不同肿瘤类型中开发出 PDX 模型，以改进药物开发过程。这些模型用于临床前药物评估，并可用于临床结果的预测，因为它们保留了肿瘤原有的异质性、微环境、分子多样性等特征，为分析肿瘤标志物、治疗靶点和新型抗癌药的发现提供了转化机会。结直肠癌 PDX 模型构造流程为：将手术获得结直肠肿瘤组织切块后，3 h 内将 1～2 块组织移植至重症联合免疫缺陷（severe combined immunodificiency，SCID）小鼠皮下，待 SCID 小鼠成瘤后，将其安乐死获得肿瘤，将肿瘤置于无菌磷酸盐缓冲溶液中分为大小均一的组织块。并立即接种至裸鼠皮下脂肪垫较厚处，待肿瘤长径达到10 mm 后，即用于后续实验研究。PDX 模型因其供体来源为临床患者，为个体化精准医学提供了切实可靠的平台，经常用来为临床万起患者筛选合适的治疗方案，相比于 CDX 模型，PDX 造模时动物需要接受麻醉和切开皮肤处理，对实验人员手术技能具有较高要求；患者肿瘤组织获取较困难，经济成本较高。这些导致 PDX 模型应用受到限制。理想的替代模型应该是在保有 PDX 模型预测反应能力的同时，还能够像细胞系一样低成本短周期的应用。这需要科技工作者的进一步探索和发现。

2. 化学试剂诱导成瘤：长时间的化学试剂作用可以使小鼠结直肠原位成瘤，常见的方法主要有二甲肼腹腔注射法、n-甲基-n-硝基-亚硝胍灌肠法和 AOM-DSS。多数研究按照"四步法"来诱导结直肠癌小鼠模型，即在实验初给予小鼠腹腔注射 AOM（10 mg/kg），间隔 1 周后给予 2.5% DSS 饮用 7 d，以后每间隔 2 周再给予 2.5% DSS 饮用 7 d，2 个循环；3 个 DSS 循环结束后即可将小鼠安乐死进行后续实验。在实验过程中，记录小鼠体质量、便血及粪便形状，能够在疾病严重程度方面对小鼠模型进行评价。虽然 AOM-DSS 模型诱导时间较长，使用到的化学试剂较为昂贵，但其在肠道原位模仿了炎症诱导结直肠肿瘤的真实过程，对于研究炎症性肠病相关结直肠肿瘤的发生进展机制及相关治疗策略的研究具有重要价值。此外，在研究结直肠肿瘤与肠道微生物、饮食、药物间关系时，其能够真实反映肿瘤和微生物变化，被广泛应用于结直肠肿瘤与肠道菌群相关研究；而且此模型中小鼠免疫系统健全，具有真实的肿瘤微环境，在筛选免疫治疗药物时也具有较好的说服力。

3. 基因工程小鼠：ApcMin/＋结直肠肿瘤小鼠模型是使用载有 Cre 重组酶的腺病毒载体感染肠道组织，激活条件种系突变来实现肠道原位结直肠腺瘤形。在基础研究中，通常研究者不具有构建此模型的基因工程技术，因此，此模型多购买自动物模型公司，故操作方法不在此赘述。腺瘤性息肉病（adenomatous polyposis coli，APC）基因是结直肠癌抑癌基因，其主要通过编码的 APC 蛋白作为 Wnt 信号通路的效应因子调节 β-catenin 表达从而调控细胞增殖，ApcMin 小鼠通过诱变使其 Apc 基因编码亮氨酸的第 850 号密码子转变成终止密码子，从而提前截断蛋白，使 APC 蛋白失去抑癌作用而导致结直肠肿瘤发生。因此，靶向 Apc 基因有助于对结直肠肿瘤癌前病变进行预防和治疗干预。同时，人类家族性多发息肉病（familial adenomatous polyposis，FAP）表现相似，是目前用于 FAP 药物开发的理想模型。Apc-Min/＋结直肠肿瘤小鼠模型也可见其在结直肠肿瘤病因研究和治疗药物方面的相关研究。ApcMin/＋小鼠能够模拟结直肠肿瘤发生的整个过程，包括肿瘤宿主的相互作用和转移级联，保留了小鼠真实的免疫力和肿瘤微环境。因此，该模型在研究癌症生物学和临床前治疗试验方面，是一个有吸引力的平台。此外，科研工作者也可以把临床研究中发现的与结直肠肿瘤相关基因通过基因工程手段，如转基因、基因编辑等方法复现在小鼠基因组上，验证这种突变的致癌作用及机制。

4. 小鼠自身肿瘤细胞移植：在肿瘤免疫学研究中，体内实验是不可或缺的一部分，相比人体相关免疫实验，小鼠实验较易实施，符合伦理。常见的小鼠结直肠肿瘤细胞系有 CT-26 或者 MCA-38 细胞，将结直肠肿瘤细胞系接种至正常实验用小鼠的皮下脂肪垫较厚处，接种的数量、方法和位置与人源结直肠肿瘤细胞系移植瘤大致相同。这种方法简单易操作，且耗时短，4~5 周即可结束实验。CT-26 肿瘤细胞具有最高的肿瘤突变荷载，田志刚团队将 CT-26 细胞接种至 C57 小鼠，通过免疫检查点抑制受体 TIGIT，发现可以增强自然杀伤细胞功能从而介导强大的抑癌作用。此外，此模型也可被应用于除免疫外的其他研究。Park 等团队就使用此模型观察到木瓜籽乙醇提取物对结直肠肿瘤的抑制作用。此模型将小鼠肿瘤细胞系移植到遗传背景相同、不会发生免疫排斥的其他小鼠体内，相当于自体移植，也可称为同基因型肿瘤移植模型。移植瘤可以大量制备，荷瘤小鼠之间均一性好，因此适用于研究肿瘤和免疫系统之间的相互作用及抗肿瘤免疫药物的初步筛选。与前面所叙述的 CDX 模型相比，小鼠肿瘤细胞种植模型缺乏可信的免疫微环境，肿瘤细胞系也会因为传代次数过多或污染而丧失其特征，因此确保肿瘤细胞的可靠性应当引起研究者的重视。

5. 结直肠肿瘤转移瘤模型的建立：90% 以上的结直肠癌患者死亡的原因在于肿瘤转移及其并发症，而非原发瘤。结直肠肿瘤转移无疑成为影响患者预后的主要因素，也成为结直肠肿瘤研究的主要攻克点。结直肠肿瘤转移模型能够模拟部分或全部的肿瘤转移过程，有助于对结直肠肿瘤转移过程的研究及抗肿瘤转移药效的评估。结直肠肿瘤常见转移部位有肝脏、肺、腹腔。

（1）结直肠癌肺转移模型：临床上，在转移性结直肠肿瘤患者中，肝肺同时转移的患者并不少见。同样，在实验中，结直肠癌肝转移动物模型可自行发生进展为肺转移，还原了临床上结直肠癌肝转移后，肿瘤细胞经血行转移发生远处肺转移的过程，然而，此过程发生较为缓慢。而尾静脉注射法是将结直肠肿瘤细胞系小鼠尾静脉注射后，癌细胞通过肺部的毛细血管网进入动脉血液循环系统，可造成全身多发转移灶，由于肿瘤细胞较为黏稠、易聚团，易于黏附在小鼠肺部微血管，主要形成肺转移，是结直肠癌肺转移模型中最常见的造模方法。

（2）结直肠癌腹腔种植模型的建立：结直肠癌腹腔种植转移，是将结直肠癌细胞系（人源或鼠源）在裸鼠或正常小鼠上进行腹腔注射，使结直肠癌细胞系能够在腹腔内扩散生长。约 10 d 后即可在腹腔观察到肿瘤结节，模拟了外科术后结直肠癌腹腔种植扩散和终末期患者腹腔广泛转移的病理生理过程。对终末期转移性结直肠癌的研究具有很大帮助。

（3）结直肠癌脑和骨转移模型建立：将结直肠肿瘤细胞系经过左心室注射，从而使肿瘤细胞进入小鼠体循环，之后结直肠肿瘤细胞经过黏附、降解、迁移等过程，发生脑和骨骼转移，可很好地模拟结直肠肿瘤细胞经过血道远处转移至骨和脑的过程。转移瘤模型对手术操作要求较高，使用影像学技术判断转移瘤模型建立是否成功十分重要。因此有团队采用裸鼠直肠黏膜下注射红色荧光蛋白标记的人结直肠腺癌细胞系 HCT-116 建立原位移植瘤模型，并借助活体成像系统在不同时间点采集荧光信号图像，实时观察癌细胞在裸鼠直肠的生长和转移情况。以上转移瘤模型，在保证细胞系来源可靠性的情况下，为针对结直肠癌远处转移机制及相关临床药物的研发做出了巨大贡献。

附：

肛管癌

（一）肛管癌的临床表现

肛管癌的临床表现大致可分为三类：

1. 肛门部刺激症状。早期肛管癌可无症状，至溃疡形成后可出现局部疼痛，疼痛常是肛管癌的主要特征，疼痛呈持续性，便后加重。另外患者常有肛门不适、异物感、瘙痒等。累及肛门括约肌时可出现便意频频、里急后重、排便困难、大便失禁，同时有粪条变细变窄，粪中有黏液及脓血等，开始有少量便血，随着病情发展而逐渐加重。

2. 肛门部肿块表现初起时肛管部出现小的硬结，逐渐长大后表面溃烂，形成溃疡，其边缘隆起，并向外翻转，呈紫红色，有颗粒结节，底部不平整，呈灰白色，质地较硬，有触痛。也有的呈息肉状或蕈状。

3. 晚期消耗衰竭及转移症状。晚期患者有消瘦、贫血、乏力等恶病质表现。腹股沟淋巴结肿大。若转移至肝脏、肺及侵犯前列腺膀胱阴道后壁、宫颈等周围组织器官时，可出现相应症状。

（二）诊断和鉴别诊断

1. 诊断

（1）对有肛门刺激症状，肿块结节等或原有肛门部疾患者，局部出现硬结或溃疡时应考虑到有本病的可能性而进行进步检查。

（2）肛门视诊、肛门指诊、肛门镜检查可见肛管部有硬结或癌性溃疡。晚期肛门括约功能松弛，肛门指诊可明确癌肿的性质、扩展范围及固定程度等。

（3）本病的最后确诊有赖于肿块的活组织检查，阳性者即可确定诊断。

（4）腹股沟淋巴结触诊检查，若发现淋巴结肿大而坚韧者应进行淋巴结活检，明确其性质。

2. 鉴别诊断

（1）直肠癌：直肠癌可以侵犯到肛管，甚至可以到达齿线处，病检明确诊断。

（2）肛瘘：感染性肛瘘的表现有时类似肛管癌，肛瘘多在肛管后，并与齿线处相连，肛管黏膜完整，探针检查有助于鉴别。

（3）恶性黑色素瘤：该肿瘤在肛管处少见。典型的黑色素瘤外观似血栓性痔，但触诊为硬性结节，偶有压痛。若表面有色素及溃疡则诊断不难，但半数黑色素瘤无色素，易误诊，活检可明确诊断。

（三）中医治疗

1. 早期：肛管癌早期正盛邪实，局部出现肿块，舌脉大多如常，饮食起居正常。治则以清热解毒消肿，理气活血散瘀。方用乌龙散或消瘤散，局部敷二味拔毒散。

2. 中期：正虚邪实，癌肿不断扩大，形体日渐消瘦，倦息无力，饮食日减，大便或溏或结，小便短赤，舌淡，脉细无力。治则以扶正为主，兼以祛邪。全身用消瘤散合归脾汤加减。局部用二味拔毒散加皮癌散，未破溃者用凡士林调敷，已溃破者，药面干撒，每日1次。

3. 晚期：正气衰败，癌肿坚硬如石。身体消瘦、面黄食少，精神衰弱，呈恶病质状态。治则以扶正为主，方用人参养荣汤加白头翁、大麦芽等。局部可用二味拔毒散加艾粉散。

（四）西医治疗

1. 手术治疗：手术治疗是治疗肛管癌的主要方法。影响术式选择的因素主要有肿瘤大小、浸润深度、淋巴结转移及患者全身情况等。

（1）局部切除术：原发癌≤3 cm的肛管癌行局部肿瘤切除，多可获治愈性效果。但目前临床诊断时肛管癌原发瘤小于2 cm者仅占少数。尽管局部肿瘤切除是患者最易接受的术式，但作为肛管癌治疗的唯一手段（不加术后放疗等）时应严格掌握其指征。对原发瘤大于2 cm者，效果不理想。

（2）腹会阴联合切除：对大多数肛管癌来说，腹会阴联合切除是标准而有效的治疗手段。其手术切除范围与直肠癌腹会阴联合切除相似。但肛管癌的淋巴转移途径有上方向、侧方向和下方向三个方向，其上方向的淋巴转移率较直肠癌为低，且多发生于左结肠动脉分支以下。其侧方向的淋巴转移明显，且还有相当数量的下方向的腹股沟淋巴结转移。这种淋巴转移方式决定了肛管癌根治术与直肠癌根治术不可能完全相同。肛管癌的腹会阴联合切除术对上方向的淋巴清扫只清除到左结肠动脉分支以下即可，而对侧方向的淋巴清扫则必须彻底。对于下方向淋巴清扫首先要充分切除肛周的皮肤，至少要切除肛门周围3 cm以上的皮肤。一般前方应切至阴囊基部与皮肤交界处，女性为阴道口与肛门之间的中点，若癌肿位于肛管前壁，应将阴道后壁一并切除。后方应切至尾骨，两侧切至坐骨结节内侧，皮下组织及坐骨直肠窝内脂肪也应充分切除。

对于肛管下方向的腹股沟淋巴结转移，由于腹股沟淋巴清扫术后常发生淋巴瘘、下肢水肿、下肢感染、会阴部肿胀等明显影响生活质量的并发症，因此一般不主张常规作腹股沟淋巴结清扫。对无明显淋巴结转移者，原发瘤治疗后对腹股沟淋巴结随诊即可，一般术后 6 个月内应每月检查一次，6 个月后至 2 年内应每 2 个月复查一次。对临床已有腹股沟淋巴结转移可疑的病例，局限的腹股沟淋巴结清除加术后放疗并不比扩大的髂腹股沟淋巴结清除效果差，但可明显降低下肢水肿等并发症。

2. 放疗：20 世纪 70 年代以前，放射治疗仅作为那些不能手术的晚期或复发后病例的姑息性治疗。近 20 年来，随着放射技术发展及对肛管癌自然病史及其对放疗敏感性的新认识，放疗在肛管癌治疗中的地位又受到重视。越来越多的放射治疗结果显示了其对肛管癌的良好疗效及其保留肛门功能方面的作用。对于 T1、T2 及较小的 T 期肿瘤，放疗治愈率较高，对于较大的肿瘤，采用放疗加手术的联合治疗方法可使部分病例达到根治目的。在放疗技术方面，由于组织间置入放疗对局部区域淋巴结的作用是有限的，因此必须与外照射联合应用。不同学派及肿瘤分期的放射治疗方法有所不同。

3. 化疗：肛管癌对化疗有一定敏感性。常用的化疗药物有 5-Fu，MMC，争光霉素，博莱霉毒等。5-Fu 作为放疗的增敏剂可明显延长无瘤生存期及远期生存率。5-Fu 与 MMC 联合应用可减少单药的剂量而提高局部控制率及远期生存率。

4. 中西医结合治疗：目前中西医结合治疗本病的方法多是用中药配合放疗和（或）化疗，以减少放化疗的不良反应，增强机体免疫力。中药多以扶正培本为基本法则，在此基础上辨证论治。

第七节　便　秘

一、流行病学

根据便秘的流行病学调查，人群的发病率在 3% ~ 21%，大多数的发病率在 3% ~ 5%，很少有发病率在 10% 以上的，美国的发病率 12% ~ 19%，亚洲地区也达到了 14%。

女性患者的发病率高于男性，例如北京的成年男女发病比例 1 : 4.95，重庆男女发病比例 1 : 1.68，南昌 1 : 1.8，大学生的男女比例 1 : 3.046。

在对特殊群体的调查中，大学生的发病率最高达到了 28.2%，对 6 ~ 8 个月婴儿的流调显示高达 27.18%，2 ~ 14 岁儿童便秘发生率 3.8%，低龄儿童比大龄儿童发病率高。我国 60 岁以上的人群发病率在 11.5%，85 岁以上 19.5%，南京 60 岁以上老年人的患病率为 24%，天津 42.1%。

另外，便秘的发病率与地域相关，欧美地区高于亚洲地区，我国北方高于南方。例如，沈阳、北京、天津的发病率分别为 18.5%、6.07% 和 11.6%，而广州、台湾、香港的发病率为 4%、8.5% 和 14.3%。北方发病率最高的地区是新疆 21.5%；低龄儿童的发病率农村高于城市，大龄儿童则相反，是城市大于农村；到了老年人又反过来，农村明显大于城市。便秘的发病还与特殊的时间段相关，如大学生的便秘多发生于入学和考试前。

二、西医研究进展

（一）病因

慢性便秘的原因有很多，有结直肠器质性病变引起和其他方面，如结肠肿瘤、结肠扭转、结肠憩室炎、阿米巴瘤、肠结核、梅毒、性病性淋巴肉芽肿、溃疡性结肠炎克罗恩病、缺血性结肠炎、吻合口狭窄、子宫内膜异位、肠套叠、肠粘连及不完全性肠梗阻、结肠冗长、先天性巨结肠、结肠无力等。手术引起的直肠肛门狭窄、肛裂、痔、巨直肠等。内分泌异常与代谢性疾病：如甲状腺功能低下、高钙血症、妊娠、糖尿病、脱水、低钾血症、尿毒症、卟啉病、垂体功能下降等。引起有便秘症状的功能性肠病的病因：

1. 结直肠外因：肠胃运动受精神因素、中枢神经系统病变、骶神经或脊髓损伤等影响。国外有研究，五分之三的便秘患者存在情感障碍。脊髓损伤后的患者全结肠转运时间明显延长，平均肛管静息压及最大压力均明显增高，阴部神经末梢活动潜伏期延长，部分患者肛门抑制性反射消失。阿片类药物增加局部收缩减少结肠集团运动导致结肠运动减慢。

2. 结直肠的病因：①壁内神经元传导异常和肠内神经传导异常：壁内神经元密度改变，导致产生一氧化氮和 P 物质减少，直接抑制结肠平滑肌推进行收缩反应。壁内神经丛包括黏膜下丛、深肌丛及肌间神经丛。便秘患者的肌间神经节细胞显著减少，神经元及突起有明显的退行性变。长期刺激性泻剂导致患者结肠袋消失为特征的研究显示，存在肠道神经元损害或结肠纵肌的损害。动物试验表明，长期服用大黄和番泻叶，结肠肌间丛嗜银性减弱，神经分布不均匀，突起联结杂乱。便秘患者循环性 IgG 肠神经元抗体滴度增高。②终末效应器：研究表明排便终末效应器不在直肠，应该在耻骨直肠肌和内括约肌间。③组织肌肉：便秘患者可有局灶性肌纤维空泡形成或肌纤维消失、肌膜厚度增加、环肌纵肌比例减小环肌层明显萎缩，部分存在包含体性肌病。④组织间质：Cajal 间质细胞是消化道内一群特殊的细胞，位于纵肌和环肌内，作为有起搏作用的细胞，其作用有三种功能，产生自主电节律、传导自发性电活动、介导肠道神经传递。便秘患者的 Cajal 细胞显著减少。⑤黏膜层：炎症通过 $CD^{8+}T$ 细胞介导的炎症反应影响肠道神经系统，导致肠传导功能减慢。⑥直肠形态改变：直肠前突等出口梗阻。

3. 结直肠内因：①黏膜表层：每日有 10 L 液体进入肠道，只有 1% 或 100 mL 的水随大便排出，水分过度吸收导致便秘；胆酸的吸收与利用与便秘有非常密切的关系，便秘患者大便内胆酸减少与胆酸转运对钠的依赖较低有关。②腔内阻塞原因。

（二）诊断

1. 临床诊断

（1）慢性便秘功能性肠病的病史要六个月以上，排除器质性改变和询问服药史，询问家族结直肠肿瘤病史，主要症状是便秘，没有腹痛、腹泻、便血等，排除警报征象。要记录或者回顾近 3 个月来便秘的情况，计算是否有四分之一的时间发生排便困难，包括每次排便时间长，排便费力，大便干燥，肛门阻塞感需要多次排便才能排完，自发的排便间隔时间长，每周少于 3 次，或者一直使用辅助手段，如开塞露，泻药等。

（2）相关的检查，首先肛门直肠指诊，排除功能性排便障碍。在评估肛门直肠的功能性检查中，罗马Ⅳ标准建议将球囊逼出试验作为功能性排便障碍的初筛检查。结肠传输试验是检测功能性便秘的一种常用检查方法，有研究运用口服钡剂代替口服标志物的改良结肠传输试验方法，可以作为参考。排粪造影检查除能评估排便时的功能性参数外，还能够发现一些结构的异常。应结合患者的具体情况和检查条件来选择检查方式，并客观解读检查结果。肛门直肠压力测定和肛周体表肌电图检查是诊断功能性排便障碍的主要检查手段；采用高分辨率压力测定系统能够提供更多的解剖学信息。通过模拟排便时肛门直肠压力的变化，对排便障碍进行分型，来指导治疗，特别是对生物反馈治疗。盆底肌电和盆底超声是检测盆底功能改变引起的便秘。

罗马Ⅳ是常见胃肠道症状诊断流程的殿堂级指南。提出了"脑—肠互动障碍"理论。根据胃肠运动障碍、内脏高敏感性、黏膜和免疫功能改变、肠道微生物种群改变以及中枢神经系统功能改变进行分类。针对有慢性便秘症状的功能性肠病定义、诊断、病理生理以及治疗的标准。功能性便秘只是其中之一，其他还有阿片引起的便秘、便秘型肠易激综合征、功能性排便障碍。在对慢性便秘的研究中，因为要尽可能的排除研究的干扰因素，除非是研究特定疾病中的便秘症状，如脊神经损伤引起的便秘，或者就是研究便秘型肠易激综合征，都尽量以功能性便秘为研究对象。对"功能性"这三个字是又争论的，像阿片类物质所致便秘，又明确的病因，并非真正意义上的功能性疾病，之所以纳入，因为其符合新的定义：以中枢神经系统和肠神经系统功能改变为特征的脑－肠轴功能紊乱性疾病。罗马Ⅳ专家建议对功能性便秘的诊断需要进行以下 5 个循序渐进的步骤：①临床病史（包括便秘的主要症状、有无警报征象）。②体格检查。③实验室检查。④对有警报征象的患者应及时进行结肠镜检查。⑤如何选择评估便秘病理生理学的特殊检查。

（三）非手术治疗

1. 药物治疗：新型促动力药能够刺激肠肌活动达到治疗便秘的目的，5－羟色胺通过肠壁细胞的 5－羟色胺 4 受体调节肠道运动和肠道细菌分泌。普芦卡比利是高选择性 5－羟色胺 4 受体激动剂，另外还有 velusetrag 和 naronapride，以及目前被认为具有高耐受性和安全性的 TD-8954。西沙比利和替加色罗由于严重的不良事件已经停用。新型促分泌药物鲁比前列酮为选择性 2 型氯离子通道激动剂，刺激肠液分泌，促进肠内细菌转运，提高短期长运动的频率。利那洛肽是一种具有 14－氨基酸肽的鸟苷酸环化酶－C 激动剂，增加肠内氯化物和碳酸氢盐的分泌量。胆汁酸调节剂鹅去氧胆酸，激活肠细胞内腺苷酸环化酶和增加肠道渗透。

2. 生物反馈治疗是目前常用的治疗便秘的一种方法，疗效和病程、疗程、便秘的类型相关。罗马四推荐了生物反馈与模拟排粪结合的"全方位生物反馈疗法"，这种综合治疗包括：①患者教育。②正确用力排粪训练，教会患者有效用力，增加腹压。③训练用力排粪时放松盆底肌肉。④模拟排粪训练：练习排出充盈的球囊。

3. 粪便微生物群移植通俗叫法为粪菌移植，且有效率较常规治疗高达 30%，但如果缺乏严格的规范管理，可能导致新的传染病的传播。

4. 神经刺激方法有骶神经刺激和中枢神经刺激，有植入式的电刺激，无创性电刺激和磁刺激。

5. 饮食和灌肠方法。

三、中医辨证论治

(一)《中医病证诊断疗效标准》

《中医病证诊断疗效标准》中把便秘分为肠道实热证、肠道气滞证、脾虚气弱证、脾肾阳虚证、阴虚肠燥证。

(二) 中医辨证论治的研究

1. 病因病机：中医认为便秘是由于大肠传导功能失常导致的，多为外感寒热之邪，内伤饮食情志，病后阴阳气血不足。病位在大肠，并与脾胃肺肝肾密切相关。分为实秘和虚秘。实秘包括肠胃积热、气机郁滞、阴寒积滞，虚秘包括气虚、血虚、阴虚、阳虚。《内经》中已经认识到便秘与脾胃受寒，肠中有热和肾病有关，如《素问·厥论篇》曰："太阴之厥，则腹满䐜胀，后不利。"《素问·举痛论篇》曰："热气留于小肠，肠中痛，瘅热焦渴，则坚干不得出，故痛而闭不通矣。"《灵枢·邪气脏腑病形》曰："肾脉微急，为不得前后。"仲景对便秘已有了较全面的认识，提出了寒、热、虚、实不同的发病机制。李东垣强调饮食劳逸与便秘的关系，并指出治疗便秘不可妄用泻药，如《兰室秘藏·大便结燥门》谓："若饥饱失节，劳役过度，损伤胃气，及食辛热厚味之物，而助火邪，伏于血中，耗散真阴，津液亏少，故大便燥结。"

2. 治疗方法

(1) 内治法：汤剂是治疗便秘的常用剂型，治法可分为清下、润下、温下、竣下。有"通腑泄热法"：也是"釜底抽薪法"，用微苦微寒的药物，使腑气流转、热随便去。"提壶揭盖法"：以微辛微苦的药物，辛开苦降，宣肃肺气，调畅气机，达到开上窍以通下窍的目的。"增水行舟法"大肠主津，所以用滋养阴液的治法治疗阴虚便秘。"抑木补土法"提示了心理因素在功能性便秘中的作用。针灸有左升右降取穴法，通腑降气法推拿等。

(2) 针刺、穴位埋线、穴位注射、耳穴、穴位贴敷：针刺疗法可调控肠神经系统，改善便秘的症状。中医治病注重从整体调节脏腑阴阳平衡，针灸通过对穴位的刺激作用，疏通经络、通畅气血、平衡阴阳、调畅气机、增强脏腑功能达到调节胃肠道蠕动的作用。同时，针灸治疗具有双向调节的作用，通过针灸刺激人体细微的脉络，疏通经络，促进脉络的再通，达到治疗便秘的作用。主要以足阳明胃经和手阳明大肠经穴位为主，主要穴位为中脘、天枢、气海、足三里、上巨虚、大肠俞。穴位埋线是将羊肠线置入穴位，产生持久的刺激作用。穴位埋线治疗便秘的主要穴位包括足三里、天枢、气海、大肠俞等。此外，穴位埋线配合其他中医疗法，可起到双重刺激作用，治疗慢性便秘疗效尤为突出。耳穴贴压法，将王不留行籽贴压于患者大肠、直肠、三焦、脾胃等耳穴区域治疗功能性便秘，结果发现耳穴贴压能明显改善患者症状，同时还可缓解患者焦虑、抑郁等精神障碍。穴位贴敷利用透皮吸收和局部刺激的原理，药粉含有大黄、沉香、肉桂、延胡索等，穴位选择神阙、关元、中脘等。

（3）推拿：经络推拿和振腹疗法显著改善便秘患者的肠动力。

3. 高频中药药理：用中医传承辅助平台软件研究便秘用药规律，治疗便秘的前十味高频率中药：大黄、枳实、厚朴、白术、火麻仁、肉苁蓉、黄芪、枳壳、桃仁、甘草。老年便秘常用药：当归、白术、枳壳、黄芪、肉苁蓉、火麻仁、地黄。

四、动物模型制备

慢传输便秘造模常用的方法有：药物法、物理刺激法、手术法、饮食造模法。药物法常用的有地芬诺脂法、硫糖铝法、吗啡法、大黄酸法、复方苯乙哌啶法等。地芬诺脂法将小鼠禁食 12 h 后，按 50 mg/kg 一次灌胃给予地芬诺酯，结果模型小鼠排便粒数明显减少。硫糖铝法按 2.08 g/kg 给小鼠灌胃硫糖铝，每天 1 次，连续 3 d，结果小鼠首次排便时间延迟、排便粒数明显较少，肠道推进运动减弱，水分吸收增加。吗啡法按 2.5 mg/kg 的剂量每日给小鼠皮下注射盐酸吗啡 1 次，连续 45 d，结果小鼠每天平均粪便质量减轻，肠道推进率减低，c-kit 阳性细胞面积比减少。物理刺激法，如限水法。手术法多用于出口梗阻型便秘的造模。

中医的便秘动物模型有：阳虚型、脾虚型、阴虚型、血虚型、气虚型、气阴两虚型、热秘型、冷秘型、食积便秘型、肝郁脾虚型等。如燥结型：该模型的复制方法是选用健康小鼠，禁水不禁食 72 h。阴虚型造模，每天给每只小鼠灌胃 3 mg 甲状腺素和 0.02 mg 利血平，连续 7 d。第 6 天予放疗机以 100RAD 对小鼠进行照射致微循环障碍，微血管渗出性和出血性改变，并禁水 1 d。第 7 天，各造模组小鼠表现出体重下降、心率增快、躁动不安、饮水增加、唇舌暗紫、粪便干结量少等便秘症状。机理在于甲状腺素促使机体代谢加快，利血平可以抑制肾上腺素能神经功能，耗竭周围交感神经末梢的肾上腺素，造成交感神经的功能受到过制，副交感神经的功能相对占优势，两者并用可加速机体阴虚。照射可损害血液系统致血流滞缓。

便秘中医药治疗疗效评价：有许多中药复方制剂治疗便秘的动物研究，如通过建立慢传输便秘大鼠模型，以肠道传输功能作为研究着力点，以肠道 Cajal 间质细胞改变为客观研究指标，进行组织、细胞、分子水平的研究，将试验动物分为正常组、模型组、低剂量组、中剂量组、高剂量组。分别进行排出粪便的水分含量、肠内存留粪便重量、炭末推进法测试肠道传输功能、电镜下 Cajal 间质细胞数量的对比，研究中医药某种治疗措施治疗慢传输便秘的量效关系等。

第八节　泄　泻

一、流行病学调查

泄泻（Diarrhea），也称为腹泻，是指大便次数较多，即每日大于 3 次；或大便量增加，即每天大于 200 g；质地稀溏，即含水量大于 85%。为临床的常见病症，儿童在发患者群中占比较大，夏季更容易出现。腹泻病在全球都有较多的发生，发病率可达 7.5～10 亿。在我国，胃肠道传染病出现最多的就是感染性腹泻病。2005 年全国传染病统计报告中腹泻病例达 1042181 例，占全部传染病的 22.49%。

二、西医研究进展

（一）病因学说

1. 发病机制：腹泻发生的机制主要与胃肠黏膜分泌亢进、肠黏膜炎症渗出、肠蠕动过快及肠吸收不良有关，但临床上，腹泻的发生机制往往并不单一，而是在多种机制的混合作用，相互推动下产生的。此外临床上还有一些腹泻难以用以上机制解释，尚待研究发现。现从腹泻的生理病理方面分析探讨其常见类型：

（1）分泌性腹泻：肠道的分泌功能主要由肠黏膜的隐窝细胞进行，吸收功能则通过肠绒毛上皮细胞进行，当分泌量超过吸收能力时可致腹泻。各种原因引起肠黏膜隐窝细胞中的第二信使环磷腺苷增加，是诱导黏膜分泌的重要环节。常见原因有：①各种细菌肠毒素引起的食物中毒。②非渗透性通便药如酚酞。③神经内分泌肿瘤如胃泌素瘤。④其他肿瘤性疾病如肥大细胞增多症等。其腹泻特点为：肠黏膜组织学基本正常；肠液与血浆的渗透压相同；粪质呈水样、量大、无脓血；禁食后不减轻腹泻。

（2）渗透性腹泻或吸收不良性腹泻：正常人食糜经十二指肠进入空肠后，其分解产物已被消化液稀释，肠内容物呈等渗状态。如果摄入不能消化吸收的碳水化合物或难吸收的药物，或消化不良，不能吸收的肠内容物增加了肠腔内液体的渗透压，导致与血浆之间的渗透压差增大，因而血浆中的水分进入肠腔，直到肠内容物被稀释成等渗状态，肠内容积增加，超过了肠道的吸收能力，或者由于肠黏膜病变或是肠道吸收面积减少，均可引起腹泻的发生。常见吸收不良的病因有：①肠黏膜缺血如门静脉高压。②小肠淋巴管扩张如小肠淋巴瘤。③高渗性药物如甘露醇。④肠黏膜面积减少如短肠综合征。⑤肠黏膜病变如麦胶性肠病等。此类腹泻的特点是：肠腔内渗透压可超过血浆渗透压；粪便中含有大量未经消化或吸收的食物或药物；禁食或停药后腹泻停止。

（3）渗出性腹泻：肠黏膜的完整性因缺血、炎症、溃疡等病变而受到破坏，造成大量黏液渗出引起的腹泻，又称炎症性腹泻。可分为感染性和非感染性两大类。常见肠道炎症的病因有：①炎症性肠病如溃疡性结肠炎。②缺血性肠炎。③感染性炎症如志贺痢疾杆菌感染。④反射性肠炎。⑤脓肿形成如憩室炎。⑥嗜酸性肠炎。因渗出性腹泻时常有肠黏膜细损害、死亡，绒毛萎缩及隐窝细胞增生，故其腹泻的特点是：粪便含有渗出液和血液，结肠尤其是左半结肠炎症多有肉眼黏液脓便，小肠炎症往往无肉眼可见的脓血便；腹泻和全身表现的严重程度取决于肠道受损的程度。

（4）动力性腹泻：某些疾病、药物和胃肠道手术使肠道神经调节功能失调，从而改变了肠道的正常功能，促进肠蠕动，以致肠内容物过快通过肠腔，缩短了与肠黏膜的接触时间，进而影响消化与吸收而致腹泻。肠动力过缓亦可致腹泻，如糖尿病自主神经病变者肠动力紊乱，致使结肠型的细菌在小肠定植和过度生长，脂肪、胆盐和碳水化合物的吸收受到影响，导致腹泻。常见的引起肠运动加速的原因有：①药物如莫沙必利片。②肠易激综合征。③肠神经病变如糖尿病。④促动力性激素如甲状腺素。⑤胃肠手术如胃结肠、小肠结肠瘘或吻合术后等。动力过速性腹泻的特点是：粪便稀烂或水样，无渗出物；腹泻伴有肠鸣音亢进或腹痛。

2. 发病原因

（1）急性腹泻的病因：①食物中毒。②肠道感染，包括病毒、细菌或寄生虫感染。③药物。④其他肠道疾病引起的腹泻如急性肠道缺血、放射性肠炎等。⑤全身性疾病包括：内分泌、代谢障碍性疾病如肾上腺皮质功能减退、变态反应性疾病如过敏性紫癜、急性全身感染如败血症、药物不良反应如利血平、其他全身性疾病如尿毒症等。

（2）慢性腹泻的病因：①肠道感染性疾病：慢性细菌性疾病、阿米巴痢疾、肠结核、血吸虫病、梨形鞭毛虫病、肠道念珠菌病等。②肠道非感染性炎症：包括炎症性肠病克罗恩病和溃疡性结肠炎、缺血性肠炎、放射性肠炎、憩室炎、尿毒症性肠炎。③肿瘤：包括结肠腺瘤病、大肠癌、小肠恶性淋巴瘤及内分泌肿瘤。④消化不良：慢性胰腺炎、胰腺癌、乳糖不耐受症等。⑤吸收不良：包括肠黏膜病变、肠黏膜面积减少、肠黏膜出血、小肠淋巴管扩张等。⑥动力性腹泻：如肠易激综合征、胃大部切除术后、迷走神经切断后、部分性肠梗阻、甲状腺功能亢进、肾上腺皮质功能减退等。⑦药源性腹泻：包括泻药、抗生素如林可霉素、降压药如利血平、肝性脑病用药如乳果糖等。

（二）诊断

临床症状：大便次数较多，即每日大于 3 次；或大便量增加，即每天大于 200 g；质地稀溏，即含水量大于 85%。

（三）治疗

腹泻是临床一种常见症状，根本治疗是病因治疗，同时根据腹泻病理生理特点给予对症和支持治疗。注意在未明确病因之前，要慎重使用止泻药和止痛药，以免掩盖症状造成误诊耽误病情。

1. 病因治疗

（1）抗感染：如喹诺酮类适用于志贺菌属、沙门菌、弯曲杆菌、大肠杆菌等所致腹泻。艰难梭菌感染可使用甲硝唑或万古霉素。肠结核应三联或四联抗结核治疗。阿米巴痢疾可选用甲硝唑、替硝唑等。病毒性腹泻不用抗菌药。送检大便培养后可经验性予以喹诺酮类药物。

（2）其他乳糖不耐受症不宜用乳制品，成人乳糜泻应禁食麦类制品。慢性胰腺炎可补充多种消化酶。药物相关性腹泻应停用有关药物。消化道肿瘤可手术切除或化疗。生长抑素及其类似物可抑制肿瘤分泌激素，用于类癌综合征及其他神经内分肿瘤引起的腹泻。非感染性炎症性肠病可选用氨基水杨酸制剂、糖皮质激素及免疫抑制剂。

2. 对症治疗

（1）一般治疗纠正水、电解质、酸碱平衡紊乱和营养失衡，可酌情口服或静脉补充液体，补充维生素、氨基酸、脂肪乳剂等营养物质。

（2）黏膜保护剂硫糖铝、双八面蒙脱石散等。

（3）微生态制剂如金双歧、美常安等。

（4）止泻剂药用炭、氢氧化铝凝胶、可待因、复方地芬诺酯、洛哌丁胺等。

（5）其他药物如654-2、阿托品、匹维溴铵等。抗焦虑的药可缓解症状。

三、中医辨证论治

（一）《中医病证诊断疗效标准》

参照《2012年公共卫生专项资金中医临床诊疗指南应用评价项目实施方案》的"中医临床诊疗指南应用评价病例调查表填表说明"标准界定。

痊愈：疾病症状、体征消失，理化检查等指标正常。

显效：疾病主要症状、体征明显好转，主要理化检查指标等明显好转。

好转：疾病相关症状、体征好转，相关理化检查有所改善。

未愈：临床症状、体征及理化检查未改善或加重。

（二）中医辨证论治的研究

1. 病因病机：中医学对泄泻的认识最早可追溯到《内经》，称之为"泄"，包括"濡泄""飧泄""洞泄"等不同名称，书中对其病因病机作了相关论述，如《素问》所指："湿盛则濡泄"。而泄泻发病原因较多，历代医家均有不同认识。如今认为，大抵与外邪内入、饮食失宜、情志不和、脾胃肾虚衰等密切相关，其病机核心在于脾失运化，胃的纳腐失常，肠道分清泌浊及传导失司，湿邪壅聚过盛而致。

（1）外邪侵袭：外感六淫皆能致泄泻，其中以湿邪为主。因脾脏喜燥恶湿，湿邪最易伤脾，致脾失健运，水谷夹杂而下，发为泄泻。《难经》所谓："湿多成五泄"，《医宗必读》论述："无湿不成泄"。若淋雨或处于潮湿之所，寒湿困脾，脾伤则湿聚难化，而致泄泻。若兼风寒侵袭，则表证俱现。若暑湿旺盛，湿热相挟，脾胃易伤，下迫大肠，可发展成泄泻。《杂病源流犀烛》认为："即便有风、寒、热、虚等侵犯，若脾健运如常，化湿有力，也难以发为泄泻。"

（2）饮食不节：脾胃主运纳水谷，脾为仓廪之官，胃为"水谷之海"，故饮食损伤脾胃后常可出现泄泻。食入过量，宿食停滞，或恣食肥甘厚味，饮酒无度，损伤脾胃，湿热互结，或偏嗜生冷，进食不洁之物，脾胃受损，致运化功能失司，水谷精微不能正常转化吸收，而湿滞为泻。《景岳全书·泄泻》指出："饮食不节……致合污下降而泻利作"。临床所见，饮食失宜多与湿邪互为影响，伤及脾胃，发而为病。

（3）情志失调：郁怒或忧思皆可导致泄泻。郁怒多伤肝，忧思易伤脾。若脾胃功能不佳者，又因情绪抑郁，或在愤怒的时候进餐，使肝木与脾土相克，脾虚亦甚，运化失常，终成泄泻。如《景岳全书》认为："凡是生气而发泄泻者，必定是因在郁怒时进食。"

（4）脾胃虚弱：脾能运化水谷及转输精微，胃可受纳腐熟，二者功能失常，则升降失调，水湿杂物积聚肠道，清浊难分，混而下之，以成泄泻。

（5）肾阳不足：脾与肾的功能紧密相关，肾阳能温助脾阳，增强脾的运化及胃腐熟水谷的功能。若年老或病者，肾气亏耗，肾阳不足，命门之火虚衰，则脾土的温养受到影响，致使水谷精微转运失常，而发为泄泻。《景岳全书·泄泻》提到："肾为胃关……今肾中阳气不足……即令人洞泄不止也。"

此外，有研究认为，肝经郁热，侮肺下移肠道；气化异常，水液运化失调；心肾不交，肾火不旺等理论也是导致泄泻产生的机制。

2. 治疗方法

辨证论治：不同医家对泄泻的认识不同，给予不同的治疗方法，但均以运脾化湿为基本治法。中华中医药学会脾胃病分会制定的《泄泻中医诊疗专家共识意见（2017）》，给出了泄泻不同证型相应的临床辨证施治方案和用方。

①寒湿困脾证：泄泻寒湿困脾证治疗以藿香正气散为主方。藿香正气散是"解表散寒，和胃化湿"的代表剂，主治外感风寒、内伤湿滞证，其药物组成为：藿香、苍术、茯苓、半夏、陈皮、厚朴、大腹皮、紫苏、白芷、桔梗、木香。祛湿药物为主要组成。

②肠道湿热证：肠道湿热证泄泻治法宜清热燥湿，分利止泻，以葛根芩连汤为主方。由葛根、黄芩、黄连、甘草四味药组成。方中葛根为君，清热升阳止泻，臣以黄芩和黄连清热燥湿、厚肠止利，甘草甘缓和中、调和诸药，四药合用，外疏内清，表里同治，是治疗热泻、热痢的常用方。

③食滞胃肠证：食滞胃肠证主要病机为食积胃脘，胃失和降，气机不畅，若食积下移肠道，阻塞气机，则腹胀腹痛，泄下不爽，肠鸣，失气多而臭如败卵。治法宜消食导滞，和中止泻。治以保和丸为主方。全方由山楂、神曲、莱菔子、半夏、陈皮、茯苓、连翘组成。

④脾气亏虚证：脾虚泄泻的病机特点是脾虚湿盛，治宜健脾益气、化湿止泻，以参苓白术散为主方。其药物组成为：人参、白术、白茯苓、甘草、缩砂仁、桔梗、白扁豆、山药、莲子肉、薏苡仁。

⑤肾阳亏虚证：主要是脾肾阳虚，治法宜温肾健脾、固涩止泻，以四神丸为主方。功能温肾暖脾、固肠止泻，由肉豆蔻、补骨脂、五味子、吴茱萸组成。

⑥肝气乘脾证：该证的特点为泻前或泻时必有腹痛，泻后痛减。治法宜抑肝扶脾、祛湿止泻，调和肝脾，治以痛泻要方。由炒白术、芍药、陈皮、防风组成。

3. 高频中药药理

黄柏：功效为清热燥湿，泻火解毒，退热除蒸。现代药理：黄柏主要含生物碱、黄酮类、挥发油、甾醇类、多种元素等成分，其能抗菌、抗溃疡、抗肿瘤、调节免疫、降血压及调节血糖，还有抗痛风、降尿酸、抗过敏、护肝的作用。

黄连：功效为清湿热、泻火毒、安蛔。现代药理：黄连主要含异喹啉类生物碱、有机酸、挥发油、香豆素等成分，其能解热抗炎、抗菌、抗腹泻及溃疡、抗肿瘤、镇静催眠、降血糖、抗凝、抗心律失常的作用。

薏苡仁：利水渗湿，健脾，除痹，清热排脓。用于小便不利、水肿、脚气及脾虚泄泻等。薏苡仁可淡渗利湿，健脾，功能与茯苓相似。适用于水湿滞留、脾虚湿胜的患者。脾虚湿胜伴有食少泄泻、水肿腹胀、脚气浮肿的患者均可用薏苡仁，配伍利湿、健脾的药物。薏苡仁内酯对小肠有抑制作用。其脂肪油能使血清钙、血糖量下降，并有解热、镇静、镇痛作用。

党参：补中益气，生津养血。可治疗中气不足产生的食少便溏、四肢倦怠等症状。实验发现党参水煎醇沉液对大鼠胃基本电节律紊乱有调节作用。党参皂甙对肠道具调节作用，并不同程度地对抗乙酰胆碱、5-羟色胺，组安和氯化钡对肠道的影响。

白术：补气健脾，燥湿利水，止汗安胎。适合脾气虚弱，运化功能失常引起的食少便溏、脘腹胀满倦怠无力等。大剂量白术煎剂可促进小鼠的肠胃运动，小剂量白术煎剂则轻度抑制离体豚鼠回肠平滑肌收缩。

茯苓：利水渗湿，健脾，安神。用于脾虚证。茯苓能健脾。茯苓水煎剂在对体内酸碱平衡变化不产生任何影响的情况下，对盐水负荷大鼠、小鼠进行灌胃都具有明显的利尿作用。

肉豆蔻：性温、味辛，具有涩肠止泻温中行气的功用。通过临床试验，我们发现肉豆蔻有较强的抗乙酰胆碱及抗菌抑菌功效。

四、动物模型制备

证候模型是中医理论和中药研究不可或缺的技术平台。目前中医泄泻证候模型的制备主要有病理造模、病因造模、病因病理结合造模、药物造模和病症结合造模。在借鉴西医诊断方法和标准的基础上，结合中医基础理论，通过对模动物临床特征的观察、肠道功能及病理改变，或基于"方证对应"的原则进行反证来评判模型是否制备成功。依据中医证型病因病机，不同泄泻证型模型的制备方法存在差异性。

1. 寒湿困脾证：寒湿困脾证又名寒湿中阻证、太阴寒湿症，是指寒湿内盛、困阻中阳而表现的证候。主症表现为大便清稀或如水样、腹痛肠鸣，次证表现为食欲不振、脘腹闷胀、胃寒，舌苔薄白或白腻，脉濡缓。寒、湿是该证主要致病因素，淋雨涉水、久居寒湿之地，或过食生冷、瓜果、饮食失节，或过食肥甘厚腻之品等因素可作为复制该证动物模型的重要条件。①将小鼠置于温度为4℃、湿度为90%的气候箱中饲养7 d，结果模型动物食量体重减少、精神萎靡、懒动神疲、肛周污秽、大便不成形或稀便，并出现肠道菌群失调、小肠炎症反应、组织结构改变、水液代谢障碍及免疫系统紊乱等变化。该模型的制备符合外感寒湿的致病特点。②增加湿度、冰水和猪油交替灌胃结合控制睡眠等模拟"久居湿地、饮食失节、情志不遂"的致病因素，模型动物表现出饮食量减少，小便黄、量少，大便溏湿，腹胀，同时胃肠组织发生病理改变。③寒湿环境复合寒凉饮食和高脂饲料的多因素造模21天，模型大鼠外在表现符合寒湿困脾证的主要特征，采用胃苓汤干预治疗14天后模型动物的各指标均改善，该方法符合过食生冷、环境潮湿、素食肥甘厚腻等复合病因致病特点及发病规律，符合寒湿困脾的病机要素，具有一定的应用价值。以上模型的制备体现出传统中医寒湿泄泻的发病因素，但对于模型的评价还需要进行多指标多角度验证。

2. 肠道湿热证：肠道湿热证以腹痛即泻、泻下急迫、粪色黄褐臭秽为主要表现。病因多为感受湿热外邪，或饮食不节（不洁）。湿、热是复制该模型的重要条件。内、外湿邪的合化是湿热泄泻的重要病机，在饮食内伤的基础上复合湿热环境，制备出的模型大鼠精神萎靡，食量下降，体重增长缓慢，体温增高，大便稀或溏泄，能够体现出临床脾胃湿热证类似的症状、体征和病理变化。泄泻的发生多有正气受损，脾胃虚弱，采用先损伤脾胃制造内湿再辅以致病因子法，如使用高糖高脂饲料附加白酒或造成饮食不节或以苦寒药物大黄、番泻叶等灌胃造成脾虚起到"湿"的作用，再辅以致病因子大肠杆菌等起到"热"的作用，使模型动物呈现炎症反应、血脂代谢失常、胃肠动力紊乱、水液代谢失常、胃肠黏膜损伤等多种病理状态。

3. 食滞胃肠证：泄泻食滞胃肠证主症以泻下大便臭如败卵，或伴不消化食物及腹胀疼痛，泻后痛减为主要症状。病因多由饮食失节、伤及脾胃所致。猪肉松、豆粉、面粉、奶粉/牛奶按1∶2∶1∶1的质量比混合饲喂大鼠，5天后模型大鼠大便溏泄臭秽、大便次数明显增多，体重增长缓慢、食量明显下降。在上述特质饲料喂养的基础上，加量灌胃50%的牛奶，模型小鼠出现了活动力下降、情绪不高、易困扎堆、腹部膨大、大便棕黄不成型的食积症状。上述方法所制模型方法简单易行，但因模型个体差异不同、采食量不同等存在模型制备不统一的问题，且泄泻症状难以出现。随着人们生活水平的提高及生存压力的增大，饥饱无度、过食肥甘厚味的饮食习惯以及营养过剩已成为现代人重要的致病因素，加强研究食滞胃肠泄泻动物模型的制备，对现代临床诊治及减少此类疾病的发生具有重要意义。

4. 脾气亏虚证：脾虚证的病因病机复杂，长期饮食不节、饥饱失调，或劳倦内伤，或久病体虚，或素体脾胃虚弱等均可引起脾虚泄泻。脾气亏虚证主症为：大便时溏时泻，稍进油腻则便次增多。分为3种：①病因造模：西药理化因素造模和复合因素造模法。病因造模法主要根据苦寒药物过服伤及脾气造成脾气虚。选用苦寒泻下法作为造模要素，常用药物包括大黄、番泻叶、大承气汤等。采用苦寒泻下法建立的脾虚泄泻证模型虽属于模拟传统中医病因的造模方法，易于操作，但这类方法引起的脾虚证模型不稳定，且药物的用量难以把握，易于出现脾阳虚和脾气下陷等症状。②西药理化因素造模法：主要是利用药物的副作用产生类似脾虚证的临床表现来复制脾虚泄泻动物模型，常用的药物主要有利血平和秋水仙碱等。③依据劳则耗气，饮食失节，脾胃乃伤的机制，亦有采用劳倦结合饮食失节复合因素造模。利用震荡器、跑步机、游泳等方法，模拟劳倦内伤，加之隔日喂食造成饥饱失常，复制脾虚泄泻动物模型。

5. 肾阳亏虚证：脾胃运化功能主要依靠肾阳的温煦作用，若肾阳受损，则脾运化功能失常，不能腐熟水谷；又肾开窍于二阴，若肾阳不足，则关门不利，以致泄泻。泄泻肾阳亏虚证主要临床症状表现为：晨起泄泻，大便清稀，或完谷不化，形寒肢冷，喜暖，腰膝酸软，舌苔白、淡胖，脉沉细。方法主要有：药物干预法、手术切除法、模拟传统中医病因法。①药物干预法：使用药物抑制肾上腺、甲状腺、性腺等功能来制备符合肾阳虚证病理特征的动物模型。抑制肾上腺功能常使用的药物有氢化可的松、皮质酮、泼尼松、强的松、地塞米松等糖皮质激素类药物。②通过部分或全部切除肾上腺、甲状腺、性腺等，可造成模型动物体内相关激素水平下降，出现肾阳虚症状。虽在一定程度上模拟了中医病理因素，但与临床阳虚证的实际情况差别很大，且会造成模型动物不可逆性病理损伤，死亡率高，因而此类模型制备方法采用较少。③依据中医情志致病理论中的"恐伤肾"，让猫与老鼠朝夕相对3周，结果模型动物生殖能力下降；依据"劳倦过度，房事不节"的中医病因病机理论，让雄鼠每日游泳至无力造成劳倦过度、同时与6只动情期雌鼠同笼以诱导房事不节，模拟临床肾阳虚的形成病因，并使用金匮肾气丸检验该模型。结果模型动物出现肾阳虚症状，使用金匮肾气丸干预后动物肾阳虚症状明显改善，该方法较符合临床中医肾阳虚症的自然发病因素。目前病因造模方法因其更适合于中医药基础理论和临床研究而受到越来越多支持。

6. 肝气乘脾证：肝主疏泄，脾主运化。若肝气横逆乘脾导致升降失调，清浊不分，水湿并走肠间则见泄泻。泄泻肝气乘脾证主要症状表现为泄泻伴肠鸣、腹痛、泻后痛缓。基本病机和症状与西医的泄泻型肠易激综合征相似。常用造模方法有束缚法、母婴分离法、慢性不可预见性刺激法。Williams 首先建立了束缚法制备肠易激综合征模型，后人多在此基础上进行改进。慢性刺激法采用包括禁食、禁水、冰水游泳、昼夜颠倒、冷热刺激、制动、致痛等随机刺激，可造成模型动物精神心理应激，一定程度上贴近肠易激综合征患者的症状和身心状态。采用慢性刺激法结合给予束缚刺激制备肠易激综合征模型，并对模型动物灌胃痛泄要方干预后模型动物状态恢复。

第九节　脏　毒

一、流行病学

脏毒病名首见于《圣济总录》，根据其症状描述，因该包括西医疾病中的肛窦炎、放射性直肠炎、溃疡性结肠炎和克罗恩病等。主要临床表现有腹痛、腹泻，便血色暗，里急后重，肛门或臀部疼痛坠胀等。

1. 肛窦炎：肛窦炎是指发生在肛窦、肛门瓣的急慢性炎症性疾病，肛隐窝炎常并发肛乳头炎和肛乳头肥大。其临床特征是肛门部胀痛、灼热、肛门部潮湿有分泌物等。随着炎症的慢性刺激，症状可逐渐加重，疼痛可放射至小腹、会阴、大腿后、内侧。本病可发生于任何年龄段，以青壮年居多。据资料显示约85%以上的肛门直肠疾病与肛窦炎密切相关，及早治疗肛隐窝炎对预防肛周脓肿有重要意义。

2. 放射性直肠炎：放射性直肠炎是因盆腔脏器的恶性肿瘤或其他原因接受放射治疗后继发的直肠性炎变。是妇科恶性肿瘤、男性前列腺恶性肿瘤放射治疗的主要并发症。有文献报道宫颈癌体外照射结合腔内高剂量率放射治疗时，中、重度放射性直肠炎的发生率为5.3%~15.6%。事实上每位接受腹部放疗的患者都会出现早期放射性肠损伤的症状，5%~20% 的患者会形成慢性放射性肠炎。不同人群对肠放射的敏感性不同，如儿童更易发生，白种人较有色人种对放射线更敏感。Marks 和 Mohiudden 报道放射性肠炎最常见的部位是回肠，其次是直肠。克利夫兰医学中心经验显示，最常见的病变是直肠炎。

3. 非特异性炎性肠病（inflammatory bowel disease，IBD）：非特异性肠病包括溃疡性结直肠炎（ulcerative colitis，UC）和克罗恩病（crohns disease，CD）。到目前为止，两者病因均不完全明确。在欧洲 UC 的发病率高达 24/10 万，CD 发病率高达 11.5/10 万；UC 患病率从 2.4～294/10 万不等，CD 患病率 1.5～213/10 万不等。胡品津等于 2011 年 7 月至 2012 年 6 月对广东省中山市 1392727 人口进行前瞻性的 IBD 流行病学研究，发现 IBD、CD、UC 发病率分别为 3.14/10 万、1.09/10 万、2.05/10 万，CD 平均年龄 25 岁、UC 平均年龄 38 岁，回肠末端型、结肠型、回结肠型分别为 23.5%、5.9%、70.6%；24% 的 IBD 患者合并有上消化道受累，59% 的 CD 和 26% 的 UC 患者具有肠外表现。钱家鸣等于 2012 年 3 月至 2013 年 2 月对黑龙江省大庆市 1343364 城市人口进行前瞻性流行病学调查研究，发现 IBD、CD、UC 发病率分别为 1.77/10 万、0.13/10 万、1.64/10 万，发病率明显低于中国南方地区，且 CD 平均年龄 39.5 岁、UC 平均年龄 48.9 岁，其中 UC 直肠型 24%、左半肠型 56%、全结肠型 20%。我国大陆地区 CD 患者近年来进一步增多，似呈快速上升趋势。

二、西医研究进展

（一）病因学说

1. 肛窦炎：肛窦又肛隐窝，其距肛门 1～2 cm，为漏斗状，开口向上，深 3～5 mm。肛窦内有肛腺的开口，分泌一些黏液有润滑作用。正常情况肛隐窝呈闭合状态，粪便不易进入肛隐窝内，不容易发生感染，但在腹泻时稀薄的粪便容易进入肛隐窝内并储存，从而导致肛隐窝发炎。又如大便干结质硬，或粪便内夹有尖锐的异物，通过肛管时可损伤肛瓣或肛乳头，细菌感染可引起肛隐窝炎和肛乳头炎。此外，当全身或局部抵抗力下降，以及患有其他消耗性疾病时，也容易发生肛窦炎。肛隐窝腺体理论认为细菌感染或异物可引起肛门瓣和肛乳头发炎水肿，分泌物不能自肛内流出，肛腺导管堵塞，炎症逐渐加重，若时长成脓后，脓液通过肛腺管扩散蔓延，导致肛管直肠周围组织感染，即形成肛周脓肿。

2. 放射性直肠炎：放射损伤具有可累积性和进行性，正常人体可承受一定量的放射线，超出这一限度，就会导致损伤的发生。急性放射性损伤是因为原本稳定的细胞更新系统发生增殖活跃细胞减少，当细胞减少超过倍增速度时即表现出放射性损伤症状。放射性肠炎造成的损伤主要以小血管闭塞和纤维化为主。肠黏膜上皮有丝分裂活跃的细胞对放射性损伤尤其敏感。放射后数小时内即可观察到组织异常变化，肠黏膜内发生有丝分裂的上皮细胞数减少，绒毛变短，吸收面积缩小。此后 2～4 周内黏膜发生细胞浸润，主要是白细胞，伴有隐窝脓肿形成，上皮细胞大量死亡脱落，形成局灶性溃疡。肠道组织结构发生变化的同时功能亦发生异常，胆盐、脂肪、糖类、蛋白质和维生素吸收不良和代谢异常。反复的肠道损伤及修复，以及持续的肠壁缺血，可使肠壁增厚，肠腔狭窄，形成难以愈合的顽固性溃疡，部分患者可再进一步发展为穿孔和瘘管。增加放射损伤的危险因素有：感染、单野照射、重复照射、腹腔有粘连（有固定的肠襻）、同时行化疗等。此外，某些高血压、糖尿病以及曾经行腹部手术的患者，其肠道对放射损伤较敏感。

3. UC：UC的发病机制至今尚不清，具有反复发作、迁延不愈的特点，可累及直肠、结肠的各个部位。研究发现多个因素与其密切相关，常难以治愈。

（1）遗传：大量研究显示该病存在家族聚集性，尽管溃疡性结肠炎和克罗恩病不适典型的遗传性疾病，但Farmer等研究了800多名21岁以前患IBD患者的家族史，有29%的溃疡性结肠炎和35%的克罗恩病患者有家族史。提示遗传因素参与了溃疡性结肠炎的易感性。

（2）自身免疫：自身免疫理论认为循环系统中抗上皮细胞抗体与肠道细胞表面的抗原相结合，继而损伤肠道细胞是IBD发病的重要原因。研究表明溃疡性结肠炎患者的肠黏膜分泌几乎均出现异常，黏液糖蛋白发生改变，以致影响肠黏膜的完整性，从而使一般不易通过正常肠黏膜、对正常人无害的肠道共生菌群、食物等抗原，可以进入肠黏膜，激发一系列抗原特异性免疫反应与炎症变化，引起组织破坏与炎性病变。

（3）感染：感染被认为是溃疡性结肠炎重要发病因素，梁丽丽等发现肠道感染急性发作时，肠杆菌等致病菌数量增加，双歧杆菌等有益菌数量减少，肠毒素可破坏肠黏膜完整性，增加肠上皮细胞通透性，产生大量的炎症性因子，成为诱发IBD的重要基础条件。

（4）饮食：研究发现，长期摄入牛奶也是导致IBD的危险因素之一。陈婷婷等提出牛奶中的酪蛋白是溃疡性肠炎最常见的刺激性抗原物质，可以引起腹胀，腹泻，腹痛等一系列胃肠道变态反应。王玉娟等发现牛奶中的乳糖成分未被充分分解时，在肠道细菌的作用下生成的含硫化合物，对细胞产生毒性作用，可诱发结肠炎的发生发展。

（5）精神心理因素：近几年来，人们越来越关注精神因素在一些慢性疾病中影响，有研究证实心理应激会引起胃肠道功能紊乱、肠易激综合征及功能性消化不良等疾病。赵祥运等发现精神高度紧张，抑郁，情绪低落状态下可以破坏机体内环境稳态。当患者处于焦虑等应激状态，可以激活如促肾上腺皮质激素、β-内啡肽和IL-1β等激素和细胞因子从而诱导肠道炎症变化。

（6）过敏因素：本病少数患者对某种食物有过敏现象，精制糖、牛奶、蔬菜、水果、咖啡、酒精等，均可以在饮食后诱发病情加重。另有部分患者的病变周围血液中，发现嗜酸性粒细胞增高。肥大细胞及组织胺含量均有升高，表现为I型变态反应。这些结果提示溃疡性结肠炎的发病与变态反应有关。

（7）吸烟：研究发现吸烟与溃疡性结直肠炎呈负相关。有些溃疡性结肠炎的患者通过使用添加了少量尼古丁的口香糖，可有效缓解症状。王玉娟等研究团队认为可能与机体的免疫机制有关，烟草中尼古丁可使其结肠黏膜的IL-1β和IL-18等细胞因子表达下降，对肠道炎症的保护以及IBD的低表达有关。

4. CD：是目前病因未完全明确的慢性透壁性非特异性炎症性肠病，病变症状可侵犯整个消化道，但最典型的病变部位集中在回肠末端及其邻近结肠端。根据近几年来的研究进展发现以下因素与克罗恩病的发病密切相关。

（1）地理因素：国内外研究性资料显示吸烟、肠道感染、阑尾切除、口服避孕药、生命早期抗原暴露等与克罗恩病具有一定的关系。城乡分布研究提供了克罗恩病病因学线索，城市危险因素为工业化学品导致的空气、水源、土地污染等，尤其城市人口众多，人与人容易紧密接触，易发生病原体感染，农村危险因素主要与农业化学品及寄生虫相关。

（2）饮食和药物因素：冷藏冷冻是克罗恩病重要的危险因素，嗜冷菌长期侵扰与克罗恩病相关，食物残渣和代谢产物是肠道中非菌性抗原的主要成分，为饮食抗原的一类；NSAIDs 作为非甾体抗炎药被广泛应用，其胃肠道不良反应多样化，高频率服用 NSAIDs 药物，会明显增加克罗恩病的危险性；此外，克罗恩病患者中吸烟者占较高比例，吸烟也是克罗恩病的重要危险因素。

（3）M 细胞损坏：微皱褶细胞（microfold cell，M 细胞）起源于小肠微绒毛旁隐窝内部的干细胞，与吸收上皮细胞通过紧密连接复合蛋白（tight junctions，TJs）形成一个限制性屏障，结构上 M 细胞顶部呈圆顶状并缺乏刷状缘，基底层凹陷成"口袋样"结构且基底膜常常是不连续的，周围胞质很薄，减少了外源物质的跨胞转运距离，有利于摄取肠道抗原诱发免疫应。Fujimura 等描述了克罗恩病中基底膜的多孔性，从穹窿区经过基底膜孔进入 M 细胞囊腔的淋巴细胞可能导致破裂的 M 细胞进入肠道，且肠道病原体穿过黏膜上皮屏障，直接与滤泡穹窿区相关免疫细胞接触，诱发局部免疫应答。这种细胞水平病理损坏在早期发病过程中发挥着重要作用，克罗恩病患者肠道中 M 细胞比例明显高于常人且大量破裂和坏死。

（4）肠道菌群变化：肠道微生物抗原及抗原呈递以及黏膜屏障的受损在克罗恩病中起重要的作用研究发现克罗恩病患者肠内的乳杆菌属、双歧杆菌属、酵母菌属等数量明显增加，而小梭菌、真杆菌属数量明显呈下降趋势。菌群数量和种类的改变，引起了肠黏膜微生态平衡破坏，上皮细胞反应紊乱引发免疫应答失调。此外易造成氧化还原电势缺乏，黏膜屏障功能减退和免疫功能下降，导致肠黏膜损害及通透性增加，引发肠道炎症反应。

（5）上皮屏障破坏：肠上皮细胞（intestinal epithelial cells，IECs）和微生物相互作用，控制黏膜免疫，协调营养物质循环并形成黏液屏障，上皮屏障破坏是克罗恩病的发病基础。上皮屏障包括 IECs 表面屏障和上皮细胞层以及细胞间的紧密连接蛋白。IECs 分泌黏蛋白、抗微生物蛋白和碱性磷酸酶（intestinal alkaline phosphatase，IAP），可以阻止病原微生物黏附于肠黏膜，其抑菌作用也提供一种安全环境。另外，IECs 可通过 TJs 调控细胞旁路运输，TJs 包含多种跨膜蛋白（occludin、claudin 等）通过不同的闭锁小带和细胞骨架相连，以维持肠上皮组织的完整性和降低通透性，使有害的物质等不能渗透到体内。某些有害物质和促炎因子可能破坏 TJs，破坏肠道环境稳态，引起肠道损伤。

（6）免疫功能紊乱：James 等认为早期患克罗恩病的患者循环系统中出现非特异性抗原抑制 T 细胞的特异性抗原辅助和抑制 T 细胞免疫调节异常的结果。研究发现 Th1、Th17 和 Treg 细胞的比例与肠道免疫密切相关，其中异常活化的效应 CD4 + T 细胞是肠黏膜异常免疫和后续炎症的重要机制，幼稚 T 细胞不同方向的极化和产生的细胞因子是克罗恩病重要的病理生理因素。Geremia 等研究表明，克罗恩病患者可能因 Treg/Th17 平衡被破坏从而失去正常免疫耐受，促使免疫激活和促炎因子释放，最终导致免疫功能紊乱。

（7）免疫功能低下：克罗恩病一度被认为是自身免疫性疾病，但现在研究免疫方面的一种新的机制表明，由于急性炎症或先天免疫受损导致组织清除细菌负荷的能力受损从而引发克罗恩病。中性粒细胞通常聚集在感染或组织损伤的部位，在清除入侵的生物体和受损组织方面起关键作用，但克罗恩病的中性粒细胞在向炎症物质迁移时明显延迟。Andrew 等用

32P 标记的大肠杆菌，可以证明某些损伤可以导致克罗恩病患者组织中细菌的清除失败或延迟，在正常受试者中细菌被清除需要 10 d 左右，而克罗恩病患者需要 4 倍以上的时间。克罗恩病的肉芽肿性炎症特征也与肠组织中中性粒细胞数量不足或者无法正常消化有关。研究显示，无法将中性粒细胞聚集在克罗恩病的组织损伤区域，很可能由于它们的巨噬细胞无法分泌炎症性细胞因子，因此克罗恩病被认为是一种"低炎症"疾病，是由于对感染的无效免疫反应引起的。

（8）肠系膜改变：克罗恩病患者病变肠段常常被肠系膜脂肪包裹，可伴随肠道纤维化、血管周围炎症、血管壁增厚等组织改变。肠系膜脂肪组织分泌功能发生改变，炎性介质增加的同时抗炎基因上调，而且肠系膜细胞可结合寡聚化结构域蛋白及 Toll 样受体形成炎症调节网络，参与炎症反应。且末端回肠的血供与其他部位相比明显减少，提示肠系膜组织可能参与克罗恩病的发生。

（9）感染因素：2/3 CD 患者组织中有副结核分枝杆菌；CD 组织中可找到麻疹病毒包涵体；甲硝唑对 CD 有一定疗效。这些均提示感染在 CD 的发病中可能有一定作用。

（10）遗传因素：本病发病有明显的种族差异和家族聚集性。家族中的发病率较高，占 10%~20%，在不同种族间发病率也有明显差异，提示与遗传因素有关。

（二）临床诊断

1. 临床表现及体征

（1）肛窦炎：肛窦炎慢性期主要表现为肛门局部不适，隐痛坠胀，肛管干涩，排便不畅。急性期排便不尽感、肛内异物感、肛门灼热、疼痛、坠胀感明显，便时可加重，严重者可出现里急后重或放射到臀部、股部和会阴部，引发酸胀不适，甚或排尿不畅。且多伴有便秘，粪便常带有少许黏液，黏液在粪便前流出，有时可混有血丝；若并发肛乳头肥大，且肛乳头从肛门脱出时，可加重肛门的潮湿瘙痒。全身症状可有低热、出汗、饮食不振、失眠等。

（2）放射性直肠炎：高达 75% 的盆腔肿瘤患者放疗后可出现不同程度的消化道症状，常有腹痛、腹泻、里急后重、肛门坠痛、黏液样血便等，症状多样且缺乏特异性。

早期症状：由于神经系统对放射线的反应，早期即可出现胃肠道的症状。一般多出现在放疗开始后 1~2 周内。恶心、呕吐、腹泻、排出黏液或血样便。累及直肠者伴有里急后重。持久便血可引起缺铁性贫血，便秘少见，偶有低热。

晚期症状：急性期的症状迁延不愈或直至放疗结束 6 个月至数年后始有显著症状者，均提示病变延续，终将发展引起纤维化或狭窄。此期内的症状，早的可在放疗后半年，晚的可在 10 年后甚至 30 年后才发生，多与肠壁血管炎以及持续病变有关。便血通常是慢性放射性直肠炎患者就诊的首要原因。若小肠受放射损伤，吸收不良、部分小肠梗阻和严重腹泻会进一步导致营养不良和水、电解质紊乱以及完全性肠梗阻。

（3）溃疡性结直肠炎：溃疡性结直肠炎的病变一般局限在结肠和直肠，且发病时直肠多数被累及。研究发现当溃疡性结直肠炎病程较长时癌变危险增加，患病 25 年时癌变率达 25%~30%，30 年时为 35%，40 年时为 45%。

①消化系统表现：a. 腹泻和黏液脓血便：见于绝大多数患者。腹泻主要与炎症导致大肠黏膜对水、钠吸收障碍以及结肠运动功能失常有关，粪便中的黏液脓血则为炎症渗出、黏膜糜烂及溃疡所致。黏脓血便是本病活动期的重要表现。大便次数及便血的程度反映病情轻重，轻者每日排便 2～4 次，便血轻或无；重者每日可达 10 次以上，脓血显见，甚至大量便血。粪质亦与病情轻重有关，多数为糊状，重可至稀水样。病变限于直肠或累及乙状结肠患者，除可有便频、便血外，偶尔反有便秘，这是病变引起直肠排空功能障碍所致。b. 腹痛：轻型患者可无腹痛或仅有腹部不适。一般诉有轻度至中度腹痛，多为左下腹或下腹的阵痛，亦可涉及全腹。有疼痛—便意—便后缓解的规律，常有里急后重。若并发中毒性巨结肠或炎症波及腹膜，有持续性剧烈腹痛。c. 其他症状：可有腹胀，严重病例有食欲不振、恶心、呕吐。

②全身表现：一般出现在中、重型患者。中、重型患者活动期常有低度至中度发热，高热多提示并发症或见于急性暴发型。重症或病情持续活动可出现衰弱、消瘦、贫血、低蛋白血症、水与电解质平衡紊乱等表现。

③肠外表现：本病可伴有多种肠外表现，包括外周关节炎、结节性红斑、坏疽性脓皮病、巩膜外层炎、前葡萄膜炎、口腔复发性溃疡等，这些肠外表现在结肠炎控制或结肠切除后可以缓解或恢复；骶髂关节炎、强直性脊柱炎、原发性硬化性胆管炎及少见的淀粉样变性、急性发热性嗜中性皮肤病（Sweet syndrorne）等。

（4）克罗恩病：克罗恩病患者常表现为慢性、反复发作右下腹或脐周腹痛，腹泻、腹胀，可伴腹部肿块、肠瘘和肛门部病变，以及发热、贫血、体重下降、发育迟缓、营养不良等全身症状。长期慢性患者和暴发性患者查体表现有体质衰弱、体重下降、贫血，脐周轻压痛，常伴肠鸣音亢进，偶可有腹部或肛周边界清的包块或外瘘口。克罗恩病较溃疡性结直肠炎更多表现为肛门疾病。据报道 1098 名克罗恩病患者中约有 22% 主诉肛门不适。其中表现为肛裂的占 29%，肛瘘占 28%，肛周脓肿占 23%，同时有多种表现占 20%。

2. 检查

（1）肛窦炎

①指诊：早期可触及加深的肛隐窝，有压痛。慢性期病变的肛隐窝处，可及环形硬结，指压后可有坠胀感。

②肛门镜检：早期见病变肛隐窝充血、水肿，肛外加压后可见少许脓性分泌物。慢性期见白色纤维环，常伴有邻近肛乳头增生。

③探针探查：将球头银丝探针弯曲，从病变肛隐窝向外倒钩，常可探入肛隐窝较深的部位，并有少量脓性分泌物流出。

④腔内超声波检查：对于病情复杂，病变部位不清者，可采用双平面宽频直肠腔内探头检查，能较为准确地显示病变部位、深度。

（2）放射性肠炎

①一般检查：对患者心、脑、肝、肾功能及血液系统检查，为治疗做好准备。

②直肠指诊：放射性直肠炎的早期或损伤较轻者，指诊可无特殊发现。也可只有肛门括约肌挛和触痛。有的直肠前壁可有水肿、增厚、变硬、指套染血。有时可触及溃疡、狭窄或

瘘管，有3%严重直肠损害者形成直肠阴道瘘。

③内窥镜检查：在开始的数周内可见肠黏膜充血、水肿、颗粒样改变和脆性增加，触及易出血，直肠前壁为甚。以后有增厚、变硬及特征性的毛细血管扩张、溃疡和肠腔狭窄。溃疡可呈斑片状或钻孔样，其形成大小不等，常位于宫颈水平面的直肠前壁。直肠的狭窄多位于肛缘上方 8~12 cm 处。有些结肠病变酷似溃疡性结肠炎。增厚变硬的黏膜和环状狭窄的肠段或边缘坚硬的钻孔样溃疡，如周围行细血管扩张不显，均可被误为癌肿。作组织活检可有助诊断，但慎防穿破。

④X 线检查：肠道钡剂检查有助于病损范围与性质的确定。但征象无特异性。钡剂灌肠示结肠黏膜呈细小的锯齿样边缘，皱襞不规则，肠壁僵硬或痉挛。有时可见肠段狭窄、溃疡和瘘管形成。少数溃疡边缘的黏膜可隆起，其 X 线征酷似癌肿，其鉴别点是病变段与正常肠段间逐渐移行而无截然的分界线，与癌肿不同。乙状结肠位置较低并折叠成角。应从不同角度摄片对鉴别病变性质有重要意义。

（3）溃疡性结肠炎

①全身检查：观察患者生命体征、营养状态、外周关节皮肤、眼部、口腔等部位。

②专科检查：轻、中型患者仅有左下腹轻压痛，有时可触及痉挛的降结肠或乙状结肠。重型和暴发型患者常有明显压痛和鼓肠。若有腹肌紧张、反跳痛、肠鸣音减弱应注意中毒性巨结肠、肠穿孔等并发症。

③血液检查：血红蛋白在轻型病例多正常或轻度下降，中、重型病例有轻或中度下降，甚至重度下降。白细胞计数在活动期可有增高。血沉加快和 C - 反应蛋白增高是活动期的标志。严重病例人血白蛋白下降。

④粪便检查：粪便常规检查肉眼观常有黏液脓血，显微镜检见红细胞和脓细胞，急性发作期可见巨噬细胞。粪便病原学检查的目的是要排除感染性结肠炎，是本病诊断的一个重要步骤，需反复多次进行（至少连续 3 次），检查内容包括：常规致病菌培养，排除痢疾杆菌和沙门菌等感染，可根据情况选择特殊细菌培养以排除空肠弯曲菌、艰难梭菌、耶尔森菌、真菌等感染；取新鲜粪便，注意保温，找溶组织阿米巴滋养体及包囊；有血吸虫疫水接触史者作粪便集卵和孵化以排除血吸虫病。

⑤结肠镜检查：结肠镜检查并活检是 UC 诊断的主要依据。结肠镜下 UC 病变多从直肠开始，呈连续性、弥漫性分布，表现为：黏膜血管纹理模糊、紊乱或消失，黏膜充血、水肿、质脆、自发或接触出血和脓性分泌物附着，亦常见黏膜粗糙、呈细颗粒状；病变明显处可见弥漫性、多发性糜烂或溃疡；可见结肠袋变浅、变钝或消失以及假息肉、桥黏膜等。

⑥黏膜活检组织学检查：建议多段多点活检。镜下可见隐窝分叉、隐窝结构变形、隐窝萎缩、脓肿、上皮异常和黏膜及黏膜下炎性反应表现等，固有层炎性反应细胞增多、基底部浆细胞增多、淋巴细胞增多，固有层嗜酸性粒细胞增多。

⑦其他检查：结肠镜检查可以取代钡剂灌肠检查。无条件行结肠镜检查的单位可行钡剂灌肠检查。检查所见的主要改变为：黏膜粗乱和（或）颗粒样改变；肠管边缘呈锯齿状或毛刺样，肠壁有多发性小充盈缺损；肠管短缩，袋囊消失呈铅管样。结肠镜检查遇肠腔狭窄镜端无法通过时，可应用钡剂灌肠检查、CT 或 MRI 结肠显像显示结肠镜检查未及部位。

（4）克罗恩病

①实验室检查：贫血常见且常与疾病严重程度平行；活动期血沉加快、C反应蛋白升高；周围血白细胞轻度增高见于活动期，但明显增高常提示合并感染。粪便隐血试验常呈阳性。人血白蛋白常有降低。

②影像学检查：小肠病变作胃肠钡剂造影，结肠病变作钡剂灌肠检查。X线表现为肠道炎性病变，可见黏膜皱襞粗乱、纵行性溃疡或裂沟、鹅卵石征、假息肉、多发性狭窄或肠壁僵硬、瘘管形成等X线征象，病变呈节段性分布。由于肠壁增厚，可见填充钡剂的肠袢分离。腹部超声、CT、MRI可显示肠壁增厚、腹腔或盆腔脓肿、包块等。

③结肠镜检查：克罗恩病可发生于消化道的任何部分，但直肠常不会被侵及，典型肠镜表现包括：病变呈节段性分布，表现为纵行，表面覆盖有厚的白苔，重的表现为裂隙样。溃疡跳跃性出现，溃疡间的黏膜正常。肠腔可以出现多处狭窄，有时肠镜难以通过。由于炎症迁延不愈，可以形成很多的炎性息肉，表现为鹅卵石样外观。

④X线检查：可观察全胃肠道，显示肠壁及肠壁外病变，故可与结肠镜互补，特别是在小肠病变的性质、部位和范围的确定上仍然是目前最为常用的方法。

⑤活组织检查：对诊断和鉴别诊断有重要价值。本病的典型病理组织学改变是非干酪性肉芽肿，还可见裂隙状溃疡、固有膜底部和黏膜下层淋巴细胞聚集、黏膜下层增宽、淋巴管扩张及神经节炎等。

3. 病理诊断

（1）肛窦炎：早期为肛隐窝局部水肿、充血、少量脓性分泌物，反复持续地发病后，可导致肛隐窝边缘纤维变，甚至引起临近的肛乳头增生，分泌物增多或减少。

（2）放射性肠炎：急性期主要为黏膜损害，可见黏膜水肿、血管通透性增加；黏膜表面糜烂、上皮细胞凋亡；固有层内急、慢性炎性细胞浸润。慢性期一般累及肠壁全层，可见黏膜萎缩、肉芽组织增生；隐窝大小、形态不规则，排列紊乱；闭塞性动脉内膜炎；黏膜下层间质纤维化。

（3）溃疡性结肠炎：活动期：①固有膜内弥漫性急慢性炎症细胞浸润，包括中性粒细胞、淋巴细胞、浆细胞和嗜酸性粒细胞等，尤其是上皮细胞间中性粒细胞浸润及隐窝炎，乃至形成隐窝脓肿。②隐窝结构改变：隐窝大小、形态不规则，排列紊乱，杯状细胞减少等。③可见黏膜表面糜烂，浅溃疡形成和肉芽组织增生。缓解期：①黏膜糜烂或溃疡愈合。②固有膜内中性粒细胞浸润减少或消失，慢性炎症细胞浸润减少。③隐窝结构改变：隐窝结构改变可加重，如隐窝减少、萎缩，可见潘氏细胞化生（结肠脾曲以远）。

（4）克罗恩病：病理表现为肉芽肿性炎症病变，合并纤维化与溃疡，贯穿肠壁各层的增殖性炎性病变，并侵犯肠系膜和局部淋巴结。黏膜典型病变可见：①溃疡，早期为浅小溃疡，后成纵形的溃疡，深入肠壁的纵行溃疡形成较为典型的裂隙，沿肠系膜侧分布。②卵石状结节，由于黏膜下层水肿和细胞浸润形成的小岛突起，加上溃疡愈合后纤维化和瘢痕的收缩，使黏膜表面似卵石状。③肉芽肿，多见于黏膜下层。但肠壁各层以及肠系膜局部淋巴结，甚至肝脏、骨骼和肌肉均可出现。④瘘管和脓肿，肠壁的裂沟实质上是贯穿性溃疡，使肠管与肠管，肠管与脏器或组织之间发生粘连和脓肿，并形成内瘘管。

4. 鉴别诊断

（1）直肠息肉：肛隐窝炎可伴有肛乳头增生，与直肠低位的息肉相似。增生的肛乳头质地坚韧，头呈三角形，赘生于齿线处，不易出血；直肠息肉颜色鲜红，质地柔软，头呈圆形，易出血。

（2）急性阑尾炎：一般腹泻少见，右下腹痛比较严重，压痛及肌紧张更明显。发病急，病程短，有发热，血白细胞增加。当可疑急性阑尾炎，病情重且持续时，应剖腹探查，以免阑尾坏死或穿孔造成更严重后果。CT 检查有助于鉴别诊断。

（3）缺血性肠炎：多发生于年长者或口避孕药妇女，病变多位于血供较差的结肠左曲、降结肠和乙状结肠。临床表现为突发腹痛和便血，结肠镜检查可见病变肠段黏膜的充血水肿、糜烂及出血，多为一过性，少数可遗留肠管狭窄。

（4）肠结核：患者常有肺结核病史，无腹部照射史，全身中毒症状较放射性肠炎明显，病变好发于肠道回盲部，结核菌素试验（PPD 试验）可呈强阳性。

（5）阿米巴性肠病：患者以 20～40 岁的青壮年居多。急性期表现为下腹痛、腹泻、排黏液血便及发热等中毒症状，典型患者可排"果酱样"大便。通过粪便或活组织检查的方法查找阿米巴原虫。病变主要分布于盲肠及升结肠，其次为乙状结肠和直肠。

（6）直肠溃疡型肿瘤：部分患者为既往直肠癌复发或肠外肿瘤浸润至直肠形成溃疡，还有小部分患者为长期放射性直肠溃疡恶变。患者短期内进展较快的肠腔狭窄、大便变细、便秘甚至肠梗阻，同时伴有体重下降、血便及下腹痛。局部组织活检病理学检查有助于鉴别（表 6-2）。

表 6-2　非特异性结直肠炎鉴别诊断

临床表现	溃疡性结直肠炎	克罗恩病
病程	恶化与缓解	潜伏
出血	经常	不常见
腹痛	不常见	常见
肛周疾病	罕见	高达 40%
瘘管	从不	偶尔
腹部包块	从不	偶尔
癌肿	相关性高	相关性较低
肠外表现	少见	少见
放射学及内镜分布	从直肠往近端呈连续性分布，呈一致分布	跳跃性分布，不对称
直肠	直肠常常被累及	直肠很少被累及
狭窄	少见	常见
黏膜	接触性出血、颗粒状、表浅溃疡	纵行溃疡、肛裂、鹅卵石

续表

临床表现	溃疡性结直肠炎	克罗恩病
假性息肉样改变	有	无
显微镜范围	黏膜及黏膜下层	透壁性
肉芽肿	无	常见
发育不良	有	有
淋巴结	增生活跃	有肉芽肿
腺管脓肿	有	有
黏液分泌	减少	增加

（三）非手术治疗

1. 肛窦炎：改善生活方式尤其重要，一般治疗包括：多食新鲜蔬菜、水果及膳食纤维丰富的食物，避免辛辣刺激性食物。保持大便通畅，养成每日定时排便习惯，避免便秘或腹泻。抗菌药可选用甲硝唑、左氧氟沙星、青霉素等，便后可温水或黄柏洗液等坐浴后塞入痔疮栓、甲硝唑栓等。对于合并有失眠者可使用镇静剂，如鲁米那、安定。对疼痛明显者，可用吲哚美辛、布洛芬、双氯芬酸等。

2. 放射性肠炎

（1）一般治疗：调整饮食结构，多进食易消化少渣饮食，忌食辛辣刺激食物，减少对肠黏膜刺激，劳逸结合，注意休息，调畅情志。研究表明低纤维素、低脂、高热量及高蛋白饮食有助于缓解症状，为机体提供必要的能量。

（2）口服药物治疗

①抗炎类药物：临床上常见的用于治疗放射性肠炎的抗炎类药物包括非甾体类消炎药及类固醇类药物。给药途径包括口服和保留灌肠。Kilic 等的一项随机双盲对照临床试验发现，盆腔肿瘤患者放疗期间口服柳氮磺胺砒啶（2 g，1 次/天），其腹泻发生率（55% ：86%）及严重程度均低于安慰剂对照组（腹泻≥2 级；27% ：49%）。Jahraus 等发现，前列腺癌患者在盆腔放疗期间从放疗前 5 d 至放疗后 2 周每天服用巴柳氮 2.25 g，其 ARP 症状发生率比服用安慰剂组更低（35.3% ：74.1%）。

②抗菌药：放疗损伤肠道黏膜屏障可能导致肠道菌群易位、菌群种类比例失调及肠道菌异常增殖，这些改变可能与放射性肠炎患者腹胀、腹泻等症状有关，如果怀疑细菌过度增殖，尝试给予 7 ~ 10 d 的抗菌药治疗，往往可以缓解患者腹胀、腹泻等症状。Cavcić等发现，慢性放射性直肠炎患者在口服美沙拉嗪（1 g，3 次/天）及倍他米松灌肠（1 次/天）外，加入甲硝唑口服（400 mg，3 次/天），可提高便血与腹泻的缓解率及内镜下黏膜水肿和溃疡缓解率。Sahakitrungruang 等发现，出血性 CRP 患者行灌肠（自来水灌肠 1 L/d）＋口服抗生素（环丙沙星 500 mg，2 次/天 ＋甲硝唑 500 mg，3 次/天）治疗，除能改善便血及便频症状

外，其腹泻、便急、里急后重症状亦可得到缓解。

③益生菌：放疗可破坏肠腔内部正常的微生态结构，导致肠道菌群失调。益生菌可维持肠道菌群平衡，恢复肠腔正常 pH 值，缓解腹泻等症状。临床上常用的益生菌包括乳杆菌、双歧杆菌、肠球菌及乳酸菌。现有的临床研究显示，使用益生菌能够显著降低患者放疗期间腹泻的发生风险，至于益生菌能否对放射性肠病的其他常见症状如便血、肛门疼痛、里急后重及其他严重并发症也起到治疗作用，目前还缺乏相应的临床证据支持。

④抗氧化剂：电离辐射可诱导大量氧自由基的产生，继而引起后续的细胞损伤。因此，能够清除氧自由基的抗氧化剂如维生素 A、维生素 C、维生素 E 以及己酮可可碱等也被用于 CRP 的治疗。Denekamp 等将 19 例 CRP 患者随机分配到维生素 A 治疗组（10000 IU，持续 90 d）及安慰剂组，结果发现，维生素 A 治疗组症状缓解率更高。推荐抗氧化剂治疗 CRP。

⑤止泻药：腹泻是 RP 的主要临床表现，止泻药物在放射治疗引起的腹泻中发挥着重要作用。咯哌叮胺（易蒙停）作为一种外周鸦片受体激动剂，可以明显降低肠道蠕动的频率，减缓肠道运输速度，提高胆盐吸收率，有效控制腹泻。推荐咯哌叮胺治疗放射性肠炎的腹泻症状。

⑥生长抑素：对咯哌丁胺治疗无效的难治性盆腔放疗相关腹泻，皮下注射生长抑素类药物奥曲肽（>100 μg，2 次/天）可能会起到更好的治疗效果。此外，生长抑素对放射性肠炎引起的出血、肠瘘、腹泻、肠梗阻亦有较好的效果。同时，奥曲肽能降低放射对组织的破坏和引起的小肠炎症。

（3）局部保留灌肠

①硫糖铝：硫糖铝作为常用的肠黏膜保护剂，被广泛用于治疗放射性肠炎。硫糖铝在胃酸的作用下能解离为氢氧化铝和硫酸蔗糖离子，后者可聚合成一种黏着性糊剂，与溃疡面上带阳性电荷的蛋白质或坏死组织相结合，形成保护膜。同时可刺激局部前列腺素的合成和释放，改善溃疡局部血流，达到保护黏膜和促进溃疡愈合的作用。Kochhar 等针对 RP 进行了一项研究，试验组为硫糖铝灌肠（2 g）+ 口服安慰剂，对照组为强的松灌肠（20 mg）+ 口服磺胺类药物（500 mg，3 次/天），连续治疗 8 周，结果显示，硫糖铝较激素联合非甾体类抗炎药有更高的便血缓解率。

②类固醇激素：尽管应用类固醇激素治疗 RP 已有多年历史，Kochhar 等开展的 RCT 研究发现，口服硫糖铝联合泼尼松龙灌肠，治疗 4 周后便血明显缓解，内镜下病变愈合。

③甲硝唑：放射性肠炎的发病被认为与肠道内厌氧菌密切相关。因此，放射性肠炎患者有望从抑制厌氧菌的甲硝唑中获益。有研究发现，甲硝唑能进一步减轻出血和腹泻症状；同时，内镜下发现黏膜水肿和溃疡得到更好的缓解。

④复方灌肠制剂：Yuan 等回顾性报道了以铝镁加混悬液（黏膜保护剂）为基础，联合凝血酶、甲硝唑和表皮生长因子的复发灌肠制剂，对轻中度便血的短期有效率高达 90%，长期有效率为 69%。

（4）甲醛溶液局部治疗：甲醛局部灌注以前主要于治疗顽固性出血性膀胱炎，近年来陆续有大量地研究证实了甲醛局部治疗出血性慢性放射性肠炎症状改善明显。甲醛主要通过蛋白质凝固作用，在病变直肠黏膜层新生血管内形成血栓从而起到局部止血作用，其作用表浅，不超过黏膜层，同时其价格低廉、可操作性强、效果不满意可反复治疗。文献报道，甲醛使用浓度包括 3.6%、4% 及 10%，给药方法包括甲醛保留灌肠、纱块浸润、局部灌注等。Seow-Choen 等采用 4% 甲醛对 8 例出血性 CRP 患者进行保留灌肠 20 min，然后用生理盐水灌肠排出溶液，7 例患者经过 1 次治疗出血停止，另 1 例经过 2 次治疗出血停止，有效率达 87.5%。Haas 等用蘸有 10% 甲醛的纱布局部敷于直肠创面，治疗 100 例患者，经过平均 3.5 次的治疗，93% 的患者出血停止，其并发症发生率 1.1%（肛门疼痛）。使用甲醛溶液时，应避免甲醛流到升结肠和横结肠导致严重的结肠炎。故灌肠时可采用截石位或左侧卧位。

（5）高压氧仓治疗：可改善 RP 血管内皮损伤导致的组织缺血、缺氧以及微循环障碍，提高血氧分压和血氧含量，加速溃疡愈合，促进组织修复。同时，高压氧治疗具有良好的耐受性，极低的不良反应，对各种顽固性 CRP 是一种有效的治疗手段，但昂贵的费用也在一定程度上限制了其广泛的应用。

3. 溃疡性结直肠炎

（1）活动期

①轻度：氨基水杨酸制剂是治疗轻度溃疡性结肠炎的主要药物，如柳氮磺吡啶和不同类型的 5 - 氨基水杨酸制剂。两者疗效相似，但柳氮磺吡啶的不良反应较 5 - 氨基水杨酸制剂多见。新型氨基水杨酸制剂如美沙拉嗪，疗效显著，可替代柳氮磺吡啶。

②中度：中度溃疡性结肠炎的主要药物仍然是氨基水杨酸制剂。氨基水杨酸制剂疗效不佳，尤其是病变广泛者，应及时应用口服全身作用激素，按泼尼松 0.75 ~ 1 mg/（kg·d）给药。激素治疗无效或激素依赖者可使用硫嘌呤类免疫抑制剂，如硫唑嘌呤和 6 - 硫基嘌呤。当以上药物无效或不能耐受者，可选用生物制剂，如英夫利西单克隆抗体、阿达木单抗。陈白莉等通过一项双盲、随机、安慰剂对照研究，将符合纳入标准的中重度溃疡性结肠炎患者随机分为英夫利西单抗组和安慰剂组，分别接受静脉注射 5 mg/kg 英夫利西单抗治疗或安慰剂治疗，疗程为 26 周。结果发现第 8 周英夫利西单抗组的临床应答率和黏膜愈合率更高，第 26 周的临床缓解率更高，且研究期间无严重不良事件发生。证实 5 mg/kg 英夫利西单抗对中重度溃疡性结肠炎的治疗是安全有效的。

③重度：重度溃疡性结肠炎病情进展快，可出现中毒性巨结肠，处理不当会危及生命，应住院积极治疗。a. 一般治疗：需注意补液，维持电解质、酸碱平衡。b. 静脉使用糖皮质激素是首选治疗。可选用甲泼尼龙每天 40 ~ 60 mg，或氢化泼尼松每天 300 ~ 400 mg，剂量太小易导致疗效差，但剂量太大也对增加疗效没有任何好处。治疗方案的更换：足量激素静脉治疗 3 d 后仍不显效者，应更换药物治疗，更换药物后 4 ~ 7 d 仍无效者，应及时手术治疗。c. 预防和治疗血栓：文献显示重度溃疡性结肠炎活动期时，血栓形成风险增加，因此建议预防性使用低分子肝素降低风险。d. 合并机会性感染：对于重度溃疡性结肠炎患者，尤其是激素无效时要警惕机会性感染，一旦发生，应积极治疗。

（2）缓解期：除了轻度初发患者、很少复发且复发为轻度患者以外，都应接受维持治疗。不能使用激素作为维持治疗用药，可选用氨基水杨酸制剂、硫嘌呤类药物、英夫利西单克隆抗体作为缓解期维持治疗用药。氨基水杨酸制剂的疗程为一般为 3 ~ 5 年，病情重者甚至需要更长时间，对硫嘌呤类药物、英夫利西单克隆抗体的疗程尚未达成共识。

4. 克罗恩病

（1）活动期

主要包括包括氨基水杨酸（acetylsalicylic acid，ASA）、免疫抑制剂、糖皮质激素（glucocorticoid，GCS）、生物制剂和肠道菌群抑制剂等。

①ASA：包括美沙拉嗪、巴沙拉嗪等是轻度活动期克罗恩病首选药物，适用于回肠型和结肠型，也应用于 ASA 缓解后的缓解期治疗和预防术后复发。

②GCS：包括氢化可的松、布地奈德等是中度活动期克罗恩病最常用的治疗药物，研究表明布地奈德对于回肠末端和回盲部克罗恩病病变疗效优于美沙拉嗪。因 GCS 往往长期使用，除常见的代谢性不良反应外，GCS 还可以刺激胃酸和胃蛋白酶的分泌，同时减少胃黏液的保护作用和增强迷走神经从而导致溃疡，因此质子泵抑制剂可改善长期应用 GCS 的消化道不良反应。

③免疫抑制剂：包括硫唑嘌呤、6 - 巯基嘌呤、甲氨蝶呤等常用于术后缓解及预防复发治疗以及激素依赖或激素抵抗型治疗，而免疫抑制剂应用不能降低总手术率或并发症的发生，且这类药物具有肾毒性、影响肝功能和增加病毒感染的效果，需要进行常规毒性检测。

④微生物制剂：因肠道菌群失调与疾病密切关联，故微生物制剂可改善病情。酪酸梭菌制剂能够促进肠道益生菌增殖并抑制致病菌的繁殖，改善微循环利于患者病情缓解。

⑤生物制剂：抗肿瘤坏死因子是最常用的生物制剂，TNF-α 可聚集中性粒细胞、淋巴细胞和单核巨噬细胞，促进细胞活化和释放其他炎症因子，从而扩大炎症反应并促进细胞死亡和组织纤维增生。临床上应用的抗肿瘤坏死因子药品主要包括英夫利昔单抗、阿达木单抗和妥珠单抗。高达 30% 患者在治疗后没有临床效果，30%~40% 的患者在治疗一年后失去临床反应，这些治疗结果可能涉及药物代谢动力学和抗药物抗体等问题，但主要原因为许多炎症是非肿瘤坏死因子所驱动的。

⑥抗菌药物：某些抗菌药物如硝基咪唑类、喹诺酮类药物应用于本病有一定疗效。甲硝唑对肛周病变、环丙沙星对瘘有效。但上述药物长期应用不良反应多，故临床上一般与其他药物联合短期应用，以增强疗效。

（2）缓解期：用氨基水杨酸制剂或糖皮质激素取得缓解者，可用氨基水杨酸制剂维持缓解，剂量与诱导缓解的剂量相同。因糖皮质激素无效/依赖而加用硫硫唑嘌呤或巯嘌呤取得缓解者，继续以相同剂量硫硫唑嘌呤或巯嘌呤维持缓解。使用英夫利昔单抗取得缓解者推荐继续定期使用以维持缓解。维持缓解治疗用药时间可至 3 年以上。

（四）手术治疗

1. 肛窦炎：肛窦炎一般首选保守治疗，对各种保守方法治疗无效者，肛窦炎已成脓肿、伴有肛乳头肥大或肛窦深而引流不畅的患者，可行肛窦切开引流术。若发现瘘管，可行肛窦切开挂线术。

（1）肛隐窝切开引流术

适应证：单纯肛隐窝炎或已成脓者，或有隐性瘘管者。

操作方法：患者取侧卧位或截石位，肛门及直肠下段常规消毒，局部麻醉后，在肛门镜下用探针倒挂入肛隐窝内，沿探针切开肛隐窝，延长切口至内括约肌外缘，修剪切口两侧组织，使切口呈 V 形，加压包扎。

（2）肛隐窝切除术

适应证：肛隐窝炎伴肛乳头增生者。

操作方法：患者取侧卧位或截石位，肛门及直肠下段常规消毒，局部麻醉后，在肛门镜下用探针倒挂入肛隐窝内，沿探针切开肛隐窝，延长切口至内括约肌外缘，修剪切口两侧组织，使切口呈 V 形至齿线处，结扎双侧黏膜，并将增生的肛乳头一并结扎，加压包扎。

2. 放射性肠炎：手术治疗的适应证及基本原则：目前认为，约 1/3 的慢性放射性直肠炎患者需要手术治疗。手术的适应证包括：合并肠梗阻、肠穿孔、肠瘘、肠道大出血等严重并发症或反复保守治疗无效的顽固症状如直肠出血、肛门疼痛等。手术原则应是以解决临床症状为首要目标，选择合理的手术方法，最大限度地降低手术病死率及并发症，改善预后及长期生活质量。

手术方案：手术方式包括急诊手术和择期手术。放疗导致的急性肠穿孔、消化道大出血、绞窄性肠梗阻需急诊手术。择期手术方式包括：①粪便转流：结肠造口或小肠造口。②病变肠管切除吻合：Dixon 式、Park 式、Bacon 式等。③瘘口修补：单纯修补、带蒂皮瓣修补、生物材料修补等。

（1）粪便转流：保守治疗无效的中重度便血的放射性肠炎患者，或者出现严重并发症，如瘘、深溃疡或穿孔、狭窄、顽固性肛周疼痛等情况时，手术干预是主要治疗方法。外科治疗包括直肠病变切除和转流性造口，而病变切除在学术界争议较大，比单纯造口并发症多，由于是利用同样受放射损伤的近端肠管做吻合，缺少血供并且营养较差，容易导致难以愈合和出现吻合口漏。转流性造口是治疗 CRP 便血的一种简单、有效、安全的方式，因减少了粪便对病变直肠的刺激，炎症消退后便血迅速得到缓解，贫血、营养状态及生活质量也得以极大改善。转流造口对 CRP 便血治疗往往立竿见影，造口半年后便血基本缓解，1 年后便血完全缓解率高达 90%～100%。造口转流患者病情稳定后可关瘘，关瘘目前尚无统一标准。造口 9 个月后开始评估，一般认为，当便血症状缓解、内镜下直肠黏膜充血红肿消退、肛门直肠功能良好、无 CRP 严重并发症如 >1 cm² 的溃疡或狭窄等以及排除肿瘤后，可予以关瘘，成功关瘘率为 38%～43%。

（2）病变肠管切除：直肠阴道瘘和直肠尿道瘘是放疗的严重并发症，报道较多的手术方式是清除感染及坏死组织、游离皮瓣对直肠前壁进行重建、加强。为了增加吻合部位的血供、提高修复的成功率，多采用带蒂皮瓣，如股薄肌皮瓣、Martius 皮瓣（大阴唇皮瓣及皮下脂肪垫）。Aartsen 等认为，重建手术只适合一般情况良好的病例；在局部修补中，股薄肌可能比 Martius 皮瓣更合适，因为前者的血供更好。Graham 等对 18 例放射性直肠阴道瘘患者行股薄肌瓣修复术，结果 15 例成功，3 例失败，其中 1 例失败者采用对侧股薄肌再次手术并取得成功。

单纯粪便转流后，已有严重放射性损伤的直肠仍然可能产生多种不适，常见的是阴道流液（脓）、肛门疼痛和肛门坠胀感。对这些患者及少数顽固出血患者，直肠切除术可能是唯一的选择。Browning 等采用结肠—肛管直肠肌袖内吻合术治愈了 5 例顽固性出血性直肠炎患者。研究发现，采用病变肠管切除＋拖出式结肠肛管吻合术可以有效改善疼痛、里急后重、阴道排液等症状，能明显提高患者的生活质量。手术的缺点包括：如果保留直肠肌袖，残留的直肠肌肉管的纤维化收缩可能继续加重，导致吻合口进行性狭窄；吻合口漏、伤口感染率高；肛门排粪功能差。

当放射性肠炎患者出现以下情况可考虑切除病变肠管：①直肠坏死感染导致的顽固的难以忍受的直肠肛门疼痛症状。②经造口转流及保守治疗后仍难以控制的重度直肠出血。③放射性直肠瘘、直肠阴道瘘、直肠尿道瘘、直肠膀胱瘘等。鉴于放疗后盆底组织血供差、愈合率低，行直肠切除术手术在技术上可能非常成功，但仍然可能发生长期并发症如复发、狭窄、排粪失禁等，影响患者生活质量。因此，是否采用这种治疗方式需要个体化分析，并且充分与患者及家属沟通。

3. 溃疡性结直肠炎：与克罗恩病不同，溃疡性结肠炎可以通过手术治愈，因其表现基本上局限于结肠和直肠。外科手术的主要适应证为内科治疗失败或反复发作的患者，以及存在明显癌变风险的患者。穿孔、出血、中毒性巨结肠为患者急诊手术适应证。

（1）全结肠切除、回肠造口术或 Kock 袋：在明确没有直肠恶变的情况下，可施行此术式。这种手术不必解剖直肠盆底部分，可以有效地保护盆腔神经，降低损伤的风险，不会导致排尿或性功能障碍。若存在不典型增生或癌症的情况，是直肠切除的指征。该手术病死率较低，且术后并发症较少，但是患者术后终生佩戴造口袋，对患者的生活质量有较大的影响。

（2）结肠切除回肠直肠吻合术：该手术的先决条件为直肠黏膜未发现异常。符合要求的患者相对较少。优点是避免了造口，减少盆底神经的损伤，无排尿与性功能障碍隐患，并发症发生率低，排便功能保留较好和生活质量较高，且不会对生育功能造成影响。残留的直肠在术后可能复发和癌变，复发率与癌变率较高。术后 9 年癌变风险为 8%。此外，行次术式的患者应接受 5 - 氨基水杨酸制剂治疗，每年应行内镜检查和活检。

（3）全结肠切除加近端直肠切除、回肠肛管吻合术：该术式现在是溃疡性结肠炎最常见的择期手术方式。先决条件是患者需有良好的肛门括约肌功能。该手术切除全部的病变直肠黏膜，复发率与恶变率较低，且不需永久性腹壁造口，可保留较好的贮便功能与性功能，贮袋的贮粪功能可减少排便次数，是近年来临床选择最多的术式。但是此手术对外科医生的要求较高，需熟练掌握盆底解剖，否则容易造成损伤，目前回肠贮袋的重建方式分为 J 型（较为常用），还有 W 和 H 型。

（4）微创技术：有研究比较开放和腹腔镜治疗溃疡性结肠炎的预后及并发症，发现腹腔镜手术患者肠功能恢复快（首次肛门排气、流质饮食耐受），术中出血少，切口疝形成较少。但住院、麻醉要求和程序的长度是相似的；两组术后并发症（死亡率、肠梗阻、小肠梗阻）也相似。

（5）急诊手术：急诊手术的选择多为回肠造瘘及结直肠切除，对于经常依赖激素及营养不良患者依然能够耐受。在结扎血管时，重要的是保留回结肠动脉，为二次手术创造条件。如果乙状结肠需切除，需要保留远端乙状结肠动脉。可常规切除大网膜，以减少粘连性肠梗阻的风险。严重的术后并发症是腹部或盆腔脓毒血症，后者尤其易发生直肠残端漏。有报告表明急诊腹腔镜结肠切除术可缩短住院时间、减少并发症和出血。但是中毒性巨结肠、穿孔为腹腔镜手术禁忌证。

4. 克罗恩病：不论何种手术方式和多大的手术范围，外科手术治疗克罗恩病主要是姑息性的，不是治愈性的。因此，手术主要针对肠梗阻、穿孔及出血等并发症，旨在提高患者的生活质量，手术方式常比较灵活。对于病变累及结肠和直肠的病例，结直肠切除，回肠造口被认为是最理想的手术。由于克罗恩病大部分患者机体处于消耗状态，多存在营养不良、营养受损、贫血、低蛋白血症等合并症，部分患者还存在肠管扩张、腹腔感染及电解质紊乱等，从外科角度来看，属于术后发生并发症的高危人群，且这部分患者多接受激素、生物制剂等治疗，药物本身对手术的影响亦不能忽视。因而，手术指征及时机的把握、围手术期管理对于提高手术效果及减少住院天数尤其重要。临床实践已经证实 ERAS 方案，能够显著缩短术后住院时间。积极的态度、及时的处理是解决克罗恩病术后并发症的重要策略。例如手术吻合口出血、术后肠麻痹等，应以积极的保守治疗为主；而术后吻合口漏等并发症则应在合理评估后再考虑是否需要二次手术，拖延治疗常导致并发症放大、产生级联反应等。术后规范用药、密切监测吻合口是预防或延迟疾病再发的重要手段，指导患者进行术后自我管理是外科医师的重要职责。

手术适应证主要包括：①肠狭窄、肠梗阻。②腹腔脓肿及炎性包块。③下消化道大出血。④疑有癌变。⑤腹壁肠瘘或肠内瘘。⑥急性腹痛诊断不明时应行探查手术。⑦复发。⑧积极内科治疗无效者。⑨反复发作症状严重，影响生活和生长发育者。⑩肛门部有病变。

（1）针对肠梗阻：主要手术方式有 3 种。

①病变肠段切除术：传统观点认为切除范围应包括近侧正常肠管 5～15 cm，因术后吻合口瘘和复发多在近端肠管，20 世纪 90 年代后很少有人坚持扩大切除的观点。Fazio 等建议根据肉眼下病变范围切除肠管。如结肠病变呈多发性而直肠病变轻微，可选择结肠全切除、回肠直肠吻合术，但保留直肠的复发率高于结直肠切除术。所以直肠严重受累或肛周病变明显者，宜行全结肠直肠切除、回肠造口术。如果仅局限于直肠或肛门，可行经腹会阴直肠肛管切除、结肠永久性造口术。

②病变肠段旷置转流术：如因粘连或炎症（除有困难时）可将病变肠段旷置、行捷径转流术。为防止盲祥综合征，切断梗阻近端正常肠管后，断端与结肠端侧吻合，再将远侧断端缝闭。以根据患者情况，再决定是否做Ⅱ期手术。

③病变肠段狭窄成形术：狭窄成形术有两种主要术式：一种为 Heineke-Mikutltz 手术，即沿纵轴切开后横向缝合，主要用于较短的狭窄；另一种为 Finney 术，即纵向切开后作长的侧—侧吻合式缝合，适用于较长的狭窄。

（2）腹腔脓肿及炎性肿块：继发于 CD 的脓肿多可经皮穿刺置管引流治疗。对脓肿较大、中毒症状明显者，可在短路手术的同时行脓肿引流。

（3）肠瘘：约 1/3 的 CD 手术中可见到肠瘘。多数情况下，只剪除瘘口周围发硬组织，单纯缝合即可。对少数腹腔感染严重和（或）营养状况较差者，宜先将近端肠管造口，待情况改善后再行Ⅱ期手术。

（4）出血：需要反复输血的肠道出血占 2%～3%。可在出血时行选择性肠系膜血管插管造影，以明确出血部位，用药物灌注或栓塞治疗多能止血。无效时应急诊手术切除出血病变肠段，行肠吻合术。

三、中医辨证论治

（一）《中医病证诊断及疗效标准》

脏毒尚未纳入《中医病证诊断及疗效标准》，可参考 2017 版中华人民共和国中医药行业标准《中医病证诊断疗效标准》以及《溃疡性结肠炎中医诊疗专家共识意见（2017）》。

1. 诊断依据：以腹痛、腹泻、黏液脓血便、里急后重为主要临床表现，因其所处缓解期或发作期而具有不同的临床表现，且本病具有病程长、易复发的特点。西医诊断 UC 的诊断应在建立在临床表现、特征性的内镜和病理组织学改变及排除感染性肠病的基础上。根据症状、体征及实验室检查明确临床类型、病变范围、疾病活动性及严重程度、有无肠外表现和并发症，以指导临床制定合理的治疗方法。

典型的临床表现为黏液脓血便或血性腹泻、里急后重，可伴有腹痛、乏力、食欲减退、发热等全身症状，病程多在 6 周以上。内镜下特征性表现为持续性、融合性的结肠炎性反应和直肠受累，黏膜血管纹理模糊、紊乱或消失，严重者可见黏膜质脆、自发性出血和溃疡形成。病理可见结构改变（隐窝分叉、隐窝结构变形、隐窝萎缩和表面不规则）、上皮异常（黏蛋白耗竭和潘氏细胞化生）和炎性反应表现（固有层炎性反应细胞增多、基底部浆细胞增多、淋巴细胞增多，固有层嗜酸性粒细胞增多）。同时需排除细菌感染性肠炎、阿米巴肠病、肠道血吸虫病、肠结核、真菌性肠炎、人类免疫缺陷病毒感染、缺血性肠病、嗜酸粒细胞性肠炎、白塞病等疾病。

UC 的临床类型分为初发型和慢性复发型。病变范围采用蒙特利尔（Montreal）分类法，病变仅累及直肠，未达乙状结肠者为直肠型；累及脾曲以远结肠者为左半结肠型；累及脾曲以近乃至全结肠为广泛结肠型。按疾病活动性分为活动期和缓解期。活动期临床严重程度分级采用改良的 Truelove 和 Witts 标准进行评估，血便次数每日 ≥6 次，且脉搏 >90 次/分钟，或体温 >37.8 ℃，或血红蛋白 <10.5 g/dL，或血沉 >30 mm/h，或 CRP >30 mg/L 为重度；血便次数每日 <4 次，脉搏 <90 次/分钟，体温 <37.5 ℃，血红蛋白 >11.5 g/dL，血沉 <20 mm/h，或 CRP 正常为轻度；介于轻、重度之间者为中度。肠外表现包括皮肤黏膜表现、关节损害、眼部病变、肝胆疾病、血栓栓塞性疾病等，并发症包括了中毒性巨结肠、肠穿孔、下消化道大出血、上皮内瘤变和癌变等。

2. 证候分类

（1）湿热蕴结：腹痛，里急后重，大便赤白脓血，每日数次到数十次，肛门灼热，可伴发热。舌红，苔黄腻，脉滑数。

（2）寒湿困脾：腹痛，大便赤白黏冻，伴有头身困重，脘痞纳少，口黏不渴。舌苔白腻，脉濡缓。

（3）脾阳亏虚：病久迁延不已，大便呈白黏冻状，排便不畅，腹部冷痛时作，畏寒肢冷。舌淡，苔白滑，脉弱。

（4）热毒炽盛：发病骤急，腹痛剧烈，大便呈鲜紫脓血，气味腐臭。或恶心呕吐，噤口不食。或腹泻前即见高热，腹满胀痛，烦躁不安，面色苍白，四肢发冷，甚至昏迷。舌质红绛，苔黄燥，脉滑数。

（5）正虚邪恋：腹泻时发时止，发时大便赤白黏冻或果酱样，腹痛后重；不发时疲劳乏力，食少，腹胀或隐痛。舌质淡，苔薄白，脉细。

3. 疗效评定

（1）参照《中药新药临床研究指导原则》中《慢性非特异性溃疡性结肠炎的临床研究指导原则》中的证候疗效评定标准。

①临床缓解：用药前、服药后，症状和体征明显改善（疗效指数≥95%）。

②显效：服药后，症状和体征明显改善（70%≤疗效指数<95%）。

③有效：服药后，症状和体征有改善（30%≤疗效指数<70%）。

④无效：服药后，症状和体征无明显减轻或加重者（疗效指数<30%）。计算公式（尼莫地平法）为：疗效指数（%）=（治疗前积分－治疗后积分）÷治疗前积分×100%。

（2）疾病疗效：分为临床疗效（有效、缓解）和肠镜疗效（内镜应答、黏膜愈合）进行评估，采用改良的 Mayo 活动指数。

①临床有效：总 Mayo 评分从基线水平降低≥30% 或≥3 分，同时伴有便血亚评分降低≥1 分或便血亚评分的绝对分为 0 分或 1 分。

②临床缓解：总 Mayo 评分≤2 分且无单个分项评分>1 分。

③内镜应答：Mayo 评分内镜亚评分相对于基线下降至少 1 分。

④黏膜愈合：Mayo 评分内镜亚评分的绝对分为 0 分或 1 分。

（3）黏膜组织学评分：Geboes 指数描述详细，可重复性好，效度高，是 UC 理想的组织学评分指数，广泛用于临床试验，作为疗效评估的终点指标之一。

（二）中医辨证论治的研究

1. 病因病机

（1）病因：素体脾气虚弱是发病基础，感受外邪、饮食不节（洁）、情志失调等是主要的发病诱因。

（2）病位：病位在大肠，与脾、肝、肾、肺诸脏的功能失调有关。

（3）病机：病理性质为本虚标实。病理因素主要有：①湿邪（热）。②瘀热。③热毒。④痰浊。⑤气滞。⑥血瘀等。病理特征表现：活动期多属实证，主要病机为湿热蕴肠，气血不调，而重度以热毒、瘀热为主，反复难愈者应考虑痰浊血瘀的因素。缓解期多属虚实夹杂，主要病机为脾虚湿恋，运化失健。部分患者可出现肝郁、肾虚、肺虚、血虚、阴虚和阳虚的临床证候特征。临床上应注意区分不同临床表现的病机侧重点，如脓血便的主要病机是湿热蕴肠，脂膜血络受伤。泄泻实证为湿热蕴肠，大肠传导失司；虚证为脾虚湿盛，运化失健。便血实证为湿热蕴肠，损伤肠络，络损血溢；虚证为湿热伤阴，虚火内炽，灼伤肠络或脾气亏虚，不能统血，血溢脉外。腹痛实证为湿热蕴肠，气血不调，肠络阻滞，不通则痛；虚证为土虚木旺，肝脾失调，虚风内扰，肠络失和。难治性 UC 的病机关键主要为脾肾两虚，湿浊稽留，气血同病，寒热错杂，虚实并见。

（4）病机转化：随着病情演变，可出现虚实、寒热、气血的病机转化。如脾气虚弱，运化不健，易为饮食所伤，酿生湿热之邪，由虚转实；而湿邪内蕴，情志不畅，或过用攻伐之品，损伤脾胃，常由实转虚，虚中夹实。素体脾胃虚弱，湿盛阳微，或过用苦寒之品，日久伤阳，可致病情由热转寒；脾虚生湿，久蕴化热，或过用温燥之品，可由寒转热，或寒热错杂。大便白多赤少，病在气分；大便赤多白少，病在血分，在病程中可出现气血转化和气血同病。

2. 辨证论治：中医治疗以清热解毒，凉血化瘀为主；轻中度可用中医方法辨证治疗诱导病情缓解；缓解期可用中药维持治疗。根据 UC 病变累及结肠部位的不同，采用对应的给药方法。如直肠型或左半结肠型可采用中药灌肠或栓剂治疗，广泛结肠型采用中药口服加灌肠联合给药。活动期的治法主要为清热化湿，调气和血，敛疡生肌。缓解期的治法主要为健脾益气，兼以补肾固本，佐以清热化湿。

（1）中药内服

①大肠湿热证

证候：腹泻，便下黏液脓血，腹痛，里急后重，肛门灼热，腹胀；小便短赤，口干口苦。舌舌质红，苔黄腻，脉滑。

治法：清热化湿，调气和血。

方药：芍药汤（白芍、黄连、黄芩、木香、炒当归、肉桂、槟榔、生甘草、大黄）。加减：脓血便明显，加白头翁、地锦草、马齿苋等；血便明显，加地榆、槐花、茜草等。

②热毒炽盛证

证候：便下脓血或血便，量多次频，腹痛明显，发热，里急后重，腹胀；口渴，烦躁不安。舌质红，苔黄燥，脉滑数。

治法：清热祛湿，凉血解毒。

方药：白头翁汤（白头翁、黄连、黄柏、秦皮）。加减：血便频多，加仙鹤草、紫草、槐花、地榆、牡丹皮等；腹痛较甚，加徐长卿、白芍、甘草等；发热者，加金银花、葛根等。

③脾虚湿蕴证

证候：黏液脓血便，白多赤少，或为白冻，腹泻便溏，夹有不消化食物，脘腹胀满，腹部隐痛，肢体困倦，食少纳差，神疲懒言。舌质淡红，边有齿痕，苔薄白腻，脉细弱或细滑。

治法：益气健脾，化湿和中。

方药：参苓白术散（党参、白术、茯苓、甘草、桔梗、莲子肉、白扁豆、砂仁、山药、薏苡仁、陈皮）。加减：大便白冻黏液较多者，加苍术、白芷、仙鹤草等；久泻气陷者，加黄芪、炙升麻、炒柴胡等。

④寒热错杂证

证候：下痢稀薄，夹有黏冻，反复发作，肛门灼热，腹痛绵绵，畏寒怕冷，口渴不欲饮，饥不欲食。舌质红或舌淡红，苔薄黄，脉弦或细弦。

治法：温中补虚，清热化湿。

方药：乌梅丸（乌梅、黄连、黄柏、桂枝、干姜、党参、炒当归、制附子等）。加减：大便稀溏，加山药、炒白术等；久泻不止者，加石榴皮、诃子等。

⑤肝郁脾虚证

证候：情绪抑郁或焦虑不安，常因情志因素诱发大便次数增多，大便稀烂或黏液便，腹痛即泻，泻后痛减，排便不爽，饮食减少，腹胀，肠鸣。舌质淡红，苔薄白，脉弦或弦细。

治法：疏肝理气，健脾化湿。

方药：痛泻要方合四逆散（陈皮、白术、白芍、防风、炒柴胡、炒枳实、炙甘草）。加减：腹痛、肠鸣者，加木香、木瓜、乌梅等；腹泻明显者加党参、茯苓、山药、芡实等。

⑥脾肾阳虚证

证候：久泻不止，大便稀薄，夹有白冻，或伴有完谷不化，甚则滑脱不禁，腹痛喜温喜按，腹胀，食少纳差，形寒肢冷，腰酸膝软。舌质淡胖或有齿痕，苔薄白润，脉沉细。

治法：健脾补肾，温阳化湿。

方药：附子理中丸合四神丸（制附子、党参、干姜、炒白术、甘草、补骨脂、肉豆蔻、吴茱萸、五味子）。加减：腰酸膝软，加菟丝子、益智仁等；畏寒怕冷，加肉桂等；大便滑脱不禁，加赤石脂、禹余粮等。

⑦阴血亏虚证

证候：便下脓血，反复发作，大便干结，夹有黏液便血，排便不畅，腹中隐隐灼痛，形体消瘦，口燥咽干，虚烦失眠，五心烦热。舌红少津或舌质淡，少苔或无苔，脉细弱。

治法：滋阴清肠，益气养血。

方药：驻车丸合四物汤（黄连、阿胶、干姜、当归、地黄、白芍、川芎）。加减：大便干结，加麦冬、玄参、火麻仁等；面色少华，加黄芪、党参等。

（2）中药灌肠：中药灌肠有助于较快缓解症状，促进肠黏膜损伤的修复。

①清热化湿类：黄柏、黄连、苦参、白头翁、马齿苋、秦皮等。

②收敛护膜类：诃子、赤石脂、石榴皮、五倍子、乌梅、枯矾等。

③生肌敛疮类：白及、三七、血竭、青黛、儿茶、生黄芪、炉甘石等。

④宁络止血类：地榆、槐花、紫草、紫珠叶、蒲黄、大黄炭、仙鹤草等。

⑤清热解毒类：野菊花、白花蛇舌草、败酱草等。临床可根据病情需要选用4~8味中药组成灌肠处方。

灌肠液以120~150 mL，温度39 ℃，睡前排便后灌肠为宜，可取左侧卧位30 min，平卧位30 min，右侧卧位30 min，后取舒适体位。灌肠结束后，尽量保留药液1 h以上。

（3）常用中成药

①虎地肠溶胶囊：清热、利湿、凉血。用于UC湿热蕴结证，症见腹痛，下痢脓血，里急后重。

②补脾益肠丸：益气养血，温阳行气，涩肠止泻。用于脾虚气滞所致的泄泻，症见腹胀疼痛、肠鸣泄泻、黏液血便；慢性结肠炎、UC见上述证候者。

③固本益肠片：健脾温肾，涩肠止泻。用于脾虚或脾肾阳虚所致的泄泻。症见腹痛绵

绵、大便清稀或有黏液及黏液血便、食少腹胀、腰痠乏力、形寒肢冷、舌淡苔白、脉虚；慢性肠炎见上述证候者。

④肠胃宁片：健脾益肾，温中止痛，涩肠止泻。用于脾肾阳虚泄泻。UC、肠功能紊乱见上述证候者。

⑤固肠止泻丸：调和肝脾，涩肠止痛。用于肝脾不和，泻痢腹痛，慢性非特异性 UC 见上述证候者。

⑥龙血竭片（肠溶衣）：活血散瘀，定痛止血，敛疮生肌。用于慢性结肠炎所致的腹痛、腹泻等症。

⑦结肠宁（灌肠剂）：活血化瘀，清肠止泻。用于 UC 等。

⑧锡类散：解毒化腐。用于 UC 的灌肠治疗。

⑨克痢痧胶囊：解毒辟秽，理气止泻。用于泄泻，痢疾。中病即止，避免长久使用。

（4）针灸。针灸是 UC 的可选择治法。穴位多取中脘、气海、神阙等任脉穴位，脾俞、胃俞、大肠俞等背俞穴，天枢、足三里、上巨虚等足阳明胃经穴位，三阴交、阴陵泉、太冲等足三阴经穴位。治疗方法多用针刺、灸法或针灸药结合。

3. 中西医结合治疗目标人群与策略

（1）活动期：轻、中度 UC 中药治疗未能缓解症状，或结肠黏膜损伤无改善者，可考虑联合 5 - 氨基水杨酸（5-aminosalicylic acid，5-ASA）治疗。在辨证治疗基础上选择：①直肠炎，直肠局部给予 5-ASA 1 g/d。②左半结肠炎，局部给予 5-ASA≥1 g/d，联合口服 5-ASA 2.0～4.0 g/d。③广泛结肠炎，口服 5-ASA 2.0～4.0 g/d，联合 ≥1 g/d 5-ASA 灌肠液治疗。在第 4～8 周评估应答反应，如有应答，继续使用 5-ASA；如无应答，则口服或局部用糖皮质激素，按重度 UC 处理。

重度活动性 UC 采用中西医结合治疗。在使用糖皮质激素的基础上结合清肠化湿、凉血解毒等方法治疗。静脉输注糖皮质激素，应在第 3 天评估应答反应，对于激素抵抗患者，应及早考虑转换治疗（环孢素、他克莫司、抗肿瘤坏死因子单抗、维多珠单抗等），以免延误病情。糖皮质激素抵抗/依赖型 UC 宜采用中医辨证施治与西医联合治疗。西医方面可选择硫嘌呤类药物，包括硫唑嘌呤和 6 - 巯基嘌呤；亦可采用生物制剂（抗 TNF 单抗或维多珠单抗）。

（2）缓解期：UC 维持治疗方案的选择由病情类型及诱导缓解的药物所决定，可以西药维持量配合中药口服或灌肠，再逐渐减少西药用量，以中药维持。在西药选择方面，使用 5-ASA 诱导缓解的轻中度活动期直肠炎或左半结肠炎，维持缓解的用药同活动期。口服糖皮质激素诱导缓解者，使用 5-ASA 或硫嘌呤类药物维持缓解。对生物制剂（抗 TNF 单抗或维多珠单抗）治疗有应答的患者，继续原生物制剂维持缓解。中医方面治疗以健脾益气为主，辅以清化湿热、调气活血、敛疡生肌之品。

4. 高频中药药理

（1）雷公藤：雷公藤具有祛风湿、活血通络、消肿止痛、杀虫解毒的功效，多被用于治疗类风湿关节炎，还作为基本免疫抑制药物治疗各种疾病，如肾病综合征、炎症性肠病等，雷公藤多苷的药理作用研究多集中在抗炎、抗肿瘤、肾脏保护和免疫抑制方面。可通过调节 NF-κB 信号通路、MAPK 信号通路、STAT 信号通路和炎症小体信号通路的细胞因子表达水平从而发挥治疗作用。

（2）黄芪：黄芪具有健脾补中、升阳举陷、益卫固表之功，不仅可以补气，而且气血阴阳兼而有之，故有"补药之长"之称，能增强人体免疫功能。郝蕾等用 4% 葡聚糖硫酸钠溶液制备 UC 大鼠模型，发现黄芪甲苷Ⅳ可通过抑制 p38 MAPK 信号通路活化，降低结肠组织 p-p38 MAPK 蛋白及 p38 MAPK mRNA 相对表达量，减少 TNF-α 释放，缓解大鼠肠黏膜损伤，与柳氮磺胺嘧啶具有相同的效果。

（3）黄连：黄连味苦，性寒，具有清热燥湿、泻火解毒功效，可治疗挟热下痢脓血。李洪梅等在西药美沙拉嗪的基础上联合中药单体盐酸小檗碱治疗 UC 大鼠，结果发现与模型组、美沙拉嗪组、盐酸小檗碱组比较，盐酸小檗碱联合美沙拉嗪组大鼠血清 IL-9、结肠组织 TLR2 mRNA、TLR2 蛋白表达下降程度最为显著，说明盐酸小檗碱可能是通过降低 IL-9 水平以及 TLR2 mRNA、TLR2 蛋白表达来增强美沙拉嗪治疗 UC 的作用。惠毅等研究证实黄连有效成分小檗碱、干姜有效成分 6 - 姜烯酚单独或联合应用均能有效修复受损结肠黏膜。

（4）黄芩：黄芩功能清热燥湿、泻火解毒、止血安胎。于丰彦等进行临床研究证实了黄芩苷可通过调节 p-STAT4/STAT4、p-STAT6/STAT6 及相关细胞因子，使 UC 的细胞免疫得以平衡并缓解溃疡性结肠的炎症反应。朱磊等从动物实验研究证实了黄芩苷能够抑制肠道免疫反应，减少肠上皮细胞凋亡，其作用机制可能与 PI4K/AKT 信号通路有关。

（5）白头翁：清热解毒、凉血止痢等功效。现代研究发现中药白头翁含有大量的三萜皂苷类成分，具有广泛的药理及生物活性，主要表现在抗菌、抗病毒、抗炎、抗疟疾、抗肿瘤、杀虫和增强机体免疫力等方面。董辉等研究发现白头翁醇提取物对三硝基苯磺酸诱导的大鼠结肠炎有明显的治疗作用，其作用机制可能是通过白头翁醇提取物抑制中性粒细胞弹性蛋白酶的释放来进一步抑制炎症介质级联反应。

（6）仙鹤草：仙鹤草具有收敛止血、清热解毒的功效，主要用于治疗咯血、吐血、崩漏下血、疟疾、血痢、痈肿疮毒、阴痒带下、脱力劳伤等，具有悠长的使用历史。仙鹤草中的化学成分主要有黄酮类、三萜类、酚类、挥发油类、异香豆素类、有机酸类等，具有抗炎、抗肿瘤、抗氧化、驱虫抗菌、改善胰岛素抵抗和抑制乙酰胆碱酯酶等药理活性。叶天利等将 96 例肠炎患者随机分为两组（整肠生胶囊组和仙鹤草肠炎组各 48 例）进行治疗后，复方仙鹤草肠炎胶囊组的治愈率达 75%，而整肠生胶囊组的治愈率为 16.67%，表明复方仙鹤草肠炎胶囊治疗效果显著。

（7）败酱草：败酱草为我国传统中药，始载于《神农本草经》，具有清热解毒、消痈排脓、祛瘀止痛之功效，可用于治疗肠痈、肺痈、燥热便秘、痢疾和疔疮肿毒等症。现代研究表明，败酱草含有多样的化学成分，具有抑菌、抗病毒、抗炎、镇静、保肝利胆，对胃肠道黏膜具有双向调节作用。

（8）芍药：芍药苷是中药芍药的主要有效成分，大量研究证明芍药苷具有抗抑郁、抗炎、镇痛、抗肿瘤、保肝、保护神经、调节免疫、镇静催眠等多种药理作用。刘琦等研究表明芍药苷可显著减轻溃疡性结肠炎小鼠症状并促进体质量和脾脏指数恢复，降低周血单核细胞比例，减少结肠和肠系膜中巨噬细胞浸润的数量，并通过抑制结肠巨噬细胞中核苷酸结合寡聚化结构域样受体家族 pyrin 结构域蛋白 3 炎症小体活化进而降低结肠组织上清中 IL-1β 含量，表明芍药苷可改善 UC 小鼠病理症状。

四、预防调摄

（一）心理

心理压力的变化与 UC 的病情活动密切相关，长时间承受较大压力可能会导致 UC 患者的病情复发或加重。保持心理健康可以减少 UC 的复发。

（二）饮食

应结合患者的病情分期、证型与体质因素。活动期选择低脂流质或低脂少渣半流质饮食，如优质蛋白的淡水鱼肉、瘦肉、蛋类等，但避免含乳糖蛋白食品，如牛奶。缓解期选择低脂饮食，摄入充足的蛋白质，避免食用容易胀气和刺激性的食物，如粗纤维和辛辣食品。湿热证患者慎食牛羊肉和烧烤等温性食品，虚寒证患者避免进食生冷食物如海鲜、冷饮、冷菜冷饭等。同时可配合食疗，脾虚证可服用山药莲子粥，阴虚者可用槐花百合粥，湿热体质可服用薏苡仁马齿苋粥等。

（三）随访

应重视对本病癌变的监测，按病情定期进行肠镜检查，若为直肠型，无须肠镜监测，广泛性结肠炎或左半结肠炎患者，从最初症状出现后的第 8 年起，每 1 ~ 2 年（高风险者）或者每 3 ~ 4 年（低风险者）行肠镜检查。风险评判主要依据 4 条：全结肠炎、内镜下和（或）病理组织学的炎性反应（糜烂、溃疡/基底浆细胞增多，重度、弥漫性黏膜全层和固有层细胞增加）、假息肉、结直肠癌家族史。低风险者具备 0 ~ 2 条，高风险者具备 3 ~ 4 条。伴有原发性硬化性胆管炎的患者发生结肠癌风险较高，应每年进行肠镜监测。对高度疑为癌变及确诊为癌变者及时行手术治疗。

五、动物模型的制备

（一）放射性结直肠炎

以戊巴比妥钠腹腔注射麻醉大鼠后，固定在有机玻璃板上。用 6-MV 直线加速器进行 X 线照射，视野 5 cm × 7 cm，距皮肤 80 cm，覆盖头部、胸部及肢体，一次全腹（上至胸骨剑突下至耻骨联合）照射。在 3.20 Gy/min 的剂量率下照射，总剂量为 10000 cGy，此方法可制作出可靠的急性放射性结直肠炎的动物模型。

（二）溃疡性结直肠炎

UC 动物模型的建立应选择与人类临床表现相类似的动物，从而能够更接近的反应药物临床治疗药效。同时也应遵循动物来源广、易繁殖、经济的特点。纵观近年来国内外研究人员研究该模型所采用的动物，以大鼠及小鼠居多。大鼠来源充足、易获得且经济的特点，常被用于建立 UC 模型，且大鼠的抗病能力、适应环境的能力强，炎症部位清晰易观察、样本量大的特点，故而受到多数研究者们的欢迎。小鼠除具有大鼠所具有的优点外，其体型小、易饲养、易操作的特点常受到国内外学者们的喜爱，但其结肠组织较为细小，一般情况下较难观察到其溃疡散落点，常以其结肠组织局部充血红肿、肠壁增厚、结肠缩短为初步炎症观测指标。化学试剂诱导动物 UC 模型与人类发病症状相似，常用的化学诱导剂包括葡聚糖硫酸钠、恶唑酮、乙酸、角叉菜胶、二硝基氯苯等，且可根据实验的需要选择不同的造模剂。

由于人类 UC 的发病是由遗传、免疫、感染、精神、环境等多种因素综合作用所致，采用单一的化学试剂造模尚不能完全反映人类 UC 的发病机制，近年来，TNBS/乙醇溶液、DSS 复合法等一系列联合试剂共同造模的方法，取得了颇多的成效。造模方法主要包括以下几种。

1. TNBS/乙醇诱导：TNBS 诱导制备结肠炎小鼠模型是研究炎症性肠病常用的模型，该模型于 1984 年由 Morris 等在兔子体内成功建立，其诱导 UC 模型的可能机制为：乙醇作为有机溶剂破坏动物的肠壁黏膜屏障，造成肠黏膜的损伤，而 TNBS 作为半抗原与体内蛋白结合形成一抗原，进而产生一系列的肠道免疫反应，产生大量炎症因子，诱发 UC 炎症，形成与人类 UC 临床表现有一定相似的动物模型，是目前筛选治疗 UC 新药常用模型。赵平等以 SD 大鼠为研究对象，采用 100 mg/kg TNBS—50% 乙醇单次灌肠建立 UC 模型，结果显示 DAI 评分在造模第 2 天为峰值，其结肠炎症可持续 2~3 周。张冰冰等建立大鼠 TNBS UC 模型，探讨 TNBS 最佳成模浓度，对比结果得出 UC 造模成功与否与给药天数无关，而与剂量密切关联。TNBS 诱导的 UC 模型，具有操作简单，经济，造模时长短且组织炎症持续时间长等特点，故较适用于慢性复发性 UC 研究。

2. DSS 复合法：DSS 诱导的大鼠溃疡性结肠炎最类似人类的 UC，由于 DSS 价格昂贵，为此也限制了该造模方法的广泛使用，为研究一种相对经济的 UC 动物模型，黄鹤等采用浓度（3%）DSS 给予 SD 大鼠自由饮 7 d，第 8 d 和第 16 d 结肠灌注 8% 乙酸，最终成功诱导大鼠出现腹泻血便、体重下降等 UC 表现。王晓妹等给予小鼠自由饮用 3.5% DSS 溶液连续 7 d，后将浓度为 1.6×10^9 CFU/mL 的白念珠菌悬液给予小鼠灌胃 7 d，其模型组动物行为症状除与单纯饮用 DSS 组别相似外，该造模方法还加重了肠道微生态平衡破坏及对肠黏膜的免疫炎症损伤。

3. 基因模型：近年来，随着基因工程学研究的不断深入，产生了敲除基因或者转基因型的动物，也为 UC 动物模型的建立提供了新的方法和思路。基因动物模型对于疾病发病机制方面具有极强的针对性，大大方便了病因、新药的研究与开发，对于基因型 UC 动物模型，国内外学者进行了诸多的报道，诞生了包括基因敲除的 IL-2、IL-10、TCR-α 等小鼠及转基因的 IL-7、T-bet -/RAG2 -/-、winnie 等小鼠。基因敲除技术建立的 UC 动物模型，能够较好的模拟人类 UC 病症，对于揭示病因、阐明疾病的发病机制及药物治疗的效果极其作用机制具有重要意义，但基因敲除动物模型的建立要求较高的实验技术，且价格昂贵，故对实验具有一定的局限性。转基因模型动物通过同源重组引起的基因过度表达而引起动物疾病的发生，转基因动物模型与人类 UC 相似度更高，但由于 UC 的发病复杂，前期遗传学研究提示该疾病多数情况下可能是多种基因异常造成，目前的转基因模型多是引起动物单一基因过度表达，故而该模型同样不能做到完全模拟人类 UC 疾病。

4. 中医证型动物模型

UC 在祖国医学里归属于"痢疾""脏毒""肠癖""泄泻"等范畴。祖国医学认为，UC 的发生多与情志、肝郁气结有关，脾失健运为主要病机，而在此病机基础上常伴湿、热、瘀毒等病症。目前应用病证结合动物模型是辅助中医药研究 UC 的重要手段，故有研究人员从中医证型的角度，发展出包括肝郁、脾虚湿困、脾肾阳虚、湿热等一系列中医证型模型。

（1）肝郁型：肝主疏泄，即肝疏通、升泄全身气、血、津液，促其畅达而调节情志。若肝疏泄不畅，则出现机体消化系统、代谢异常及水电解质平衡紊乱，进而引发一系列疾病。中医认为导致肝疏泄不畅的主要原因是"郁怒"。谷松等采用每天不定时束绑大鼠四肢限制其活动，第 2 周始以 TNBS/乙醇溶液灌注大鼠结肠诱导出大鼠 UC 肝郁模型。

（2）脾虚湿困型：脾主运化，脾虚则水谷运化功能低下，机体就会出现纳差、便溏、消瘦等症。因脾虚易生湿，湿易困脾，故中医认为脾虚湿困证的发生多与外感湿邪、饮食失节、劳倦内伤或情志失调等因素相关。丁凌辉等给予大鼠猪油灌胃，并强迫大鼠每日站立于水中 8 h，连续 20 d，第 21 d 给予 DNBS/乙醇溶液灌肠，最终造成脾虚湿困型 UC 大鼠模型。

（3）脾虚型：曲颖等利用苦寒泻下中药番泻叶灌服大鼠，连续灌服 3 d，先引起大鼠产生脾虚症状，再以冰醋酸灌注结肠复制 UC 动物病理模型，灌注后次日继续给予灌服番泻叶 2 d，最终成功造成病理和症状改变均与临床脾虚型 UC 相符的大鼠 UC 模型。

（4）肝郁脾虚型：朱亚珍等每日对大鼠进行不定时束缚四肢，每次 8 h，隔日进食，模拟饥饱失常，2 周后，依据束缚模型大鼠旷场、高架十字迷宫实验的自主活动、学习与记忆、焦虑情绪等行为作为评价肝郁脾虚证是否成功的指标，再将肝郁脾虚型大鼠禁食 24 h 后灌肠以 TNBS/乙醇溶液，造成肝郁脾虚型 UC 动物模型。

（5）脾肾阳虚型：吴玉泓等采用病证结合法并分三阶段进行脾肾阳虚型 UC 大鼠造模，第一阶段先造成大鼠的"脾虚"证，即上午给予大鼠大黄水煎液灌胃，下午给予蒸馏水灌胃，连续 14 d，第二阶段复制"脾肾阳虚"型，即于大鼠左右肢臀部交替注射氢化可的松及灌胃给予蒸馏水，连续 10 d，第 26 d 给予 TNBS/乙醇溶液灌肠，最终建立脾肾阳虚型 UC 大鼠模型。高昂等则是先给予大鼠腺嘌呤灌胃，连续 2 周，于第 3 周更为冰番泻叶灌胃，连续 2 周，以上灌胃 0.5 h 后均对大鼠全身予 4 ℃冰水 50 mL 喷雾，后风扇干燥，第 29 d 给予大鼠 TNBS/乙醇灌肠，造成大鼠脾肾阳虚型 UC 模型。

（6）湿热型：戴世学等给予大鼠上午灌服猪油，半小时后再灌服 56 度白酒，连续交替灌服 10 d，并以蜜糖水做自由饮，第 11 d 灌肠以 TNBS/乙醇液，首次成功复制湿热型 UC 大鼠模型。在前人经验基础上，翁一洁等对该法进行改良，即给予 SD 大鼠灌服油脂，隔日灌服白酒，连续 20 d，并在第 6 及第 20 d 于大鼠的左、右侧足趾、腹股沟及背部注射抗原乳化液，第 21 d 给予 TNBS/乙醇溶液灌肠，最终大鼠表现出嗜睡懒动、大便黏滞不爽、尿黄、尿少、舌苔黄腻、腹泻便血等湿热型 UC 症状。

（三）克罗恩病

近些年用于研究 CD 的动物模型主要包括化学诱导模型、自发模型、基因工程模型和细胞移植模型等。这些模型为研究疾病的发病机制以及发掘潜在的治疗靶点提供了可能。

1. 化学诱导动物模型

（1）2，4，6 - 三硝基苯磺酸动物模型：2，4，6 - 三硝基苯磺酸是一种半抗原，可与高分子组织蛋白结合成为抗原，诱发以 T 细胞介导的细胞免疫反应，从而造成结肠炎症。目前 TNBS 诱导多选用 SD、Wistar 大鼠和 BALB/c、SJL/J、WT、C57BL/6J 小鼠，大鼠模型在形态上与人类肠道结构相似方面表现出优势，并且易于操作，而小鼠模型具有更广泛的遗传特征。用药采用灌肠的方式，用乙醇作为载体增加黏膜的通透性，使 TNBS 可进入局部肠组织，与高分子组织蛋白结合。不同品系的大小鼠对 TNBS 的易感浓度不同，可能与不同品系的大小鼠携带的肠道菌株不同有关，临床上在使用 TNBS 诱导 CD 动物模型时需根据个体优化 TNBS 浓度。动物组织可见肠壁增厚，溃疡形成，肌层破坏，肉芽肿形成，类似 CD。该模型具有造模简单、模型持续时间长、费用低以及与人 CD 有相似的病理改变等优点。但 TNBS 动物模型缺乏自发性复发和进行性的体重减轻、血性腹泻等症状，且动物死亡率高。

（2）2，4 - 二硝基苯磺酸动物模型：2，4 - 二硝基苯磺酸与 TNBS 一样，也是半抗原，同样也需要乙醇作为载体来破坏黏膜屏障，并选用 SD 大鼠和 WT、Wistar、NMRI 小鼠作为诱导动物。DNBS 较 TNBS 少一个活性硝基，所以需要更高的浓度才易与组织高分子蛋白质结合成抗原，但在结合蛋白质时 DNBS 具有选择性，它只与赖氨酸的 ε - 氨基团结合。研究表明 DNBS 动物模型的肠道损伤与活性氧有关，DNBS 在动物体内代谢的产物会导致氧化应激，增加 ROS 的产生，过多的 ROS 会增加谷胱甘肽的消耗，更多的不饱和脂质降解而损伤肠道。DNBS 动物组织肉眼可见结肠、盲肠和直肠存在严重炎症和出血性溃疡，病理改变为广泛的形态学紊乱、水肿、弥漫性白细胞浸润以及结肠黏膜下层的淋巴细胞浸润。该模型的结肠炎特征与 TNBS 模型相似，有明显的血性腹泻和体重减轻，但相对危害较小。同样具有重复性高，价格低廉等优点，但目前国内对 DNBS 动物模型的报道较少，仍需进一步验证该模型的适用面。

（3）吲哚美辛动物模型：吲哚美辛是一种非甾体类抗炎药，本法用到的吲哚美辛需用无水乙醇彻底溶解后再用 5% 的碳酸氢钠溶液稀释。动物模型一般选用 SD、Wistar 大鼠，多采用皮下注射的方式进行给药，皮下给药 24 h 急性炎症达到最高峰，后期每天再给药诱导慢性炎症，这种慢性炎症至少会持续两周，临床会出现急性肠炎，以肠壁增厚、肠系膜出血、肠系膜粘连以及小肠和结肠的多发性黏膜溃疡为主要特点。虽然小肠溃疡和透壁炎症与 CD 有相似之处，但动物模型的慢性溃疡主要存在于小肠而不是回肠。通常认为吲哚美辛抑制了前列腺素、前列腺环素、环氧合酶，打破了肠黏膜的动态平衡，并在肠道菌群的参与下诱发了肠炎。该模型的肠道急性或慢性炎症的制备比较容易，溃疡与 CD 有许多相似之处，缺点是其溃疡发生部位不是特征性的回肠。

（4）肽聚糖 - 多糖动物模型：肽聚糖 - 多糖（peptideglycan-polysaccharide，PG-PS）是细菌细胞壁成分，在体内和体外均有良好的促炎作用。目前 PG-PS 动物模型多选用易感的

Lewis 大鼠造模，并需剖腹将药物注射进肠道壁内，主要注射部位有回肠最远端两个派尔斑、远端回肠系膜、盲肠尖端和盲肠壁。PG-PS 动物模型的急性炎症期在 1~2 d 到达高峰，7~10 d 为静止期，随后 12~17 d 进入慢性肉芽肿性炎症阶段，并伴有显著的肠纤维化改变。与其他动物模型相比，PG-PS 诱导的慢性小肠结肠炎模型具有的特点：①炎症是慢性的和肉芽肿性的；②炎症发生了自发的再激活；③肠外损害（关节炎、肝脏肉芽肿、贫血）伴随着肠道炎症；④慢性炎症存在遗传易感性；⑤在远端的小肠和结肠中发现类似的细菌细胞壁聚合物。该模型的优点是，病变累及末端回肠和右半结肠，组织学特征包括肉芽肿性炎症和显著的纤维化，以及有 CD 患者常见的肠外表现，如关节炎等。此外，在这个模型中的炎症是 T 细胞介导的，且具有相似的炎症细胞因子谱。缺点为该诱导方式需要手术操作，且肠内注射部位需定位准确，对研究人员要求相对较高。

2. 基因工程动物模型：基因工程动物模型即运用基因敲除或转基因手段获得目的基因缺陷的动物模型，用来研究目的基因在 IBD 免疫发病机制中的作用。基因敲除动物模型是指运用分子生物学技术将目的基因去除，或用其他相近的基因将其替换而得到的动物模型。目前除了单个目的基因敲除动物模型，应用更多的是将各种目的基因敲除后的动物模型进行杂交，选取目的基因双重甚至多重敲除后代进一步研究多基因缺陷与 CD 的关系，从而试图阐明 CD 与特定基因背景的联系。此类动物模型逐年增多，但都是在单个目的基因敲除的基础上进行杂交，保留需要的目的基因缺陷动物。基因敲除动物模型的应用正逐渐成为研究人员的首选，如 STST4 转基因动物模型、HLA-B27 转基因动物模型等。

第十节　肛门痛

一、流行病学

肛门痛即功能性肛门直肠痛（Functional Anorectal Pain，FAP），属于功能性胃肠病范畴，是指发生于肛门和（或）直肠的非器质性原因所致疼痛，临床上常伴有肛肠、妇科、泌尿等其他盆底功能障碍。罗马Ⅳ标准中将功能性肛门直肠痛分为：肛提肌综合征、非特异性肛门直肠痛、痉挛性肛门直肠痛，区别主要在疼痛发作的持续时间、发作频率、疼痛性质。

在普通人群中肛门直肠疼痛患病率为 6.6%，在女性中占 7.4%，在男性中占 5.7%，可见肛门直肠疼多发于女性。疼痛严重影响着人们的工作学习生活和心理健康，功能性肛门直肠痛中有心理异常者高达 67%，伴有焦虑和抑郁者为 40%~60%。数据显示，临床仅有29% 肛门直肠痛患者就诊，说明大家对该疾病认识不足，对该病的诊断治疗方法都有很大的空白。

二、西医研究进展

（一）病因学说

1. 慢性肛门痛：肛提肌综合征的病因和发病机制可能是骨盆肌肉痉挛或为了克服自身

的失禁症状而造成肛提肌过度收缩的结果。一些研究提示与精神压力、紧张和焦虑有关也和术后的并发症有关，包括经腹直肠切除术、肛瘘切除术、肛裂内侧切术等。非特异性功能性肛门直肠痛病因和发病机制不明和心理因素有着密切的关系。

2. 痉挛性肛门痛：病因不清，因发作时间短，次数少，给研究带来了困难。有些研究提示平滑肌痉挛可能是引起痉挛性直肠痛的原因。心理测试显示患者有至善主义，有焦虑，有疑病症倾向此外，患者有多种躯体症状。提示精神心理因素在本病的发生中可能起一定的作用。

（二）诊断

1. 症状：肛门直肠坠胀或刺痛，时作时止，夜间尤甚，甚则拘及少腹、前阴及骶部，排除器质性疾病。

2. 诊断标准：根据《国际功能性胃肠疾病（FGIDS）- Rome Ⅳ 标准》（2016 年），功能性肛门直肠痛分为肛提肌综合征、非特异性肛门直肠痛和痉挛性肛门直肠痛：

（1）肛提肌综合征（必须包括以下所有条件）：慢性或复发性直肠疼痛；发作持续至少30 分钟；耻骨直肠肌牵拉痛；排除导致直肠疼痛的其他原因，如炎症性肠病、肌间脓肿或肛裂、血栓性痔、前列腺炎、尾骨痛及盆底主要器质性病变。诊断前症状出现至少 6 个月，持续 3 个月。

（2）非特异性肛门直肠痛：符合肛提肌综合征诊断标准，但无耻骨直肠肌牵拉痛。

（3）痉挛性肛门直肠痛（必须包括以下所有条件）：反复发生在直肠疼痛，与排便无关；发作持续数秒至数分钟，不超过 30 分钟；在发作期间无肛门直肠疼痛；排除导致直肠疼痛的其他原因，如炎症性肠病、肌间脓肿或肛裂、血栓性痔、前列腺炎、尾骨痛及盆底主要器质性病变。诊断前症状出现至少 6 个月，持续 3 个月。

（三）鉴别诊断

本病与直肠脱垂，各种直肠、前列腺、卵巢肿瘤，骨盆或直肠周脓肿，急慢性前列腺炎、骨盆炎，另外还包括神经系统疾病引起的肛门直肠疼痛相鉴别。通过病史、肛肠专科检查、其他盆底 CT、MRI、B 超等检查可以明确鉴别。

（四）治疗

针对肛门直肠痛的主要治疗方法有药物治疗和物理治疗，手术治疗无确切疗效。

1. 药物治疗分为口服药和外用药。

（1）口服药：骨骼肌松弛剂：安定；钙离子拮抗剂：硝苯地平、可乐定、硝酸异戊酯、地尔硫䓬。

（2）外用药：0.3% 硝酸甘油乳膏外涂，肉毒杆菌素注射痉挛的括约肌和耻骨直肠肌。

2. 物理治疗：包括盆底肌电刺激、盆底生物反馈、盆底磁刺激、手法按摩肛提肌和温水坐浴。

（1）盆底肌电电刺激：分为神经肌肉电刺激和肌电触发电刺激。神经肌肉电刺激，是通过对阴部神经和盆腔神经的反射性刺激或神经肌肉的直接刺激，来加强盆底肌肉的强度。电刺激的频率主要有两种：5～20 Hz 和 35～60 Hz。前者主要是抑制盆底副交感神经的兴奋，降低膀胱逼尿肌的敏感性，用于治疗膀胱过度活动和急迫性尿失禁；后者是用于刺激阴部神经，增加盆底肌肉的收缩力度，用于压力性尿失禁和盆底肌肉松弛的治疗。肌电触发电刺激是将患者主动肌肉收缩引发的肌电信号转化为反馈电流，再次刺激肌肉收缩促进肌肉功能的恢复。

（2）盆底生物反馈：生物反馈治疗是采用模拟的声音或视觉信号反馈提示正常或异常的盆底肌肉活动状态，以增强盆底肌肉张力，控制膀胱，达到康复骨盆底肌肉的目的。治疗仪是将电极置入阴道或直肠内，检测盆底肌肉的电信号活动，将模拟的声音或视觉信号反馈给患者或医生，帮助医生通过反馈的信息了解患者的肌肉状态，让患者在反馈信号的指导下，学会自主正确的控制盆底肌的收缩和舒张。

（3）盆底磁刺激：盆底磁刺激治疗是通过磁刺激线圈的瞬时高压充放电产生磁场，该磁场属于高强脉冲磁场，具有极强的穿透性，刺激神经可触发产生运动诱发电位，引起肌肉被动收缩，改善血液循环，激素递质释放等人体生理效应。有改善肌力、神经修复、消炎镇痛的作用。利用磁场线圈产生的脉冲磁场刺激骶神经根，人为激活兴奋性或抑制神经通路，调控异常的反射弧，进而影响膀胱、尿道，及盆底肌等骶神经支配的效应器官功能症状，可实现双向神经调控作用。低频刺激（≤1 Hz）产生神经抑制效果，治疗神经亢奋疾病，肌肉痉挛、高张力性疼痛等。高频刺激（≥5 Hz）产生神经兴奋效果，治疗压力性尿失禁、盆底松弛等。治疗方法：患者坐于治疗椅肛门正对磁刺激线圈位置，根据盆底肌电评估及患者临床症状综合评估盆底肌肉为紧张型或松弛型，选择肌肉高张或肌肉松弛的不同治疗方案进行磁刺激治疗。

（4）手法按摩肛提肌：肛提肌综合征患者在肛提肌可触及压痛性小结节，是由于盆底肌支撑着腹部和盆底器官，维持姿势和促使运动，长时间疲劳出现局部肌纤维挛缩而致的高张力及缺氧，形成疼痛结节。通过点压、反向牵拉、按揉手法按摩痛点，可以缓解明显缓解疼痛。

（5）温水坐浴：40 ℃的温水以及在会阴部加压可以有效降低肛管静息压，改善疼痛症状，可以终止疼痛的发作。

三、中医辨证论治

（一）《中医病证诊断疗效标准》

参考中华人民共和国中医药行业标准《中医病证诊断疗效标准》（ZY/T 001.1—94）制定临床症状疗效评价标准。

1. 诊断依据：中医将功能性肛门直肠痛称为"大肠疼痛""谷道痛"等，认为本病多因情志失调，因此又属"郁证""脏燥"的范畴。以肛门疼痛、坠胀、里急后重感、肌肉痉挛，严重者影响饮食睡眠，情志抑郁焦虑。

2. 辨证分型

（1）气滞血瘀证：肛门坠胀疼痛，持续不解或痛如针刺；胸胁胀闷；舌黯红或有瘀斑，苔薄白，脉涩或弦紧。

（2）肝脾不调证：肛门坠重；胸胁胀满，精神抑郁，善太息，大便失调；舌质淡，苔薄腻，脉弦。

（3）湿热下注证：肛门灼痛或有潮湿感；伴大便困难，便时肛门疼痛，或腹部胀满，口干口臭，纳食差；苔黄腻，脉滑数或濡数。

（4）中气下陷证：肛门坠胀；体倦乏力，伴有盆腔器官松弛；舌质淡，边有齿痕，苔薄白，脉细弱。

（5）阴虚火旺证：肛门灼热疼痛，甚则牵及少腹；腰膝酸软，烦躁易怒，盗汗，少寐；舌质红，苔薄白，脉弦细数。

3. 疗效评定

治愈：肛门直肠坠胀疼痛消失，肛内牵拉痛或压痛消失，VAS 评分（疼痛视觉模拟评分）<1 分，症状和体征消失≥2 周，盆底表面肌电评估基本正常。

好转：肛门直肠坠胀疼痛减轻，肛内牵拉痛或压痛减轻，VAS 评分 <4 分，症状和体征消失≥，且 <2 周，盆底表面肌电评估好转。

无效：肛门直肠坠胀疼痛无变化或症状减轻 <1 周，VAS 评分 >7 分，盆底表面肌电评估无变化。

（二）中医临床研究

1. 病因病机：本病多因情志失调，初期气滞兼痰湿、食积、燥热，多属实证"不通则痛"；后期多虚，久病耗伤营血，气血亏虚或阴虚火旺，脾失健运中气不足。

2. 辨证治疗

（1）中药内服

①气滞血瘀证

证候：肛门坠胀疼痛，持续不解或痛如针刺；胸胁胀闷；舌黯红或有瘀斑，苔薄白，脉涩或弦紧。

治法：行气活血，化瘀止痛。

方药：失笑散合膈下逐瘀血汤加减（蒲黄、五灵脂、延胡索、当归、川芎、桃仁、红花、丹皮、赤芍、乌药、香附、枳壳、炙甘草）。

②肝脾不调证

证候：肛门坠重；胸胁胀满，精神抑郁，善太息，大便失调；舌质淡，苔薄腻，脉弦。

治法：疏肝解郁，行气健脾。

方药：柴胡疏肝散加减。柴胡、白芍、川芎、枳壳、陈皮、香附、炙甘草。

③湿热下注证

证候：肛门灼痛或有潮湿感；伴大便困难，便时肛门疼痛，或腹部胀满，口干口臭，纳食差；苔黄腻，脉滑数或濡数。

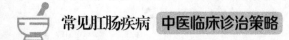

治法：清热利湿，活血止痛。

方药：萆薢渗湿汤加减。萆薢、薏苡仁、茯苓、滑石、鱼腥草、丹皮、泽泻、防风、黄柏、当归、升麻、柴胡。

④中气下陷证

证候：肛门坠胀；体倦乏力，伴有盆腔器官松弛；舌质淡，边有齿痕，苔薄白，脉细弱。

治法：益气健脾，升提固托。

方药：补中益气汤加减。黄芪、白术、陈皮、升麻、柴胡、党参、当归、炙甘草。

⑤阴虚火旺证

证候：肛门灼热疼痛，甚则牵及少腹；腰膝酸软，烦躁易怒，盗汗，少寐；舌质红，苔薄白，脉弦细数。

治法：滋阴清热，镇心安神。

方药：滋水清肝饮加减。熟地、当归、山萸肉、山药、丹皮、泽泻、茯苓、柴胡、栀子。

（2）中药熏洗：主要采用苦参汤加减，如苦参、蛇床子、白芷、金银花、菊花、黄柏、地肤子、石菖蒲、忍冬藤等煎水，加入熏蒸治疗仪中，先熏 5 min 后坐浴 10 min，水温 40 ℃。每日 1 次，10 次为一疗程。

（3）针刺治疗：针刺治疗一方面可以纠正和消除疼痛的病理因素，另一方面阻断和转移对疼痛性病理变化的感知，从而达到减轻疼痛的目的。临床上常根据患者病情及整体情况遵循循经远道选穴、局部选穴、对症选穴等原则。通过针刺治疗肛门直肠痛，从通调气血、移神宁心、舒筋活络等不同角度进行。取穴：八髎穴、长强，配合神庭、百会、神道、命门、神门等穴。

（4）穴位注射：取长强穴，用 2% 利多卡因注射液 2 mL + 0.75% 布比卡因注射液 2 mL + 高乌甲素注射液 1 mL 共 5 mL，长强穴刺入，针尖向上与骶尾骨平行刺入 1 寸，得气后另一手指肛内指引，回抽无血，扇形注射分布于肛管后半部的盆底肌。

（5）穴位埋线：取 1 cm "00" 羊肠线自长强穴缓慢推进 2 ~ 3 cm。

第十一节　肛门痒

一、流行病学

肛门痒是一种常见病，本病多发于 20 ~ 40 岁青壮年。男多于女，好发于运动较少、久坐、嗜好辛辣食物的人群。蛲虫引起的肛门瘙痒症好发于儿童。

二、西医研究进展

（一）病因学说

1. 饮食因素：辛辣的食品和调味品，如辣椒、醇酒、芥末、胡椒、香料、咖啡等，食用过多都可以引起肛管和肛门皮肤刺激，诱发瘙痒。

2. 过敏反应：某些蛋白质（鱼、虾、蟹、鸡蛋等）、药物、花粉、油漆等可致部分人体过敏，使体内产生过多的组胺，作用于神经末梢而产生痒感。

3. 精神因素：精神过度兴奋、抑郁、神经衰弱、癔病等。

4. 肛门直肠疾病：如肛门失禁、痔疮（混合痔、内痔）、肛裂、肛瘘、直肠脱垂、肛窦炎、肛乳头肥大等；肛周皮肤真菌、细菌和寄生虫（如蛲虫、疥虫）感染等。

5. 其他疾病：糖尿病、甲状腺功能亢进、腹泻、便秘、生殖器疣等疾病患者均可出现肛门瘙痒症状。

（二）诊断

1. 肛门瘙痒症：本病的一个主要特点是瘙痒剧烈，临床常见因潮湿、衣裤摩擦等诱因引起肛门局限性瘙痒发作。夜间安静时，湿热或就寝时瘙痒加剧。阵发性，有灼热、蚁爬感。持续时间长，影响睡眠，可造成神经衰弱。患处无原发皮损，因瘙痒感常搔抓而破溃、糜烂、出血；有结痂、色素沉着或色素脱失继发皮损；皮肤增厚呈苔藓化。瘙痒常蔓延至阴囊、会阴、女性外阴。

2. 肛门湿疹：本病按其病程和皮损情况，分为急性、亚急性、慢性三种。

急性湿疹：发病急，起初可见肛门部皮肤发热、潮红、肿胀，面积可大可小，形态多种多样。一般界限不清，可逐渐向健康皮肤蔓延，称为红斑性湿疹；随着病程的发展，在潮红或其周围健康的皮肤上，可出现散在或密集的米粒大小的丘疹，数量多少不定，称为丘疹样湿疹；若炎症继续发展，则丘疹充满浆液，变为疱疹或水疱，称为水疱性湿疹；水疱感染后，其内形成脓疱，称为脓疱性湿疹；经过搔抓，脓疱或水疱破裂后，则存浆汁和脓液流出，出现潮湿和糜烂，称为糜烂性湿疹；当渗出液干燥后，形成黏着的痂皮，称为结痂性湿疹；经治疗后，各型湿疹的炎症现象逐渐减轻，受累的皮肤覆以白色细微的糠秕状脱屑，称为鳞屑性湿疹。

亚急性湿疹：急性湿疹在其演变的过程中或治疗不当，拖延时间长，各种皮疹的炎性症状减轻并出现鳞屑、结痂等，称之为亚急性期。

慢性湿疹：急性亚急性湿疹日久不愈，可以转化为慢性湿疹。其特征为粗糙、增生肥厚浸润、苔藓样变，呈棕红色或带灰色，常伴有丘疱疹、痂皮、抓痕，反复发作，时轻时重，阵发性瘙痒。

（三）鉴别诊断

1. 肛周皮炎：在初发时表现较急，局部可见红斑、丘疹、水疱，其后可呈炎症性表现，皮肤局部糜烂、溃疡、化脓等，或呈现较轻的灼热红肿表现。一般有明显的理化或生物因子接触史、发病急、病程短，其病变部位及接触范围相一致的特点，即可诊断。

2. 肛周神经性皮炎：肛门周围皮肤（前达会阴，后至骶尾）的阵发性瘙痒，夜间可加重，时好时坏，反复交替发作。一般发作时，多与精神情绪有关。冬季可略缓解，夏季加重。局部病变可见丘疹融合成片，皮肤肥厚，皮沟皮脊清楚，边缘明显，呈苔藓化改变，表面有糠皮样鳞屑。

3. 肛门癣：肛门周围皮肤、会阴、阴囊或臀部由初起的淡红色丘疹和小水泡，逐渐扩展成环状或多环形斑片，界线清楚，周边呈堤状或钱币样隆起，有细薄的鳞屑，伴有剧烈的瘙痒感，微痛。霉菌检验阳性可明确诊断。

（四）治疗

1. 非手术治疗

（1）病因治疗：仔细查找各种可能引起瘙痒的原发病因并尽力消除。

（2）药物治疗：局限性肛门瘙痒病的药物治疗，应以局部外用治疗为主：①抗组胺药治疗：可选用苯海拉明、扑尔敏、息斯敏。②激素治疗：对女性及老年重症患者，可用性激素治疗。③抗生素治疗：合并细菌感染者，可根据病情，酌情选用抗生素。④药物外洗治疗：可具有局部降温消炎、干燥、止痒的药物，如炉甘石洗剂（水粉剂）。⑤药物外涂治疗：可酌情选用止痒、抗菌、激素类药膏。

（3）物理疗法：可用紫外线、红外线照射肛周患处。

（4）注射疗法：是目前较为常用的方法，具有操作简单、疗效确切的特点，方法是使用药物注射到皮下或皮内，破坏感觉神经，使局部感觉减退，症状消失。①亚甲蓝注射：具有可逆的阻滞神经的作用，使患者在 1～2 周内感觉不到瘙痒。②激素注射：采用长效糖皮质激素注射到皮下，有持久的抗炎、抗过敏及止痒作用。

2. 手术治疗

（1）瘙痒皮肤切除术：适用于较小范围的原发性肛门瘙痒。

（2）瘙痒皮肤切除缝合术：适用于较小范围、两侧对称的原发性肛门瘙痒。

（3）肛周皮下神经末梢离断术：适用于顽固性肛门瘙痒无明显皮损经保守治疗无效者。

三、中医辨证论治

（一）《中医病证诊断疗效标准》

肛门湿疡是一种常见的非传染性皮肤病，病变多局限于肛门周围皮肤。相当于肛门湿疹。

1. 诊断依据

（1）急性湿疡：发病较快，病程较长，初起时皮肤损害有红斑、丘疹、渗出、糜烂、结痂、脱屑等，一般表现一种。轻者微痒，重者瘙痒剧烈，难以忍受，呈间歇性或阵发性发作，夜间增剧。

（2）亚急性湿疡：多由急性湿疡迁延不愈，病情较缓慢。水疱不多，渗液少，尚可见红斑、丘疹、鳞屑、痂皮、糜烂等。

（3）慢性湿疡：常因急性湿疡日久不愈，转为慢性湿疡，或一开始表现为慢性者，肛缘皮肤增厚粗糙，呈苔藓样变，弹性减弱或消失。伴有皲裂，颜色棕红或灰白色，皮损界线不清楚，瘙痒剧烈。病程较长，常延久不愈，反复发作。

2. 证候分类

（1）湿热下注：以急性、亚急性湿疡较为多见。起病较急，皮损为潮红、肿胀、糜烂、滋水浸淫成片，结痂。伴有瘙痒或大便秘结，小便短黄，苔黄腻，脉滑数等症状者，为热重于湿。若起病较缓慢，皮损以丘疹、疱疹为主，滋水较多，伴有倦怠无力，纳呆，大便溏，苔白腻，脉滑等症状者，为湿重于热。

（2）血虚风燥：以慢性湿疡为多见，反复发作，病程较长。皮损肥厚，呈苔藓样变，色素沉着，结痂脱屑等，或伴有头昏乏力，腰酸腿软。舌淡红，苔薄白，脉细无力。

3. 疗效评定

（1）治愈：症状消失，皮肤恢复正常。

（2）好转：症状及皮肤损害有改善。

（3）未愈：症状与体征无改善。

（二）中医临床研究

1. 病因病机：本病常因饮食失节，或国食腥发动风之品，致湿热内蕴，复感风湿燥热四气合邪，留滞肌肤腠理而发病。风邪善行数变，且多夹湿夹热。风湿郁于肌肤则瘙痒、潮湿、渗液；风热浸淫肌肤则痒痛、灼热、糜烂。湿性重浊黏腻，且易耗伤阴血，所以本病易缠绵不愈，日久血虚生风化燥，见皮肤瘙痒、肥厚、粗糙诸症俱现。

2. 辨证治疗

（1）中药内服

①湿热浸淫证

证候：肛周皮肤潮红，水疱，糜烂，边界弥漫，剧烈瘙痒，可伴有胸闷纳呆，大便干结，小便黄赤，苔黄腻，脉滑数。

治则：清热利湿，凉血疏风。

方药：萆薢渗湿汤加减（萆薢，黄柏，牡丹皮，泽泻，生薏苡仁，苦参，龙胆草，黄芩，茯苓，苍术，生甘草）。

②脾虚湿盛证

证候：皮损色暗或淡红，水疱不多，但滋水淋漓，常伴有胃纳不香，面色萎黄，便溏尿少，苔白腻，脉滑。

治则：健脾燥湿，养血润肤。

方药：除湿胃苓汤加减：苍术，白术，陈皮，猪苓，徐长卿，泽泻，车前草，薏苡仁，生甘草。

③血虚风燥证

证候：症见皮损肥厚，角化皲裂，或有抓痕血痂，反复发作，经久不愈，常伴有形体消瘦，舌淡苔白，脉沉细。

治则：养血疏风，除湿润燥。

方药：四物消风散加减：生地黄，白芍，当归，丹参，鸡血藤，白鲜皮，地肤子，萆薢，茯苓，生甘草。

（2）其他治疗

①皮肤湿润者：可用枯矾粉干撒患处，每日 3 次。

②皮肤干燥者：可用黄连膏或青黛膏外敷，每日 3 次。

③中药外洗坐浴：选用清热解毒、除湿止痒的药物为主，温水坐浴。

参考文献

[1] 陈红风. 中医外科学 [M]. 4 版. 北京：中国中医药出版社，2016.

[2] 李曰庆. 中医外科学 [M]. 北京：中国中医药出版社，2002.

[3] 黄乃健. 中国肛肠病学 [M]. 济南：山东科学技术出版社，1996.

[4] 王玉成. 常见肛肠疾病 [M]. 哈尔滨：黑龙江朝鲜民族出版社，1996.

[5] 吴在德，吴肇汉. 外科学 [M]. 北京：人民卫生出版社，2003.

[6] 郑筱萸. 中药新药临床研究指导原则（试行）[M]. 北京：中国医药科技出版社，2002.

[7] 国家中医药管理局. 中华人民共和国中医药行业标准中医病证诊断疗效标准 [S]. 南京：南京大学出版社，1994.

[8] 黄煌. 经方 100 首 [M]. 南京：江苏科学技术出版社，2006.

[9] 陈实功. 外科正宗 [M]. 北京：中国医药科技出版社，2011.

[10] 朱震亨. 丹溪心法 [M]. 北京：人民军医出版社，2007.

[11] 胡伯虎. 大肠肛门病治疗学 [M]. 北京：科学技术文献出版社，2001.

[12] 周济民. 痔疮、痔瘘中医疗法手册 [M]. 北京：科技出版社，1959.

[13] 于永铎. 中医教您防治肛肠疾病 [M]. 北京：人民军医出版社，2008.

[14] 荣文舟. 现代中医肛肠病科学 [M]. 北京：文献技术出版社，2000.

[15] 王业皇. 丁泽民学术思想与临证经验研究 [M]. 南京：东南大学出版社，2007.

[16] 闻茂康，夏祖宝，杨富华. 实用中医痔科学 [M]. 北京：人民卫生出版社，1995.

[17] 牛治君，牛明星. 肛肠病临床与生物力学 [M]. 北京：人民卫生出版，2002.

[18] 德罗卓斯曼，主编. 罗马Ⅳ：功能性胃肠病 [M]. 北京：科学出版社，2016.

[19] 张仲景. 伤寒杂病论 [M]. 北京：中国古籍出版社，2003.

[20] 孙国杰. 针灸学 [M]. 上海：上海科学技术出版社，2002.

[21] 金虎. 现代肛肠病学 [M]. 北京：人民军医出版社，2009.

[22] 丁义江. 丁氏肛肠病学 [M]. 北京：人民卫生出版社，2006.

[23] 中国中西医结合学会大肠肛门病专业委员会. 中国痔病诊疗指南（2020）[J]. 结直肠肛门外科，2020，26（5）：519-533.

[24] 唐淑敏. 痔病因学说的讨论 [J]. 现代中西医结合杂志，2006（1）：119-124.

[25] 胡建文，冯群虎. 数据挖掘中药熏洗治疗混合痔术后水肿用药规律 [J]. 陕西中医，2017，38（7）：967-968.

[26] 皇甫少华，丁曙晴，丁义江. 痔中医辨证分型的文献依据 [J]. 吉林中医药，2011，31（12）：1195-1197.

[27] 周俊，吕小会，党丽云，等. 建立一种新型痔疮动物模型的方法研究 [J]. 中国现代应用药学，2019，36（5）：526-531.

[28] 中华中医药学会中药实验药理专业委员会. 中药痔疮动物模型制备规范（草案）[J]. 中药药理与临床，2017，33（5）：211-212.

[29] 苗明三, 张梦飞, 田硕. 中药痔疮动物模型制备规范 (草案) 起草说明 [J]. 中药药理与临床, 2017, 33 (5): 212-215.

[30] G. Gagliardi, A. Pascariello, D. F. Altomare. Optimal treatment duration of glyceryl trinitrate for chronic anal fissure: results of a prospective randomized multicenter trial [J]. Tech Coloproctol, 2010, 14: 241-248.

[31] 赵兰天, 赵白云. 维生素 B_6、糜蛋白酶局部注射治疗肛裂 110 例 [J]. 山东医药, 2009, 49 (10): 46.

[32] B. Husberg, P. Malmborg, K. Strigård. Treatment with Botulinum Toxin in Children with Chronic Anal Fissure [J]. Pediatr Surg, 2009 (19): 290-292.

[33] 王万民, 孙福堂, 易知华, 等. 3 种术式治疗慢性肛裂的临床比较 [J]. 中国肛肠病杂志, 2002, 8 (4): 242.

[34] 吴国平, 曹书清, 付永杰, 等. 肛裂治疗的现状 [J]. 北京军区医药, 2001, 13 (6): 445-446.

[35] 黄河, 熊永强, 陈浩, 等. 不同手术方式治疗慢性肛裂疗效评价的网状 Meta 分析 [J]. 中华普通外科学文献 (电子版), 2019, 13 (2): 161-168.

[36] 余军, 马治国, 葛志明, 等. 加味消肿止痛方对肛裂模型大鼠的治疗作用及机制研究 [J]. 甘肃中医学院学报, 2013, 30 (6): 13-15.

[37] 李学锋, 彭霞, 周明欢. 我国炎症性肠病流行病学研究进展 [J]. 现代消化及介入诊疗, 2020, 25 (9): 1672-2159.

[38] Yang H, Li YM, Wu W, et al. The incidence of inflammatory bowel disease in northern China: a prospective population-based study [J]. PLo S One, 2014, 9 (7): e101296.

[39] 徐晓霞, 李春明. 炎症性肠病危险因素相关性分析 [J]. 黑龙江医药科学, 2020, 43 (4): 25-26.

[40] 中国医师学会外科医师分会, 中华医学会外科学分会结直肠外科学组. 中国放射性直肠炎诊治专家共识 [J]. 中华胃肠外科杂志, 2018, 21 (12): 1321-1336.

[41] Grabenbauer GG, Holger G. Management of radiation andchemotherapy related acute toxicity in gastrointestinal cancer [J]. Best Pract Res Clin Gastroenterol, 2016, 30 (4): 655-664. DOI: 10.1016/j. bpg. 2016.06.001.

[42] 陈白莉, 钱家鸣, 吴开春, 等. 英夫利西治疗活动性溃疡性结肠炎疗效与安全性的临床研究 [J]. 中华炎性肠病杂志 (中英文), 2017, 1 (1): 20-23.

[43] 李宁. 放射性直肠-阴道瘘和直肠-膀胱瘘的外科治疗 [J]. 中华外科杂志, 2005, 43 (9): 553-556.

[44] 赵锐, 周勇. 溃疡性结肠炎的手术指征、手术方式及围手术期管理 [J]. 中华结直肠疾病电子杂志, 2020, 9 (1): 76-79.

[45] 李毅.《炎症性肠病外科治疗专家共识》解读——克罗恩病的外科治疗 [J]. 结直肠肛门外科, 2020, 26, (6): 644-645.

[46] 中华中医药学会脾胃分会. 溃疡性结肠炎中医诊疗专家共识意见 (2017) [J]. 中华中医药杂志, 2018, 32 (8): 3585-3589.

[47] 张燕宾, 郁懿, 李华转, 等.《外科正宗》脏毒治疗经验撷菁 [J]. 中国民族民间医药. 2020, 29 (10): 97-99.

[48] 王娜. 参苓白术散加味口服联合保留灌肠治疗急性放射性肠炎的临床观察 [J]. 特色疗法 (中国民间疗法), 2020, 28 (20): 75-77.

[49] 辛红, 王小萍, 张正刚, 等. 抑木扶土方治疗腹泻型肠易激综合征肝气乘脾证临床观察 [J]. 上海中

医药杂志，2015，49（4）：47－49.

[50] 张铮铮，张进领，陈惠军，等. 加味柴胡舒肝散对腹泻型肠易激综合征模型大鼠结肠黏膜胆囊收缩的影响 [J]. 中药新药与临床药理，2013，24（5）：473－475.

[51] 黄雍，胡楚琦，李玉星，等. 霍香正气方不同组方及剂型的临床应用 [J]. 中国医药导刊，2017，19（12）：1385－1388.

[52] 许文英. 葛根芩连汤加味治疗小儿手足口病临床探析 [J]. 亚太传统医药，2014，10（8）：112－113.

[53] 邵利平. 保和丸儿科应用举隅 [J]. 四川中医，1995，14（9）：41.

[54] 张楚石. 保和丸加减治疗婴幼儿湿疹 21 例临床观察 [J]. 新中医，2012，44（12）：76－77.

[55] 李宝婷，邱立民. 参苓白术散加减治疗脾虚型慢性腹泻的效果研究 [J]. 中医中药，2017，11（34）：50－51.

[56] 刘昌岩. 参苓白术散治疗脾胃气虚型腹泻的疗效观察 [J]. 中国实用医药，2018，13（2）：99－101.

[57] 王桂香，黎同明，王素军，等. 参苓白术散对脾虚泄泻大鼠 SGLT1 mRNA 表达的影响 [J]. 中药材，2013，36（7）：1140－1143.

[58] 陈仁昌. 四神丸加减治疗脾肾阳虚型五更泻 268 例 [J]. 哈尔滨医药，2009，29（6）：80.

[59] 吴方评，金苹，蒲洪. 吴茱萸碱和吴茱萸次碱含药血清抑菌活性研究 [J]. 中医药导报，2016，22（24）：47－49.

[60] 罗诗雨，税典奎，陈峭，等. 附子理中汤合四神丸治疗腹泻型肠易激综合征（脾肾阳虚证）的临床疗效及对患者血清 TNF-α、IL-6、IL-8 的影响 [J]. 辽宁中医杂志，2019，46（9）：1915－1918.

[61] 张竹，方步武，朱爱江，等. 痛泻要方的抗炎作用研究 [J]. 中药药理与临床，2009，25（4）：1－3.

[62] 袁振仪，陈威，文维农，等. 痛泻要方对 FD 大鼠 Cajal 间质细胞内 IP3R、RyR 蛋白的影响 [J]. 世界最新医学信息，2017，17（91）：60，96.

[63] 张晔. 中医治疗肛管直肠脱系探讨 [J]. 四川中医，2009，27（7）：36.

[64] 薛雅红. 针刺治疗功能性肛门直肠痛随机对照试验的文献评价及临床研究 [D]. 南京：南京中医药大学，2017.

[65] 丁康，丁曙晴，张苏闽. 功能性肛门直肠痛的诊治 [J]. 结直肠肛门外科，2008，14（3）：147－150.

[66] 于永铎，尹玲慧，姚秋园，等. 电针联合生物反馈治疗功能性肛门直肠痛的疗效评价 [J]. 中国中医药科技，2016，23（6）：696－697.

[67] 赵慧霞，李秋文，董伟伟等. 粪便 SEPT9 基因甲基化检测在结直肠癌早期诊断中的应用研究 [J]. 中华临床医师杂志，2008，24（5）：137－141.

[68] 胡永泽，乌新林. 胰岛素样生长因子系统在结直肠癌中的应用 [J]. 国际肿瘤学杂志，2012，39（2）：146－148.

[69] 樊嘉，顾晋，等. 中国结直肠癌肝转移诊断和综合治疗指南（2020）[J]. 中国临床医学，2021，28（1）：129－144.

[70] 邓正梁，刘晓平. 低位直肠癌的手术方式选择 [J]. 赣南医学院学报，2020，40（4）：382－385.

[71] 韩俊毅，傅传刚. 低位直肠癌保肛手术方式及选择 [J]. 结直肠肛门外科，2020，26（1）：5－10.

[72] 龙兴敬，邓泽虎，蒋玉春. 直结肠癌术后并发症预防与治疗 [J]. 成都医学院学报，2012，7（2）：306－307.

［73］龚淑芳，熊一向．以中药保留灌肠为主治疗晚期直肠癌便血 30 例 ［J］.湖南中医药导报，1995，1 (5)：22.

［74］张雨，杨勇，耿昌海，等．化疗联合中药灌肠治疗晚期结直肠癌 ［J］.湖北中医杂志，2003，25 (9)：34.

［75］杨曦．化疗加中药灌肠治疗晚期大肠癌临床观察 ［J］.中国肛肠病杂志，2006，26 (4)：13.

［76］谭成明，房慧伶，胡庭俊，等．山豆根生物活性成分及药理作用的研究进展 ［J］.广西农业科学，2009，40 (11)：1494 – 1497.

［77］苗晋鑫，宋绍鹤，李秀敏，等．结直肠癌小鼠模型研究进展 ［J］.中国实验动物学报，2020，28 (2)：267 – 272.